JN281676

いのちの倫理学

桑子敏雄 編著

コロナ社

執筆者一覧

1章　谷津裕子
2章　佐々木　能章
3章　山田　有希子
4章　香川　知晶
5章　金森　修
6章　大上　泰弘
7章　浜田　利満
8章　岡田　真美子
9章　林　真理
10章　桑子敏雄

まえがき

　現代の先端医療や先端的生命科学は，人間や動物の生命に対する人間の見方に大きな変更を迫っている。医療や科学技術が人間の営みである以上，人間が生命をどのようなものと見るか，そして，どのようなものとして語るかということが，生命に対する人間の態度を大きく左右するであろう。本書は，現代社会が手にした医療技術や生命科学技術がかかわる生命の語り方について，そこに含まれる倫理的な問題を論じた書物である。

　「生命」という言葉は，「生」と「命」の組み合わせで作られている。医療や科学技術の対象である「生命」は，同時に，治療を受ける人や実験に供される動物たちの「いのち」でもある。本書のタイトルを『いのちの倫理学』としたのは，生命をめぐるさまざまな問題が「生命」という言葉で尽くされるものではなく，さまざまな広がり（例えば宗教的な意味あい）をも含むものであることを示したいからである。

　本書が最も力を注いだのは，「いのち」にかかわる倫理問題の中心的な課題，すなわち生命をめぐる言説のコミュニケーション・ギャップをどのように克服するかという課題である。

　生命科学と先端医療をめぐる倫理的な問題の根底には，専門家と非専門家，医療者と患者，家族，医療行政当事者，あるいは，医師と看護師，薬剤師等の間のコミュニケーション・ギャップがあり，それを架橋するものとして，「インフォームド・コンセント」などが議論されている。しかし，「インフォームド・コンセント」は，医療者と患者の間での情報ギャップの橋渡しではあるが，そのほかにも多くのコミュニケーション・ギャップがあり，こうしたギャップが社会の中でさまざまな問題を引き起こしている。例えば，「生命」や「いのち」に関する感性的な受け取り方の違いによる科学者と市民，医療者と患者の感じ方のギャップ，インフォームド・コンセントが誠実であればあるほど，当事者の感覚から離れてしまうというパラドックス，医療当事者と生命科

学研究者の間の生命に対するスタンスの違い,生命科学研究者と動物愛護運動家による生命尊重の意味あいの違いなどである.

以下では,本書の内容を簡単に紹介しておこう.

1章「医療における「安全」とは何か」では,医療の現場において安全対策の強化がかえって重大事故の温床になるという皮肉や,事故を恐れて診療を萎縮せざるを得なくなるという事態に着目し,「医療における安全」という概念がはらむ問題について考察する.

医療における「安全」は,管理または確保される対象でなく,患者・家族と医療従事者の密なるコミュニケーションによって「形成」されるものである.医療における「安全形成」のダイナミクスと意義について,「安全」と「安泰」の概念の比較や,産婦と助産師のかかわりの事例をとおして論じる.また,こうした「安全形成」の実現のためには,精神的・身体的,物質的・時空間的,経済的な"ゆとり"が患者・医療従事者双方に必要であって,現在の医療安全対策に見られる"縛り"の発想からの脱却が重要な第一歩であることを指摘する.最後に,今後の医療安全対策における医療従事者同士のコミュニケーションの重要性を指摘し,熟練者の直観を万人のための処方として活かすことの必要性と方策について提言する.

2章「医療者の言語,患者のことば」では,病気をめぐる理解は医療者と患者の間では大きく異なるという点に注目する.医療技術が進み専門化するにつれ医療が用いる専門語には厳密さが求められるが,医療の当事者でありながら医学にはまったくの素人である患者には専門語を正確に理解することができない.確かに,両者の間を埋め患者の医療参加をうながすために「インフォームド・コンセント」の重要さがうたわれている.患者への説明のために,医療者は専門語を正確にしかもわかりやすく一般語に置き換える必要がある.だが皮肉なことに,医療者が誠実に説明してもどうしても患者には届かないところがある.その理由の一つは,一般語にはさまざまなイメージがつきまとい,患者は例えば「死」のイメージとともに病名や治療法を受け取ることもあるということである.もう一つは「誠実さのパラドックス」で,医療者が統計的な正確

さで誠実に説明すればするほど，目の前にいる患者からは遠ざかってしまうということである。科学的な説明としての統計的な数値は，「この患者」の「繰り返しのきかないたった一度の体験」からは遠いところにあるからである。このような医療者と患者とのずれを埋める努力は何より医療者に求められる。

3章「われわれの知る権利・知る義務 ―― 共同の冒険者として ――」では，脳死臓器移植，クローン技術，生殖細胞研究等の先端医療技術の時代にあって，至るところで「それはできることであっても，なすべきか否か」という倫理的判断を迫られているという点に着目する。このような状況では専門家と非専門家の間のさまざまなギャップが確認される。このギャップを克服するためには，何をいかになすことができるかという政策論的「決定」を打ち出すことよりも，それが何のための技術であるかという目的論的問いかけによって，その技術の将来への影響を「恐れ」とともに知ろうとする姿勢が肝要である。われわれの行為の「結果の不可逆性」は，その結果によって恐れられるときには，すでに取り返しがつかない事態を招いているからである。この問いかけは，専門家のみならず非専門家こそが，当事者である「われわれ」として「共有」すべき問題である。自己決定を主軸とするインフォームド・コンセントの現実が，代理決定の問題を突きつける中，ますます「われわれとしてのわれ」の意義が問われている。これまでは第三者にとどまってきたわれわれは，もはや受動的な「知らされる権利」ではなく，能動的な「知る義務」を，将来的な恐れをもって担い続けなければならない。

4章「医学実験と倫理委員会制度」では，人間を対象とする実験を含む医学研究を中心にして，倫理委員会をめぐる問題を取り上げる。実験の倫理性をめぐっては，科学的な医学研究が本格的に登場する19世紀あたりからすでに考察が始まっており，医学研究者個人の良心によって研究の倫理性を確保する立場が打ち出された。しかし，そうした立場はその後の歴史的推移によって不十分なことが明らかとなる。その結果登場したのが，研究計画を集団によって事前に審査する倫理委員会という制度であった。この審査制度に現在の医学研究は支えられている。しかし，現今の倫理委員会制度にもなおさまざまな問題点

が残されている。特にインフォームド・コンセントの手続きを問題にするだけでは，医学研究の倫理性を十分に保証できない場合も考えられる。その点も含め，4章では，歴史的経緯を踏まえながら，現行の審査のあり方をさらに精錬していく必要があることを指摘する。

5章「PVS患者の生と死」の主題は，PVS（persistent vegetative state, 遷延性意識障害（遷延性植物状態））にある患者の延命治療について，その患者が感染症などの理由によって最終的に死亡するまで継続すべきであるのか，それともある時点で，熟慮や検討の上で中断してよいのかという問題をめぐる考察である。本章では，この微妙で難解な問題をめぐって，アメリカでの具体的な事例に則しながら，わが国の文化的なコンテクストに向けた考察を進める。

6章「生命科学・技術者の論理と倫理」では，生命科学・技術者が生命現象を解析・応用する過程で生命の共通性を認識する一方で，人と他の生命の扱いの違いに倫理的問題を感じざるを得ない状況が生まれる点に注目する。人間の行為を扱ってきた「生命倫理」においても，人間の境界条件（誕生と死，人間と動物，細胞・器官・個体，意識と無意識）があいまい化する時代に適応できない状況がある。このような状況において，本章が提案するのは，人間（個体，人権）という視点から生命システムという視点へ（「生命倫理」から「生命の倫理」へ）の転換である。例えば，動物実験に関しては動物の愛護ではなく，実験動物の尊重，先端医療の現場には人からヒトへの概念シフトが必要ということである。生命システムの基本ルールは，ゲノムOSであり，これを明らかにできるのは知性のみである。知性は不完全なものなので，その客観性（科学性）を過信することなく，（真の）知性を頼りに「生命の倫理」のルールを実現する方策を展望する。

7章「ロボット・セラピー・システム」では，ロボット研究者の長年の夢であった，人間と共生を目指すパーソナル・ロボットの展開について展望する。ロボット・セラピーはその潮流の中で誕生し，ロボットと一緒にいることで人間に癒しの効果が生じることに着目したものである。動物を用いたアニマル・セラピーと対比させながら，ペット・ロボットを用いるロボット・セラピーへ

の期待が大きいことを示し，事例を通じてロボット・セラピーの状況を紹介する。そして，高齢者や小児科病棟の入院患者がロボット，特にペット・ロボットと触れ合うことで，精神的な安らぎや喜びを得ていることを報告する。さらに，その一方で新たな倫理問題が発生しつつあるということも指摘する。すなわち，ロボットは視覚，聴覚などの感覚器を有し，感覚器を通じて得られた情報をメモリに記憶することができる。また，ロボットは移動機能を有し，自律的に活動できることを特長としている。このため，人間が知らない間にロボットに個人情報が収集され，その情報が外部へ流出される恐れがある。ロボット・セラピーは高齢者の福祉・介護，あるいは医療の支援として有望であるが，その普及にはこのような新たな課題への取り組みが今後，重要になっていくと考えられる。

　8章「生命システムと供養」では，日本的な生命観の問題について考察する。日本の文化的伝統では，物や動物のいのちと人のいのちに根本的な質的差異を認めない。生命システムの終焉にあたって日本で盛んに行なわれている「器物供養（物の葬送）」，「動物供養」は，欧米などではまったく見られない習慣である。特に，実験動物慰霊祭や実験動物感謝祭とも呼ばれ，今日日本のいずれの医学研究機関でも行なっている「実験動物供養」は，上記の生命観をもつ日本人が近代医学を導入し動物実験を行なったときに感じたギャップを埋めるために考え出された仕掛けであろう。本章では日本的生命観に基づいたこれら人以外の生命システムの終焉をとむらう儀礼を扱い，いのちというものを裏側から考察してみる。また最後に，このような日本的生命観が近い将来必ず起こすであろう「人工生命やロボットに関する生命倫理論」を試みる。

　9章「誰が遺伝子を誤解しているか」では，「遺伝子」（および「ゲノム」）概念に関する，専門家と非専門家における解釈の違いについて論じる。とりわけ，「ゲノム＝生命の設計図」という比喩について考察する。その結果，科学的知識の理解においては，非専門家が専門家の知識を一方的に受け入れるだけではなく，双方に歩み寄りがあって知識の共有が生じていること，および非専門家による知識の能動的解釈が行われていることを見てとることができる。こ

ういった結果は，科学的概念の広がりについて暗黙のうちに考えられてきた見方について，反省を迫るものである。従来の考え方によれば，知識には上流と下流があり，それは専門家から非専門家の方へと流れていく（べき）ものである。しかし，実際は専門家と非専門家による知識の共有と，それによる双方の知識の変容が起こっているともいうことができる。

　10章「医療空間と合意形成」では，医療をめぐる社会的な問題について，「合意形成」の視点を導入する。現代医療では，医療者，医療スタッフ，医療行政担当者，患者など多様な人々の価値意識，利害関心が入り組み，ときには対立しながら，現代医療をめぐるさまざまな問題群を形成している。「合意形成」とは，人々の多様な価値観を認めながら，それぞれの立場の根底にある価値を掘り起こし，情報を共有して，たがいに納得できる解決策を見出していくプロセスであるが，このような「合意形成」の視点を導入することで，医療における問題解決の方向を示すことが10章の目的である。

　以上のように，本書は，「いのち」をめぐる言説の論理と倫理が不可分な関係に立っているという認識を基礎にしながら，現代医療をめぐる「いのち」の問題を多角的に捉えようとするものである。このような趣旨から，本書は，生命科学研究者，医療関係者，医療厚生行政担当者，科学技術倫理を学ぶ一般学生に読まれることを期待して書かれている。

　なお本書の出版は，コロナ社の提案にもとづき，日本感性工学会感性哲学部会メンバーによる執筆によって可能になったものである。本書のテーマのような現代社会の課題に理論的に立ち向かうことの重要性を認識し，本書の出版を可能にしていただいたコロナ社に，著者を代表して深い敬意を表したいと思う。

　本書によって，「いのち」を語るための論理と倫理を明らかにすることによって，生命にかかわるさまざまな人々の間での円滑なコミュニケーションを可能にするための理論的な根拠をいくらかでも明らかにすることができれば，編著者として，これにまさる幸いはない。

2004年8月

桑子敏雄

目　　次

1章　医療における「安全」とは何か

1.1　はじめに ……………………………………………………… 1
1.2　医療における「安全」の概念 ………………………………… 4
1.3　事例に見る「安全形成」プロセス …………………………… 8
　1.3.1　事　例　1 ………………………………………………… 8
　1.3.2　事　例　2 ………………………………………………… 11
1.4　医療における「安全形成」のダイナミクス ………………… 14
　1.4.1　対話が拓くリスクを超えた関係 ……………………… 14
　1.4.2　医療における「安全」の概念：再考 ………………… 17
1.5　医療従事者の直観を万人のための処方に …………………… 19
1.6　おわりに ……………………………………………………… 22

2章　医療者の言語，患者のことば

2.1　ちちんぷいぷい ── 医療の原風景 ………………………… 24
2.2　思いのすれ違い ── 医療者と患者の断絶 ………………… 27
2.3　自己決定とインフォームド・コンセント …………………… 32
2.4　すれ違う「ことば」 …………………………………………… 37
2.5　誠実さのパラドックス ………………………………………… 42
2.6　医療者の言語，患者のことば ………………………………… 45

3章　われわれの知る権利・知る義務
── 共同の冒険者として ──

3.1　はじめに ── 脳死問題が残したもの ……………………… 49
3.2　知る者と知らない者とのギャップ …………………………… 51
　3.2.1　ES 細胞研究 …………………………………………… 51
　3.2.2　先端医療の概念をめぐるギャップ …………………… 56
　3.2.3　欧米諸国への遅れというキーワード ………………… 57

- 3.3 ギャップ克服への道 ……………………………………………58
  - 3.3.1 二つの可能性 ………………………………………58
  - 3.3.2 インフォームド・コンセントの概念と歴史 ……………59
  - 3.3.3 先端医療におけるインフォームド・コンセントの課題 ……60
- 3.4 共同の冒険者の知る権利・知る義務 ………………………63
  - 3.4.1 「われわれ」の「知る義務」 ……………………………63
  - 3.4.2 「われわれ」とは誰のことか ……………………………64
  - 3.4.3 「われわれ」は何を知るべきか ── 手段の価値と目的の価値 …67
- 3.5 おわりに──「われわれ」としての「われ」 ………………68

4章　医学実験と倫理委員会制度

- 4.1 はじめに──医学と実験 ……………………………………71
- 4.2 実験倫理の古典的立場──ベルナールとボーモント ……74
- 4.3 古典的立場の再確認──「ニュルンベルク綱領」と「ヘルシンキ宣言」…………………………………………78
- 4.4 倫理委員会制度の登場
   ── 実験スキャンダルと「ヘルシンキ宣言」修正 ………81
- 4.5 現行「ヘルシンキ宣言」の審査体制──事前審査とモニタリング …86
- 4.6 倫理委員会審査とその問題点 ………………………………90

5章　PVS患者の生と死

- 5.1 はじめに ………………………………………………………97
- 5.2 カレン・クィンラン症例 ……………………………………99
- 5.3 その後の代表的な関連症例 …………………………………105
- 5.4 PVS──過程としての死 ……………………………………110
- 5.5 〈滑り坂〉に対する, カズイスチカ的な縛り ……………113
- 5.6 おわりに ………………………………………………………117

6章　生命科学・技術者の論理と倫理

- 6.1 はじめに ………………………………………………………119

6.2　生命を語る論理 ……………………………………………………… *120*
　　6.2.1　ディジタル化する生命像 ……………………………………… *120*
　　6.2.2　生命進化はディジタル志向 …………………………………… *125*
　　6.2.3　ディジタル生命の創出 ………………………………………… *126*
　6.3　生命を扱う倫理 ……………………………………………………… *128*
　　6.3.1　人の問題としての「生命倫理」 ……………………………… *128*
　　6.3.2　生命システムの問題としての「生命の倫理」 ……………… *130*
　　6.3.3　医療における生命システムの問題 …………………………… *132*
　6.4　生命の論理と倫理が結びつく必然性 ……………………………… *134*
　　6.4.1　DNAを操作するということ …………………………………… *134*
　　6.4.2　客観的であるということ ……………………………………… *135*
　　6.4.3　論理と倫理は独立したものか ………………………………… *136*
　6.5　「生命の倫理」を実現するルール ………………………………… *137*
　　6.5.1　ルールを作る …………………………………………………… *137*
　　6.5.2　生命システムの基本ルール …………………………………… *139*
　　6.5.3　安全性と社会性 ………………………………………………… *140*
　6.6　お わ り に …………………………………………………………… *142*

7章　ロボット・セラピー・システム

7.1　は じ め に ……………………………………………………………… *144*
7.2　ロボット・セラピーとアニマル・セラピー ………………………… *147*
7.3　ロボット・セラピーの事例 …………………………………………… *153*
　　7.3.1　ロボットの開発 ………………………………………………… *153*
　　7.3.2　ロボット・セラピーの実践 …………………………………… *155*
　　7.3.3　今 後 の 展 開 …………………………………………………… *160*
7.4　おわりに —— 人間とロボットの共生社会を目指して …………… *162*

8章　生命システムと供養

8.1　はじめに —— まず臨終をならふて ………………………………… *168*
8.2　生命倫理と生命システム ……………………………………………… *171*
　　8.2.1　「生命倫理」の変遷 …………………………………………… *171*
　　8.2.2　生命システムと生物 …………………………………………… *173*

8.3 縁 —— いのちのネットワーク …………………………………… *174*
　8.3.1 五蘊説と縁起の理法 ……………………………………… *174*
　8.3.2 不殺生戒 —— インド・仏教の生命倫理 ………………… *175*
8.4 供養について ……………………………………………………… *176*
　8.4.1 「供養」の原語 …………………………………………… *176*
　8.4.2 あ の 世 送 り …………………………………………… *178*
8.5 実験動物供養と器物供養 ………………………………………… *181*
　8.5.1 実 験 動 物 供 養 ……………………………………… *181*
　8.5.2 器物供養とエコシステム ………………………………… *184*
8.6 おわりに —— いのちの遠近法 ………………………………… *186*

9章　誰が遺伝子を誤解しているか

9.1 これは誤解なのだろうか ………………………………………… *190*
9.2 設 計 図 の 比 喩 ……………………………………………… *194*
9.3 「ゲノム＝設計図」という見方はどのようなものか ………… *198*
9.4 専門家にとっての設計図の意味 ………………………………… *201*
9.5 科学的概念の社会的広がり ……………………………………… *202*
9.6 お　わ　り　に …………………………………………………… *208*

10章　医療空間と合意形成

10.1 は　じ　め　に ………………………………………………… *209*
10.2 「価値構造」と合意形成 ……………………………………… *210*
10.3 感性的な創造性の尊重 ………………………………………… *217*
10.4 社会的合意の基礎 ……………………………………………… *221*
10.5 医療空間での合意形成の手法 ………………………………… *223*

索　　　引 …………………………………………………………… *228*

1章

医療における「安全」とは何か

1.1 はじめに

　1999年1月11日，横浜市立大学医学部附属病院の手術室で，それぞれ心臓と肺の手術をするはずだった患者を取り違えて執刀するという，いわゆる「患者取り違え事故」が起きた。医療における「安全」とは何かを考える上で筆者が注目したのは，事故そのものの重大性もしかることながら，事故に続いて同病院が呈した一連の反応であった。

　事故以降，同病院ではさまざまな対策を打ち出した。1か月後に出来た最初の事故防止マニュアルでは，何かにつけて「患者確認」が求められるようになった。患者は10m歩くたびに担当医や看護師に呼び止められ，手術前には自分で足の裏に黒い油性ペンで名前を書くことになった。詳細な事故防止マニュアルは医師らを「安全の迷路」に迷い込ませた――「本人確認は2回が安全か，3回か，それ以上なのか……」。事故を恐れた医師らは診療を萎縮し，出血を伴う措置や検査を制限し始めた。入院予定の患者を他病院に移したり，夜間は患者に拘束具をつけたりすることも多くなった。マニュアル順守のしわ寄せで，研修医や看護師はカルテ整理などの残業が増え，「安全対策のために疲労の限界」，「いつ重大事故が起きてもおかしくない」という声も聞かれるようになった[†1]。

[†1] 読売新聞2002年4月17日朝刊より引用。この事故のあと，同病院は自主的に勉強会を開くなどの取り組みを続け，現在では医療安全対策に取り組む病院施設のオピニオンリーダー的存在となっている。

近年の医療事故の中でも，この患者取り違え事故が社会に与えた衝撃は非常に大きかった。この事故を機に，国や学会・協会，全国各地の医療機関ではさまざまな対策をとり始めた。2001年より厚生労働省内には医療安全推進室が新設され，2003年3月には特定機能病院などの医療機関を対象に重大医療事故の報告を義務化する方針を打ち出すまでとなった。各医療機関でも院内での委員会や事故の報告制度を設けるなど，医療安全体制の整備が急速に進められている。

　こうした動向は，確かに，患者にとって安全な医療を受ける権利の拡大を意味するであろうが，果たしてどこまでが真に患者のための措置といえるのであろうか。さまざまなレベルでマニュアル順守，記録や報告の周知徹底に服することは，横浜市立大病院がかつてそうであったように，医療の場から診療の機会を奪い，患者の安全と安楽を犠牲にすることへとつながり得る。安全対策の強化がかえって重大事故の温床になるという皮肉，事故を恐れて診療を萎縮せざるを得なくなった事態の背後に，医療における安全確保，安全管理という発想がはらむ問題が見え隠れしてはいないだろうか。

　確かに，事故防止に努めるという医療従事者として当然の責務を認識させるために，また，事故を繰り返させず改善策を見出すためにも，医療従事者に対してマニュアル順守や記録・報告制度などの一定の"縛り"が必要であることに，一寸も疑いの余地はない。ゆえに一層，「安全」が確保・管理するべき対象とされ，「安全」それ自体が目的と化してしまう危険がつねにつきまとうのである。診(看)る―診(看)られる，という個と個の人間関係のプロセスが織りなす個性ある医療の土壌が，「安全確保・安全管理」という名目で一息にならされてしまうとき，そこには医療を受ける者・提供する者双方の不信感・不全感が山積する不毛な大地だけが残るのではないだろうか。

　一方では，医療事故を恐れ，医療訴訟に過敏となる医療従事者の自己防衛的姿勢が，侵襲的な検査や処置の増加を招くことも指摘されている[†2]。医療従事

[†2] 三砂ちづる："防衛的産科医療（Defensive obstetrics）を超えるもの"，助産雑誌，**57**(6)，pp. 42-46（2003）

者のこうした姿勢の背後には，診断に必要なあらゆる可能性を検討しておけば，万が一裁判で訴えられても自分の側に過失はないことを証明できるというシナリオが存在する[†3]。しかし，当然のことながら検査をすればするほど誤った結果が出る可能性が高くなり，結果として訴訟件数も増加する。加えて，患者の身体的・精神的・経済的負担が増加することはいうまでもない。事故や訴訟を回避するための措置が，かえって事故や訴訟の原因になるという皮肉が，ここにもまた見出されるのである。

本来，「安全」とは，乳飲み子がゆったりと母の胸に抱かれる感覚，父の広い掌に支えられて空を仰ぐ感覚に似て，温かく伸びやかで新しい何かを育む創造的な場のようなものではないだろうか。安全とは何か，医療とはどういうものかについて文献や事例から考察しながら，医療における安全に関する新しい考え方を示し，今後の医療安全対策に向けて提言するが本章のねらいである[†4]。

[†3] バーナード・ラウン著（1996）/小泉直子 訳：治せる医師・治せない医師，築地書館（1998）

[†4] 本章で論じられることは，筆者自身の助産師としての体験に基づいた考察であることを付け加えたい。疾患を中心にして対応するのではなく女性の健康ニーズに応えようとする助産師としての立場は，どちらかといえば①変化を前提として考え，幸福，健全，福利などを増進させるための変化志向，向上志向にあるといえるだろう。しかし，医療における事態の変化に対する態度はほかにも，②本来あるべき機能や設定した目的を障りなく達成するための安康志向，③変化を否定し，付随ないし追従する障害を回避ないし排除するための安泰志向，などが存在する（辛島惠美子：安全学索隠－安全の意味と組織－八千代出版（1994）を参照）。例えば②については，予定された手術を滞りなく行ったり拘縮・麻痺した身体部分の機能をリハビリによって徐々に回復させたりするような場合に，また例えば③については，集団での予防接種やスクリーニング検査などの場合に，それぞれ事態の変化に対する態度として社会的妥当性があると考えられる。辛島（前掲書，pp. 42-43）が指摘するように，広義の意味での安全問題には①が含まれ，それゆえに価値観，イデオロギー的対立もありえるだろう。これに対し，②，③は客観的に一定の理解を求めうる技術的方法論にかかわる問題であって，この段階にイデオロギーをもち込むのは危険である。安全問題ではつねにこの三つのレベルが区別され，各々に相応しいアプローチがなされることが必要であるという前提に立って，以下論じることをここに記す。

1.2　医療における「安全」の概念

　家族にかける「今日も安全運転でね」という言葉や，時折ニュースで聞く「日米安全保障条約」という用語など，「安全」は，私たちが日頃気軽に使用し，頻繁に耳にする言葉である。しかし，「安全とは何か」という問いに真正面から取り組むことは，案外容易なことではない —— 否，ことさら意識せずに「安全とは無事なこと」，「安全とは危なくないこと」と漠然と捉えて済ましているのが私たちの自然な態度であると思われる。そのせいもあってか，安全問題をテーマとした論著は多数存在するが，そのうち「安全」をきちんと定義しているものは私の知る限りほとんど見当たらない。

　その類稀な著作の一つである辛島恵美子氏の著作『安全学索隠—安全の意味と組織—』[5]は，詳細な概念分析に基づき「安全」を以下のように定義している。

　「安全」とは所期の目的を達成してなおかつ別に害毒の伴わないことであり，欠くことなくまるまる通過する状態を意味する。前提条件としては経緯の中に波乱や不安を含み得る，いいかえれば変化を前提として成り立つものである（**図1.1**）。これに対して「安泰」とは結果の無事が将来にわたり続くことであり，「事」のない状態のまま時が推移していく状態を意味する。波乱や不安の要素が一切ないことを前提条件とし，変化を否定する方向に働くものである（辛島：前掲書，pp. 27-39）。

　いわゆる「安全」至上主義は，やがて所期の目的を「安全」そのものと置き

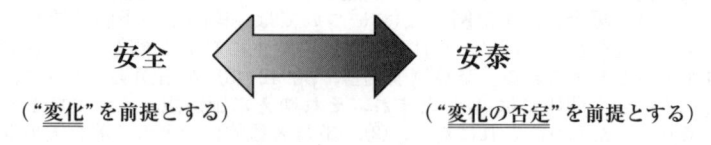

　　　　安全　⇔　安泰
（"**変化**"を前提とする）　　（"**変化の否定**"を前提とする）

図1.1　安全と安泰

---

[5] 辛島：前掲書

換え，「安全」のための安全，実質的にはまったく文字通り「事なかれ」が目的となる．これでは安全を求めているのではなく，変化を一切拒否しての「安泰」を求め，それに安住していることとなってしまう（同上，p. 40）．

波乱や不安の可能性をはらむ「事」をあらかじめ避け，「事」なきを得よう

いのちの倫理学

日本の医療事故の現状

「医療事故」で死亡する入院患者は年間2万6000人——．国立保健医療科学院の長谷川敏彦・政策科学部長が2002年3月，国内で初めて推計値を算出した．有害事象（手術後の死亡や後遺症など，医師らのミスの有無にかかわらず診療行為に伴っておきるトラブル）に至っては，年に120万件起きていると推定された．

長谷川氏は米国，オーストラリア，英国，デンマーク，ニュージーランドの報告を分析し，1年間の入院患者のカルテのうち計約9万6000件を調べた．その結果，国により5.4〜12.9%，平均8.9%に有害事象が起きており，有害事象による患者の死亡率は0.3〜0.8%（平均0.38%）で，その約半数は予防可能な医療事故だった．この結果をもとに日本の場合について算出したのが冒頭の数値であり，医療事故死にいたっては交通事故死の約3倍にも上っているが，長谷川氏によれば「正確な事故の実態はまだ不明で，さらに調査が必要」である（以上，読売新聞2002年4月17日朝刊より引用）．

日本の医療事故の現状を知るうえで参考になる指標の一つに，医療過誤訴訟件数がある．これによると，2000年に医療事故として新たに申し立てられた件数は767件と過去最多数を記録し，1990年からの10年間で2倍以上増加が認められた（和田仁孝，前田正一：医療紛争，p. 138，医学書院（2001）を参照）．この増加がそのまま医療事故（医療過誤）の増加を示すわけではなく，患者の権利意識の向上など，その他の要因が影響していると考えられる．しかし，患者の高齢化，医療技術の高度化，医療業務の複雑化，入院回転率の高速化などにより，医療事故を引き起こす要因が多くなっていることは事実であると思われる．

ちなみに，医療過誤訴訟を医療類型別に見ると，1988〜1997年の平均値で最も高いものから治療34.9%，手術23.5%，診断20.3%で，これらで医療過誤訴訟事件全体の80%近くを占めている．診療科目別に見ると，内科178件，外科177件，産婦人科114件で，これらで全体の過半数を占めている（2000年の新受件数）（現代裁判法体系7「医療過誤」，p. 13，新日本法規出版（1998）を参照）．

このような医療過誤訴訟は，実際に起こる医療事故の氷山の一角ともいわれている．日本の医療事故の現状を把握するためにも，今後大規模な調査や患者の安全を確保するためのさまざまな試みが求められる．

と身の丈に合った平穏無事な生活を望むのは，自然で健全な心のありようといえよう。しかし，その希望が一時的にあるいは慢性的に損なわれ，心身に何らかの変調をきたして平穏な日常に裂け目が生まれたときに人が身を置く場，それが医療の現場である。変化は人間の心身の状態にとって，医療にとって，最も基本的で不可欠な要素なのである。

したがって，医療の現場で変化を否定し「安泰」を志向するということは，病状の悪化・回復・治癒といった人間の自然な生命過程を否定することになり，先の例を引けば事故を恐れて診療・処置・検査を萎縮する事態へとつながっていく。では，「安泰」と対比されるところの「安全」は，医療においてどのようなものとして考えられるのであろうか。

この問いに対して村上陽一郎氏は，その著作『安全学』[†6]の中でごく截然と，「医療には，患者の身体の「安全」を脅かす要素が，本来的かつ必然的に備わっている」(p. 172) と述べ，その「安全を脅かす要素」を「侵襲」[†7]という言葉で表現している。内視鏡検査でカメラを飲み込むことしかり，血液検査の採血しかり，婦人科で内診台に上がることしかり，医療の現場には，村上氏が指摘する通り，患者といわれる人々の「安全」に関してこれを損なう（と見える）「侵襲」的行為が，日常的に溢れているといわざるを得ない。

むしろ医療の場における「安全」とは，管理や確保の対象となるような「事」に先立ち現前する事象ではなく，あくまでも理想とされる状態，辛島氏がいうところの「行為に伴う結果的事態についての見通し」であって「つねに求められるべき課題」[†8]として可能態にとどまるものではないだろうか。安全問題とは，この課題をつねに患者・家族にとっての問題そのものとして問うこと，つまり，患者・家族が求めている状態は何か，患者・家族はそれをどのようにして見出すことができるか，また患者・家族の求める状態をどのようにして医療従事者が知り，それを医療行為へとつなげていくか，などの問題群と向

[†6] 村上陽一郎：安全学，青土社 (1998)
[†7] 直接的には外科手術などで身体にメスを入れることを，間接的には患者の心身に負担をかけることを意味する。
[†8] 辛島：前掲書，p. 41

き合うことを意味すると思われる。

　ここまでの論点を整理する。第1に，「安全」とは所期の目的を達成してなおかつ別に害毒の伴わないことであり，変化を前提として成り立つものであること。これに対比される「安泰」とは結果の無事が将来にわたって続くことであり，変化を否定する方向に働くものであること。医療の現場で変化を否定し「安泰」を志向するということは，人間の自然な生命過程を否定することになり，事故を恐れて診療・処置・検査を萎縮する事態へとつながること。第2に，医療の現場では患者の「安全」を損なう「侵襲」的行為が日常的に行われていること。したがって医療における「安全」とは，「事」に先立ち現前する事象ではなく，「行為に伴う結果的事態についての見通し」として可能態にとどまるものと捉えるほうがより現実的であること。安全問題とは，この課題をつねに患者・家族にとっての問題そのものとして問うことを意味すること。

　辛島氏[9]によれば，「全」の字を含む「安全」の語は，厳密には，一切の害毒や欠損を含まないことであり，全滅の意味での「破滅」を反対語とする。しかし，安全は本来，十全であることと無事であることをともに含む言葉であり，実際のところ必ずしも完全を意味するものではない。むしろその内実は多様であって，「破滅」と「安全」を両極とする連続線上のどの地点に落ち着きどころ（辛島氏は「安分点」と呼ぶ）を見出すか，いかにしてその落ち着きどころをより「安全」に近づけてゆくかが重要なポイントとなるだろう[10]。

　患者確認のマニュアルや医療事故の報告システムがいかに整備されようと

---

[9] 辛島：前掲書，pp. 54-56

[10] ここで「破滅」の反対語として用いている「安全」と，われわれが日常語として用いている「安全」とは，必ずしも一致しないことを強調しておく。辛島氏は，「破滅」の反対語としての「安全」は，一つの目標ないし理想的極限語であって現実性を伴うものではなく，一方，言葉の十分な意味での「安全」の内実は，むしろ願いの結晶であって「破滅」と「安全」を両極とする連続線上の中間的事態，すなわち「安分」の意味とならざるを得ないと述べている（辛島：前掲書，pp. 54-55）。
　本章で「安全」という言葉を用いるとき，その意味は理想的極限語としての「安全」ではなく，中間的事態としての「安全」をさす。この前提がなければ「安分点を見つけることが安全を創ること」という提言は矛盾したものになるだろう。

も，それを順守さえすればよいというわけではない。その前提として，医療従事者が個々の患者・家族と向き合い十分に交わり合う中で，彼らの思いを知り，可能な対応について情報提供を行って，患者・家族自身の力で落ち着きどころ（安分点）を見出し，目的を達成できるように支援することが求められる。その意味で，安全は「守られる」ものというより「創られる」ものであり，患者・家族と医療従事者が協働して「形成」していくものであると考えられる。

1.3　事例に見る「安全形成」のプロセス

これまでの主張が単なる理想論ではなく，医療の現場により近い発想であることを示す目的で，ここで実際の医療場面を紹介したい。提示するのは，東京都内の某総合病院分娩棟において観察された二つの事例であり，産婦と助産師のかかわりを中心とした場面である[†11]。

1.3.1　事　例　1

1経産婦のAさんは，陣痛促進剤を使用しての計画分娩のため入院した。2週間後の夫の海外出張前に退院を希望し，自ら計画出産を申し出た産婦であったが，入院後まもなく初対面のB助産師に「本当は自然なお産が一番と思っているので，親の勝手な都合で，と思うと罪悪感があって……」と暗い表情で話し，自らの選択に対する複雑な思いを垣間見せていた。

陣痛促進剤入りの点滴を開始した後，B助産師がAさんを訪室すると，Aさんは「一人目の（出産の）ときは，動物になりたいって思っていました。変に頭で考えるんではなくて，ただ感じるままに……」，「でも今回はちょっと違う，人工的なので……エゴイスティックな親だなって……」と表情を曇らせ静かに語り始めた。話に聞き入っていたB助産師は，少しの間を置いたあと，

[†11] ここに提示する事例は，筆者の博士論文研究においてフィールドでの参加観察と面接により収集された事例の一部であり，その全貌は，谷津裕子：看護のアートにおける表現—熟練助産師のケア実践に基づいて—，風間書房（2002）に掲載されている。

「それがエゴなのかどうかわからないけれど，結果的にご家族全体の絆とか，お兄ちゃん（第1子）の精神的なものとかって大切だと思うから……」と落ち着いた口調で語り，続けて「今回確かに〈Aさんの腹部に軽く手をあてて〉この子は"ホントは3日後だったんだけどなぁ"って思ってるのかもしれないけど？」とおどけた口調でいい，微笑んだ。Aさんが口元を緩ませ「そうですね」というと，B助産師は「それを心に留めておくのはいいかもしれないけど，もうずっと引きずることはないでしょう。結果的にはこの子にとってもそれが一番いいんでしょう」と穏やかな口調で返した。Aさんは「それはそう思います」といって微笑み，頷いた。そして，AさんとB助産師は，今回の計画分娩が「家族全部を円くおさめる」ための手段として必要だということ，陣痛促進剤は使用方法を誤らなければ決して危険なものではないことなどを話し合った。この会話の後，B助産師が頻回に訪室して点滴の滴下量を微量ずつ上げていくと，速やかに有効な子宮収縮が発来した。そして約1時間半後，Aさんは元気な女児を出産した。

　Aさんは，B助産師との話し合いの直後，そこでの印象や心境の変化についてつぎのように語っている。

　「家族が円くおさまるためにはこれがいいんじゃないかという彼女の言葉，それは私が最も言って欲しかったことだったんです。（中略）ああいうふうに強い言葉でポンと言って下さって，それでもう腹が決まりましたね，生むしかないって，もういいんだって。（中略）この場において彼女は私の迷いの中にある肯定的な部分にだけ働きかけて安心感を与えて，どんどんお産を進めていく，積極的にいくのが彼女は今，私とのコミュニケーションの中で必要なことだと思っていらっしゃると思うんですよね。」

　Aさんは，自分の思いを助産師に「強い言葉で」肯定されることによって自分の選択に許しを得るような納得を得，計画出産への決意を固めている。そして，そうした助産師の「積極的な」かかわりは，「今，私との」関係性の中で生まれたものだと洞察している。

　一方B助産師は，Aさんを訪室した際にAさんが話しかけてきたときのこ

とについて，次のように語っている．

「最後の一歩を踏み出すかどうかっていう大事な時期だっていうのをパッと思ったのね．まだ煮え切らない，納得いってない部分があるっていうのを知って欲しいっていう気持ちがすごく伝わってきた．でもせっかくお産そのものをすごくいい感じで捉えられている人だから，（中略）是非今回も肯定的に，きっちり納得してお産に臨めるように，気持ちの整理を手伝ってあげるための時間を作ったほうがいいなって思った．」

今このときを「大事な時期」と直観的に感じとり，「気持ちの整理を手伝う」ための言葉をAさんにかけていく．こうしたB助産師の働きかけには，ある重要な意図が隠されていた．

「人工的に（子宮）収縮を起こすときっていうのは，特に経産婦さんは進行が早いぶん，この方法で生んじゃっていいのかどうかっていう迷いをできるだけ早く整理しておかないと，生んだ後に後悔が残る可能性も高いから，まず納得してもらって，それで精神的についていけてるなと思ったら，前に進むようにうまく導かないことには意味がないと思う．」

B助産師を「迷いをできるだけ早く整理して」「前に進むように」促したものは，経産婦であるAさんが陣痛促進剤を使って人工的に収縮を起こしているという事態であり，その早い分娩進行にAさん自身の気持ちが追いついてゆかねばならないというひっ迫性であった．ただし，この「積極的なかかわり」は，Aさんの気持ちを曲げてまでの積極性ではないとB助産師は注意深く言葉を続ける．

「Aさんは自分の気持ちを私に吐き出してからは，うまい具合に乗ってきてる感じだったし，気持ちもついてきていたから，進めるように次の段階へっていうふうに（分娩進行を促進するように）積極的にかかわった．それは（子宮）収縮時の表情とか，間歇期のリラックス具合とか，話の内容とかから，彼女の気持ちを汲み取ってトータルに判断してのことだったの．だから，もし彼女の気持ちがついていけてないと判断したら一歩引くっていうことも必要だろうし，例えば点滴も上げない，もしくは下げる，必要によっては一時ストップ

させることも考えるよね。」

　B助産師は，Aさんが発する言語的，非言語的メッセージからその都度Aさんの心身の状態をモニターし積極的にかかわりつつ，一方で点滴誘導という人工的手段よりもAさんの気持ちを優先させる必要性をつねに心に留めている。

　以上の事例には，計画分娩に対する迷い，煮え切らない思いを抱く産婦と，その思いを十分に汲み取り，人間としての価値観や女性としての共感を含めて専門的な助言や可能な対応について情報提供を行う助産師の姿が描き出されている。「もういいんだ，生むしかない」と産婦が自身の選択に許しを得るような納得を得，計画出産への決意を固めた場面において，産婦の中に，自身の思いが助産師に十分伝わり，「今ここで，助産師と私との」コミュニケーションが成り立っているという確かな感覚があったことに注目したい。

1.3.2　事　　例　　2

　2経産婦のCさんは，ある日の朝方，陣痛が発来して入院した。入院時の内診所見は子宮口3～4cm開大だが十分に展退しており児頭の下降もよい。D助産師はCさんを分娩室に入室させた。CさんはD助産師が用意したリクライニング・チェアに座ると，膝に肘をかけた前屈みの姿勢となった。Cさんには30分間ほど分娩監視モニター（以下，「モニター」と略す）が装着されたが，D助産師は所見に問題がないことを確認すると，本人にその旨を伝え，モニターは装着したまま電源を切った。

　それから1時間が過ぎた頃，Cさんの陣痛は徐々に強まり，間歇も3分程度に短くなってきていたが，Cさんは「まだかな……」，「二人目の子のときは分娩室に入って1時間で生まれたのに……」と先を急ぐような発言をし，表情を固くした。D助産師はCさんのかたわらにしゃがみながら，Cさんの話を聴いていた。

　間歇時，Cさんは「段々眠くなってくるんですよね」といって小さく笑った。D助産師は「そうですね。合間に突っ伏して休みますか」といいながら脇

に置いてあるワゴンをCさんの前に移動させ，枕を置いた．Cさんは「あぁ……すみません」といって，すぐに枕に上半身を投げ出すようにして伏せた．

その後，D助産師はしばらくCさんの様子を見守りながら，分娩進行状況は順調であることや，今後の見通しとして2経産婦のため自然破水後は非常に早い展開であろうこと等をCさんに静かに語りかけた．Cさんはワゴンに上半身を預けた姿勢のままD助産師の話を聴いていた．D助産師は，Cさんが目を閉じてウトウトし始めるのを確認すると，静かに分娩室から退室した．

約15分後，陣痛が加速的に始まり，自然努責が入ると，D助産師は介助の準備（身支度や器具等）を整えて分娩室に入ってきた．CさんはD助産師の誘導のもとリクライニング・チェアから分娩台へと移動し，自然にとった右側臥位の姿勢で，元気な男児を出産した．入院から2時間後のことであった．

モニターの電源を切ったことについて，D助産師は次のように述べる．

「電源を切ったのはね，完全犯罪なんですよ〈笑う〉．あの旧式パッカード（ヒューレット・パッカード社製の旧型モニターの意）は，内蔵時計がないんですよ．だからあれならば，分娩台に上がってあとわずかっていうところでつければ，まるで（ずっと）つながってたように見えるでしょ？（中略）分娩直前にフッと入ってきたドクターが見て，その前の10分位の所見が悪いと，きっと慌てるに違いないし，そのときに経産婦のCさんがパニックになって『もうやめて！　やめて！』みたいになるのは気の毒だし．だから，今まではとてもよかった，最後になって急展開したんだっていうのを装うために〈笑う〉（電源を）切りました．（中略）あれだけ（よい所見が）とれてれば，あとは彼女の自由を確保するまでだし，どんなドクターが入って来たって，あの所見さえ見れば安心するし．」

この話に続きD助産師は，モニター開始後30分間の所見がリアクティブ・パターン（胎動や外的刺激に伴い一過性頻脈が起こる「反応性あり」のモニタリング・パターンで，胎児が健康であることを示す）であったこと，今後起こり得る可能性としては早発性徐脈（分娩直前に骨産道が児頭を圧迫することによって起きる正常範囲の児心拍の変動）のみであろうという予測から，「（電源

を切っても）問題はまったくないと思った」とそのときの判断について語っている。「完全犯罪」として語られたD助産師のこの対処は，現在のモニタリング・パターンから先のパターンを予測した上で，分娩直前の医師の対応やCさんに起こり得る危険を回避して「彼女の自由を確保する」ための対処であることがうかがえる。

　Cさんをワゴンに伏せて休ませ，隣室で見守り，分娩に対処した一連の流れについて，D助産師は次のように述べている。

　「本人の生みたい気分，まだかまだかのじれったい気分っていうのはひしひしと感じたんですけれど，自然に収縮が来てたし，いずれすぐに生まれるだろうなと思ったんですよね。（中略）そんなに焦ってもしょうがないかな，みたいな気分になってもらえば，口で言わなくてもいいかと思って，部屋を出て，でもすぐだと思って，隣りの部屋で分娩盤（分娩介助用具一式が入ったもの）を開いて待ってたんです。案の定，体が眠気にまかせて緩んだところで強い収縮が来て，声が上がったので，あ，来た来たと思って，分娩盤をもって入ったら（中略）そのまますぐに，見事にツルッと生んだんですけどねぇ。」

　D助産師は，Cさんの「生みたい，じれったい気分」を敏感に感じ取ると同時に，Cさんが眠気を訴えたタイミングをとらえて即座に休む姿勢をとらせ，焦りをとき始めたCさんの変化をさらにうながすように，多くを語らず隣室に移動して経過を見守っている。それとともに今後の変化に備えて物品等の準備をし，Cさんの声漏れを皮切りに急速な分娩進行へと迅速かつ的確に対応している。

　一方，Cさんは産後，D助産師とのかかわりについて次のように語った。

　「生んだ時はやったー！　って〈笑う〉，自分で生んだぞっていう妙な充実感があったんだけど，でもね，ふと思うと，あの助産婦さんはすごいぞ！　って。（中略）上の子がすごい早いお産だったイメージがあるから，なんで三人目でこんなに時間かかるのよって途中焦ったりしたんだけど，助産婦さんは全然焦ってなかったし，眠くなったらいつの間にか枕が来ててスーって眠って，急に痛くなってフッと起きたら，もう助産婦さんガウン着て用意してて，分娩

台に上げてもらって．（中略）あ，全部お膳立てしてもらってたのね，自分で生んだとか思ったけど実は……みたいな〈笑う〉．（中略）だからこそなんでしょうね，私が自分で生んだって思ったのも．結局，すごく落ち着いて静かにお産できたし，椅子に座って早く生みたいとか眠いとかいってたときも，好きなようにやらせてくれる雰囲気があったし……自由な感じ？ 安心していられる雰囲気があったんですよね．でもそれは，この助産婦さんになら甘えられるっていうかお任せできるっていうのを私も感じてたんだと思う．」

　Cさんは「自分で生んだ」という達成感，充実感を存分に味わうと同時に，それが可能であったのは，分娩経過をD助産師に「お膳立てしてもらう」ことにより「自由な，安心していられる雰囲気」があったからではないかと振り返っている．また，その自由さや安心感に通底する，D助産師に対する信頼感をも感じとっている．

　以上の事例には，産婦の自由と安楽を確保することを目的とした安全範囲内での臨機応変な対応，そして産婦に生じつつある変化を見定め，次の変化に備えて準備をするというその場そのときに適した対応を瞬時に生み出す助産師と，その働きかけを受けて自由さや安心感，充実した分娩体験を謳歌する産婦の姿が映し出されている．産婦に対して自分へ何かを働きかけていることを感じさせずに「お膳立てをする」助産師の対応が「自分が生んだ」という産婦の充実感や安心感へとつながっていること，またその助産師の対応と産婦の感覚は，出産へと至るプロセスにおいてその都度に生み出されている点に注目したい．

1.4　医療における「安全形成」のダイナミクス

1.4.1　対話が拓くリスクを超えた関係

　事例1のように陣痛促進剤[†12]を使用する分娩方法は，微弱陣痛で分娩が遷

[†12] プロスタグランジン$F_2\alpha$（PG），オキシトシン，プロスタグランジンE_2（PG_2E）などの総称．陣痛を増強させ，分娩を進行させる作用がある．

1.4 医療における「安全形成」のダイナミクス

延し心身ともに疲労が蓄積した産婦に対して治療的な意味で用いられることもあるが，分娩を速やかに進行させる目的で計画的に用いられることもある．Aさんは後者に該当するが，この場合，本来は自然陣痛が発来してお産に至る予備能力のある産婦が子宮収縮剤を付加される形となるため，使用方法やモニタリングを誤れば急速な分娩進行を招き，墜落産と児の頭蓋内出血による脳性麻痺，過強陣痛による胎児仮死，産婦の子宮破裂や失血死など深刻な事態をきたす危険性が特に高まる．さらに1経産婦のAさんの場合，初産婦に比べて分娩進行はきわめて早いことが予測され，加速的に展開する分娩進行に産婦の心身の状態が追いつかないときにはパニック状態を招来し，自己抑制が効かなくなって分娩に伴うリスクが高まることも十分考えられる．事実，医療訴訟に発展した医療事故のうち陣痛促進剤使用中に起きた事故が非常に高い割合で見られる[13,14]ことは，陣痛促進剤の使用がいかに慎重に行われるべき医療介入であるかを物語っている．

事例1の中で助産師は，上記のリスクを念頭に置くことで，産婦の気持ちを尊重することの重要性を心に留めて産婦に対話をうながし，同時に子宮収縮時の表情や間歇期のリラックス具合，話の内容を常時モニターして産婦の心身の状態を推し量りつつ，陣痛促進剤の注入速度を調整していた．そのかかわりは，産婦に対して「今ここで，助産師と私との」コミュニケーションが成り立っているという確かな感覚，「もういい，生むしかない」と自身の選択に許しを得るような納得を与えて，産婦は自ら計画出産への決意を固めていた．ここにはまさに，医療従事者と患者との双方向的な関係性を通して，自身の力で落

---

[13] 出元明美："陣痛促進剤の適切な使用を望む"，助産婦雑誌，**54**(3)，pp. 55-60 (2000)

[14] 増田聖子："周産期医療事故の全体像"，助産婦雑誌，**54**(3)，pp. 15-21 (2000)

1992年10月から2000年3月まで厚生省（現厚生労働省）が把握している事故件数は26件だが，市民グループ「陣痛促進剤による被害を考える会」（出元明美代表）の調べではその約5倍にあたる139件の被害が報告されている．そうした事例のうち，医学的・社会的適応の有無や薬剤の使用方法，使用中の分娩監視，使用時の説明同意などを争点として医療訴訟に進展するケースも少なくない．

ち着きどころ（安分点）を見出し，目的を達成する患者と，それを積極的に，しかしあくまで側面的に支援する医療従事者との「安全形成」のプロセスが見て取れる。

　また事例2には，分娩を目前にして眠気を訴えている産婦と，短時間のうちにダイナミックに分娩が展開することが必至のひっ迫した状況下で，あえてモニターの電源を切り隣室で見守るという文字通りの「離れ業」をなす助産師の姿がある。「すべてお膳立てしてもらっていた」という産婦の言葉にあるように，ここには一種，助産師がもっぱら主導権を握り，独断的に安分点を設定したかのような趣がある。ところが，実際に産婦が抱いた出産直後の率直な感想は，「助産師に生まされた！」ではなく，「自分で生んだ！という妙な充実感」なのであった。これはどういうわけだろうか。

　初めのうち産婦は，予想よりも分娩進行が緩やかであることに戸惑いを覚えていたが，決して「焦らない」助産師とのやりとりを通じて，助産師とともにあるその場所に「自由な，安心できる雰囲気」を感じ始め，最終的に「この助産婦になら甘えられる」と確信できる落ち着きどころを見出したのであった。「お膳立てしてもらう」という言葉は，焦る自分に対する冷静な態度，眠気がきたときにいつの間にか差し込まれた枕，分娩直前の助産師の速やかな対応という，自分へ何かを働きかけていることを感じさせずに的確で迅速に対応していた助産師に対する驚きと賛辞の念（「ふと思うと，あの助産婦さんはすごいぞ！」）が込められた象徴的な言葉であると考えられる。

　以上のような事例は決して珍しくなく，むしろ医療の現場で日常的に見出される凡庸な事例といえる。しかしここでは，産婦が助産師の存在を介して己の苦悩に対峙するとともに，その産婦の苦しみに助産師が向き合って，安全で満足のいくお産に向けてともに納得のいく共通ラインを設定していくプロセスがいきいきとした形で具現化している。医療の現場とはこうした個性際立つ場であり，それだからこそ医療従事者は自らの仕事に魅力ややりがいを感じることができるのかもしれない。

　患者は一人ひとり違い，また同じ患者でもその状態は刻一刻と変化するもの

であるから，ラウン氏[†15]が指摘するように，医療は本質的に実験的かつ不確実なものである。芸術家の精神が，何かを作り，形成し，表現しつつでなくては直観しないように，医療における「安全」も，医療従事者と患者が自分の思いや不安，希望を相手に向けて表し，自他の気持ちや置かれた状況を理解して，新たな関係性を生み出しつつでなくては実現しない。医療事故が多発する中，患者にとって真に安全な医療を提供するためには，従来の医療従事者対患者という枠組みを射程に入れつつ，それを一歩超え出た人間相互の理解が今，強く求められるだろう。

　安全を，厄介な「事」に先回りして管理・確保することとして捉えるとき，医療は事なかれ主義に流れ安泰志向に陥る。安全問題は医療従事者にとっての問題そのものとなり，患者は親しみやすく思いやりのある医療従事者ではなく自分に対して無関心で敵意に満ちた医療従事者に出会う。このような雰囲気では，よいコミュニケーションは生まれない。そうではなく，安全を，つねに変転する事象であり患者と医療従事者の対話が創り上げる理想の可能態として双方が認識し，この課題を患者・家族にとっての問題そのものとして問うとき，初めて患者と医療従事者の間に親密で誠意のある，信頼し合える関係が生まれるのではないだろうか。医療における「安全形成」のダイナミクスは，患者・家族と医療従事者による対話が拓くリスクを超えた関係性のプロセスと換言できるだろう。

1.4.2　医療における「安全」の概念：再考

　さて，医療における安全は，患者・家族と医療従事者とがともに創り上げるもの，人それぞれの落ち着きどころ（安分点）を協働して見つけ出していくことであるという発想を患者・家族と医療従事者がともにもつことは，医療の現場にどのような変化をもたらすだろうか。

　患者・家族にとってそれは，医療ないし医療従事者に対して絶対的な理想を重ね盲目的に従うこと，あるいはその反対に，医療ないし医療従事者に対して

　[†15]　バーナード・ラウン著／小泉直子 訳：前掲書，p. 182

いたずらに不信感を抱き一切を否定・拒否すること，その両面の無意味さや危うさを認識することへとつながっていくだろう。そして，医療を受ける当事者として自分の状態を知ることは当然の権利であると理解し，健康の維持・回復・増進に向けて積極的に医療に参加する姿勢を導くことだろう[†16]。また，医療従事者にとっては，自らの専門的知識や技術を絶対視し，医療従事者の目標の押しつけや患者の思いとまったく方向を異にして進められる治療の過ちや危うさを認識することへとつながるだろう。そして，個々の患者・家族が抱いている思いと目標を共有することをあらゆる医療行為の根本理念とし，その理念が具現化するような業務改善や組織作りに積極的に取り組む姿勢を導くことだろう。

そもそも，患者の思いや目標に対してどう応えるかというスタンスを抜きに医療は進められない。患者の権利意識の向上や医療の高度化・複雑化が進む昨今，すでに医療の現場では「医療における安全形成」の気風が高まっている。香川県の高松平和病院で実施している患者参加のウィークリー・カンファレンス[†17]，愛知県の南生協病院が入院患者に対して実施している配布型カルテ開示[†18]の取り組みなどは，患者と医療従事者の双方の意識改革を生み出し，業

[†16] 本書の3章を参照。

[†17] 佐藤ミチ子，佐藤静香：医療の安全と人権，pp. 59-66，同時代社（2002）
一人の患者に対して週1回定例曜日を決め，毎週開催する患者・家族・医療従事者参加のカンファレンス。1週ごとに患者・家族自身が医療従事者とともに目標を決め，その評価を行う。数回参加するうちに，患者からは「一回ごとに前が明るくなり，自信につながった。これからも是非患者のために続けてほしい」という意見や，看護師からは「患者の苦しみや辛さを分かち合い，療養計画を共有でき，回復を喜び合えた満足感は言葉で言い表せないほど大きなもの」という感想が聞かれたという。

[†18] カルテ開示を希望者する全患者に対して，毎朝看護師がカルテを本人に配布（午前中に回収）し，患者が自由にカルテを読んだり自分で書き込んだりするシステム。このシステムを利用した患者からは，「カルテによって治療の経過がわかり，患者の訴えや状況が記入できることで医師によく伝わっていることが確認できて安心」，「医療行為の一つひとつに意味があるということがわかり，医療者への患者の気持ちが湧いてくる」，「自分の病気を自分自身のことと理解し，治そうと努力できる」などの感想が寄せられている。詳しくは，南生協病院・蜂谷氏による報告（佐藤，佐藤：前掲書，pp. 67-74）を参照。

務内容やシステムを見直し改善して，協働の医療を発展させている好例である。

「患者の権利章典」[†19] が唱えられてから10年以上が経過し，現場レベルではようやくこうした本来の「安全」な医療の形を見出し，その芽を大切に育み根づかせつつある。しかし一方では，本章の冒頭に述べたように，多くの医療機関において「安全管理対策」が強化され，医療における不確定な要素を排除しようとする動きも加速している。問題は，人間の生命過程に寄り添う医療の現場において，変化を前提として成り立つ「安全」の概念が，変化の否定を前提とする「安泰」の概念へと，ごく簡単に置き換えられてしまうことである。

不確かさに耐えつつ，未知なるものへと冒険的に挑んでいく患者と医療従事者の勇気や創造性は，医療従事者側が一方的に決める安全管理・安全確保のルールから一歩もはみ出せないような窮屈な診療・看護の場では決して生み出されまい。そこには，心も身体も相手のために尽くすことが保障される精神的・肉体的なゆとりと，それを可能にするための物質的・時空間的，そして経済的な余裕が必要とされる。現在の医療安全対策にみる"縛り"の発想が"ゆとり"の発想へと進化するとき，われわれは初めてそこに医療における安全文化の成熟の証を見ることができよう。

1.5　医療従事者の直観を万人のための処方に

しかし，患者と医療従事者の間に対話が成り立つだけでは十分ではない。医療従事者はつねに一人以上が集まって，すなわちチームを組んで一人ひとりの患者の診療・看護にあたっている。チームメンバーである医療従事者同士が，患者を中心としてたがいの感覚や考え，感情を交換し合うことで，患者にとってよりよい診療・ケアが実現するのである。

[†19] 1991年，日本生活協同組合連合会医療部会が確定した「五つの権利（知る権利，自己決定権，プライバシー保護，学習権，受療権）と一つの義務（参加と協同）」をさす。

先の事例に登場した助産師は二人とも，豊かな臨床経験に基づいて，瞬時に現在の状態からその後の展開を予測し対処している。そこで重要な役割を果たすのは，助産師たちが語った「パッと思った」，「きっと〜に違いない」などの言葉に代表される直観的判断である。うまく言葉で表現できないからこそ直観や第六感などと呼ばれるのだろうが，言葉で説明を加えないということは，患者・家族にとって非常に有益な情報を，チームメンバーである医療従事者間で共有する機会を逃すことにつながりはしないだろうか。

　直観を言語にすること，それは熟練医療従事者の有する実践知を，いわば医療を受ける万人のための処方として活用することである。なぜそのときに，そのことが頭にひらめいたのか，どのような根拠からそれを確信したのか，またその根拠となる出来事とはいつ，どこで，どのように遭遇したのか。さまざまな分野において熟練者の多くが「過去の経験との類似性」をパターン化して認識しており，それを参照しながら現在の課題と取り組むという事実が明らかにされつつある。熟練者が行っている患者情報のパターン認識（例えばD助産師が，①2回以上の分娩経験，②子宮口3〜4cmだが展退はよい，③自然な陣痛がある，④産婦の生みたい・じれったい気分……①〜④の条件を満たすことから，今後，産婦の心身の緊張が解ければ分娩は急速に進行するであろうと予測したこと）の内容を洗い出し，それを構造化することで，たとえ新人助産師であっても熟練助産師の直観に学び，自身の臨床判断・実践能力の向上につなげていくことが可能となり，ひいては臨床全体のレベルアップに大きく

いのちの倫理学

日本の安全管理体制に関する動向

　わが国では，医療事故に関する情報がテレビ・新聞などマスコミを通じて報道され始めたのが1980年代後半であり，諸外国に比べると比較的新しい出来事であるといえるが，最近では連日のように医療事故が報道され，国民の誰もが医療事故の被害者になる恐れがあるとの認識が一般化しつつあると考えられる。こうした時代背景の中で，医療事故に対する人々の関心が急速に高まるとともに，1990年代後半から医療におけるリスク管理の重要性が国レベル・学会（協会）

レベル・医療施設（病院）レベルで議論され，さまざまな安全管理体制が試みられている．その代表的なものを，以下に紹介する（中島和江，児玉安司：ヘルスケアリスクマネジメント，pp.96-98，医学書院（2001）を参照）．

- ●国レベル：安全管理体制の法律による義務づけ
  1999（平成11）年　厚生省「患者誤認事故防止方策に関する検討会報告書」を発表
    横浜市立大病院での患者取り違え事故後に発表された．医療施設におけるリスクマネジメントの構築の必要性が提言されている．
  2000（平成12）年　厚生省「医療法施行規則の一部を改正する省令」を施行
    安全管理体制の確保を「高度な医療の提供」に不可欠な要素として位置づけ，特定機能病院の承認要件や管理者の義務および業務報告事項を明示した．この省令改正は，わが国で初めてリスクマネジメントが法的に義務づけられたという点で，非常にインパクトが大きいものであった．
  2001（平成13）年～　厚生労働省医薬安全局「医薬品・医療用具関連医療事故防止システム」の構築に着手
    このシステムが制度化されると，医薬品や医療用具によるトラブルの事例の収集・検討する機関が設置され，この機関の提言に基づき，必要であれば厚生労働省が業界団体や企業に対して製品改良などを要請することになる．

- ●学会（協会）レベル／医療施設（病院）レベル：ガイドラインやマニュアルの発表
  1998（平成10）年　日本医師会「医療におけるリスクマネジメントについて」を提出
    医療事故および医療紛争防止のために医療機関が取り組むべき方策が包括的にまとめられた．
  1999（平成11）年　日本看護協会「組織でとりくむ医療事故：看護管理者のためのリスクマネジメントガイドライン」を出版
    リスクマネジメントの概念，事故防止のための臨床現場での工夫，事故等に関する情報の収集・分析方法，事故発生時の対応などが，看護の視点から詳しくまとめられた．
  2000（平成12）年　国立大学医学部附属病院長会議常置委員会小委員会「医療事故防止のための安全管理体制確立について」を中間報告
    国立病院における事故・ニアミスの報告システム／根本的原因の分析，事故防止委員会の設置，リスクマネージャーの任命，医療事故への対応などについて詳しく述べられている．

貢献するものと考えられる。

　熟練者の臨床判断・実践能力はきわめて状況依存的で高度に複雑であることから，これまで言語化することは不可能と見なされてきた。しかしながら，近年ではヒトの直観に対する科学的究明が進み，そのメカニズムが徐々に解明されてきている。その最新鋭の科学技術を速やかに導入し，医療の中に埋もれた知識を構造的に整理し理解して，患者・家族の安全形成につなげていくことが今後の医療安全対策において非常に重要な意味をもつと考える。

1.6　お わ り に

　以上，文献や事例を手がかりとしながら，「医療における安全」に関する私見を述べた。医療の場においては「安全」は管理・確保されるものでなく，患者・家族と医療従事者の密なるコミュニケーションによって形成されるものであり，そのための精神的・身体的，物質的・時空間的，経済的な"ゆとり"が患者・医療従事者双方に必要であって，現在の医療安全対策に見る"縛り"の発想からの脱却が重要な第一歩であることを述べた。また，今後の医療安全対策における医療従事者同士のコミュニケーションの重要性を指摘し，熟練者の直観を万人のための処方として活かすことの必要性と方策について提言した。

　本章を読まれた方との対話が，医療における「安全」のあり方を切り拓く場になることを祈りつつこの章を終わりたい。

2章

医療者の言語，患者のことば

　医療の現場には，基本的に二種類の人間がいる。医療を施す側と医療を施される側である。医療を施す側にいる人としては，医師，看護師，放射線技師，薬剤師，理学療法士，栄養士，さらには施設の運営管理に携わる人々や，いろいろな形で研修やボランティアとして参加する人もいるが，ここでは，医学もしくは医療についての知識と技術をもち，試験を通過することによって公的な資格を与えられ，医療行為に伴う義務も負いつつ，正当な対価も得る人のことを指し，簡単に「医療者」と呼んでおく。一方，医療を施される側にいる人とは簡単にいえば「患者」のことである[†1]。患者は通常は医学についての専門的な知識も技術ももたない。患者になるためには，本人もしくは周囲の人が医療者へしかるべき医療行為を求めるだけでよい。当たり前だが一切の資格も要らないし，もちろんのこと報酬もない。この医療者と患者との間には，越えがたい深い溝がある。その溝の仕組みを見きわめた上で，越えるための可能性を探ることをこの章の課題とする。

[†1] 「患者」をどう定義するかというのは実は厄介である。ここでは，医学的に定義された疾病を患い，なおかつ医学的な治療を求めている人，という意味で理解している。健康を害していたとしても，異常度が低ければ家庭でも治療はできるし，放置していても自然治癒することは多い。日常生活にそれほどの不都合を生じさせない程度の異常なら，異常を抱えたままにしておき，わざわざ治療に及ばないことさえある。このような人は「病人」ではあっても「患者」ではない。医療施設に行くのは，異常が肉体的あるいは精神的に堪えがたいものであり，素人の手に負えず，迅速かつ適切な治療を望む場合である。本章では医療者と患者との関係を考えたいので，医療者からの何らかの専門的技術の関与を期待している人を「患者」としておく。「患者」は医療者との関係において成立するものだと理解したいからである。

2.1　ちちんぷいぷい ── 医療の原風景

　だれもが健康であることを望んでいる。しかしそれを自覚するのは，多くの場合，健康を害したときだ。病気にかかったり怪我(けが)をしたりして生活に支障をきたしたときになって初めて，健康のありがたさを実感する。そしてこのとき，医療の必要性も痛感する。医療の出発点が健康の回復であるならば，まずは何をおいても健康が取り戻せさえすればそれでよい。理屈は二の次である。

　痛みを取り除く方法として，「ちちんぷいぷい」というおまじないが昔から知られている。子どもが転んで膝をぶつけるなどして痛がっているとき，患部を優しくなでながらこの呪文を唱え，「痛いの痛いの飛んでけー」というと，あら不思議，もう痛みは消えている，といったものだ。飛んでいく先もいろいろだし，「ちちんぷいぷい」の起源にも諸説あるようだが，そんなことはどうでもよい。痛みが消えているならそれは立派な「治療」法になっている。このことだけが重要なのだ。そしてここには，医療のあり方を考える上でも重要な要素がいくつか潜んでいるように思われる。

　第1に，ここには近代的な意味で技術と呼べるものは皆無に近い。しかし，「なでる」「さする」といった文字通りの「手当て」の行為がある。医療「技術」の根本を考える材料がある。第2に，このおまじないは，患者から医療者（と呼べるかどうかあやしいが）に対する信頼感がなければならない。行きずりの人ではうまくいかないかもしれない。家族であっても，日常的な虐待がなされていれば恐怖心が先立ち逆効果となろう。信頼する気持ちがあればこそ効き目が現れる。第3に，「医療者」は素人である。格別技術が要るわけではないのだから，信頼関係がありさえすれば誰にでもできる。受けた方も，記憶に残っていればやがて自分自身が「治療者」となって幼子の痛みを和らげる役に回る。第4に，この「治療法」は万能ではない。ぶつけたり，すりむいたりなどの軽傷にしか効かない。幼児になら効果てきめんでも乳児にはまったく効かない。意識を失うほどの重症・重病にも効かない。逆にいうと，心理作用が働

く場面でしか有効性をもたない。

　これは医療技術以前の場面であるが，信頼感に基づく人間関係が医療の基本にあるように思われる．この牧歌的な風景の中で命を綿々と受け継いでいく人々にとっては，たとえ大病や大怪我が襲ってきて命が脅かされたとしても，死を従容として受け容れることになる．アリエスがいう「飼いならされた死」の概念である[†2]．ここには，命の営みをそのまま自然に受け容れる人間のあり方があり，その限りにおいて人々の命への思いには共通なものが流れているという確信がある．だからこそ，その自然な感覚が継承されていくのである．「ちちんぷいぷい」も，継承される共通な思いの中にある．それはさらにいうなら，「自分が他人からして欲しいと思うことを他人にしてあげなさい」と説く黄金律や，利他心の輪を説く日本の古諺「情けは人のためならず」などの道徳観とも関係してくる．その前提には，価値観を共有した人間観，社会観がある．道徳感覚を共有した人々の間では，たとえ技術が未熟であっても，支えられている気持ちが満足感を生み出すこともあろう．思いは共通だから，わざわざ口に出す必要もなく，以心伝心の関係が人々をつないでいた．

　しかし病気や怪我は治るにこしたことはない．そこで，ただのおまじないだけではなく，もっと確実に治療に結びつく技術が求められ，その技術を誰よりも確実にこなす専門家が出現することになる．経験的な知識を精錬化するところから各種の民間療法が生まれた．これには薬草，湯治，食餌療法など，現代の科学的な研究によっても多少は裏づけられる合理性を備えたものもあるが，必ずしもそればかりではなかったかもしれない．切り傷の民間治療法は世界中に無数にあるようだが，その基本は消毒にすぎないらしい．しかし単に消毒をするといっただけでは痛みは緩和されないし治りも遅い．子供だけではなく大

[†2] アリエスは西洋人，特にフランス人について，人が死に対してどのような態度をとるかを分析した．「飼いならされた」死は古代から中世までのものであり，その特徴は第1に，人は病の床に伏して死を待った．第2に，死は公けの，組織された儀式であった．第3に，死の儀式はごく自然に受け入れられ，とり行われた．（フィリップ・アリエス著（1975）/伊藤晃，成瀬駒男訳：死と歴史，pp. 23-24，みすず書房（1983），少なくともこの段階での死への態度は，どの地域においてもおおむねあてはまるはずだ．

人にとっても暗示は有効となる。そしてその暗示が効くのは，専門化された医療者への信頼感があればこそなのである。

　古代の各地の医療者が同時に宗教家であったという例は多い。キリストや釈迦やその他歴史に残る宗教家も多くの病気治療をしている。その弟子たちもまた病気治療を通じて信仰を広めている。世界各地に伝わる病気治療の伝説は，科学的な解明を超えたところに存在している。フランスにある「ルルドの泉」はマリアを目撃したとされる少女ベルナディットの奇跡に由来し，医師に見捨てられた多くの病人が巡礼し不具合が回復しているという。泉の水をもち帰り化学分析した者がいたが薬効成分を検出できなかったらしい。

　カトリック作家といわれている遠藤周作は，イエスの数多くの病気治療の奇跡について，実はイエスは何もできない「無力な男だった」といいきる。イエスが「汝の病は癒されたり」といったとき，そこに起きたのは医学的な意味での治療ではなかった。しかし人々に見捨てられた熱病患者のそばに付き添ったり，子を失った母親の手を一夜じっと握っていただけだった。病人は医学的な疾患によって苦しむだけではなく，病気であるがゆえに周りの人々から遠ざけられていることによっても苦しむ。少なくとも後者の苦しみをイエスは取り除いてくれた。誰にでもできそうだけれども実際にはなかなかできないことができた。それが奇跡と呼ばれているものだ，と遠藤周作はいいたいのだ[†3]。

　こうした場合に効果をもたらしているのは，必ずしも特定宗教上の信仰の力だけとはいえない。例えばイボの治療には信念の働きが大きく作用し，それによって「成果」も挙げられているという[†4]。単に病人の精神的な面だけが癒されたのではなく，実際に身体面でも相当の効果が現れることがあるのだ。これは広い意味での「信念」の結果であろう。そしてそれは決して民間医療という「非科学的」な場面だけの話ではなく，近代医療の中でも「プラセボ効果」として実証されていることでもある。新薬開発の際などには，その効力を測定す

[†3]　遠藤周作：イエスの生涯，新潮社（1966）。その他『死海のほとり』などの一連のキリスト関連の著作参照。

[†4]　アンドルー・ワイル（上野圭一訳）：人はなぜ治るのか，p. 271以下，日本教文社（1984）

るために，見かけは同じでもまったく薬効成分のない「にせ薬（プラセボ）」との比較研究が行われる。これは，「にせ薬」であっても医療者の言葉によって効能を示す患者がいるから，本来の効果を測定するために必要な手順となっているのである。これも一種の「ちちんぷいぷい」が大人にも立派に通用するということを証明している。なぜそのような効果が現れるのかが生理学的に解明されているわけではないが，事実としては確かに存在する。患者が医療者を信頼しているから生じる現象であることだけは確実である。そしてここには，医療の原始的な風景がまだ生きていることを示してもいる。「治療」という言葉の意味を捉え直すことが必要になる。

「ちちんぷいぷい」が有効に働く場面は確かにある。しかしそこに技術が伴わなければ限界ばかりが目についてしまう。あきらめようにも，あきらめきれないときもあるだろう。それだからこそ専門的な医療者の登場が求められるのである。多くの経験の蓄積から有効な技術が発明され，病人を救う可能性が拡大していった。医療者はその技術によって信頼感を得，その信頼感が治療効果を高めることに役立った。決して悪い意味でなしに医療者の権威が有効に確立するのである。もちろん人間のすることだから，その権威を笠に着て悪どい商売に走る悪徳医者もいつの世にもいるが，信頼感に裏打ちされた権威がない限りは，プラセボ効果は発生しようはずもない。

2.2　思いのすれ違い —— 医療者と患者の断絶

「ちちんぷいぷい」が有効に働かなくなるのは，技術が伴わなくなるときだけではない。そもそも「ちちんぷいぷい」が効き目をもつのは，この呪文を中心にして人々が同じ思いを抱くことができるからである。「この痛みを早く取り除いて欲しい」，「痛みを早くなくしてあげたい」と，立場は異なっても同じ方向を向いているからこそ呪文が効果を発揮する。プラセボの場合は，事情はもっと複雑だが，共通点はある。ワイルは，プラセボが効果的に働くためには三つの信念の相互作用が必要だという。一つは患者がその治療法を信じるこ

と，二つ目は医療者がその治療法を信じること，三つ目は患者と医療者がたがいに信じ合うことである。三つの要素が最適条件で働けば，たとえ非合理的な理論に基づく治療法でも治癒が起こり得る[†5]。新薬開発のための治験のような場合には，医療者の思いは必ずしも患者に向いていないこともあるかもしれない。しかし多くの医療者は患者の治癒を望んでいるはずだ。それだから，「にせ薬」と知って患者に投与するのをためらうこともあろう。そのために二重盲検法という検査法が編み出されもした[†6]。ここでも，医療者と患者は基本的に同じ思いを共有している。

　しかし，いつでもこのような平和な関係にあるわけではない。医療者と患者の間で生命への思いが異なるときには，「ちちんぷいぷい」は効果を発揮しなくなる。異なる歴史や文化や宗教を背負ったさまざまな人がいれば，思いは異なる。もちろん，悲惨な目にあっている人に憐れみの情を抱き，喜んでいる人を祝ってあげるというのは，おそらく人類が共通に抱いていてもよいものかもしれない。しかしどのような状態に喜びを感じ，あるいは不快感を抱くかは，決して一様ではない。ある時代を支配していた社会正義の理念が次の時代にもろくも崩れ去るというのは歴史が絶えず検証している。いろいろなレベルでの文化摩擦が起きている。かつては他の地域との文化摩擦が問われていたが，現代では同じ生活圏の中で暮らす人々の間でも，異なる価値観が衝突している。ある人にとっては望ましいことが，別の人にとっては不愉快に思えるかもしれない。生活圏を異にする者同士であれば，「あいつは変わったやつだ」といってすますことも，かつてはできたかもしれない。しかし交通機関や情報機器が発達した現代では，否応なしに異なる文化的背景を背負った者が隣り合わせになってしまう。ましてや，同じ文化圏，同じ生活圏にいる人間同士がたがいに

[†5] ワイル：前掲書, p. 290, および pp. 301-302
[†6] 二重盲検法とは，真薬と偽薬のどちらが患者にわたるか，患者のみならず担当医師もわからないようにするという方式である。プラセボ効果を正確に評価するためには，このような手続きが必要となっている。これは医師の側の心の動揺をも計算に入れたもので，裏を返せば，医師も患者に嘘をつくことができないということである。結局は「ちちんぷいぷい」の要素を医師と患者の双方から除去して「科学的」な数値だけを取り出すための工夫である。

遠ざかっていることはできない。さらに，国際協力が必要になれば，積極的に異文化と接触することになる。そのために，異なる価値観の共存を図らねばならなくなる。

　異なる価値観の衝突は倫理原則の対立でもある。黄金律（「自分が他人からして欲しいと思うことを他人にしてあげなさい」）は自他の共通性を前提にしていた。その前提が崩れたなら，黄金律は有害にさえなる。善意で行ったことが相手には「余計なお世話」として受け取られかねない。相手にとってよかれと思う気持ちに嘘いつわりはないとしても，相手が同じようによいこととして思うかどうかはわからないのである。道徳感覚の共通性が行き渡っているならば，善意に食い違いなどあろうはずはなかった。しかしその前提が成り立たなければ，善意は悪意となって受け取られることにもなる。20世紀後半以降，人々はこのような価値観の多様性の中でたがいに生きていかなければならなくなった。このことは，感覚を共有していたとする旧来の前提が，もともと幻想であったのではないかという疑いさえをも抱かせてしまう。医療の場での人間関係もまた，このような現実を踏まえなければならなくなっている。

　いつの時代でも，およそ医療は人の命の尊さを基本に据え，命を救い苦痛を取り除くことを何よりの目的としてきた。医療を受ける側も施す側も，このことに疑いを抱いたことはなかったであろう。しかし医療技術の進歩は，三つの意味で患者の意向から遠ざかる傾向をもっていた。第1は医療のスタンダード化，第2は延命医療の困惑，第3は医学研究の独走である。第2と第3は，第1から派生するものである。

　第1は医療のスタンダード化である。医療はその担い手が専門家の手に渡るにつれ，高度化し，組織化され，さらに分業化されてきた。そのため，医療の全体像を素人である患者が見渡すことはできない。医療の研究・開発は一人ひとりの患者から離れたところで進められる。もちろんそれ自体が悪いのではない。科学的な研究の積み重ねがあったからこそ，病気の発生メカニズムが解明され治療法も開発されてきたのだ。この研究は地域や国家の枠を越え，全世界的な規模で進められる。それは，病気や健康維持が一国・一地域だけの問題で

はなくなっているからでもあるが，医学が想定する生命観自体がある程度グローバル化していることにもよる。そのため，医療は，生命科学的な知見に基礎づけられる形で発展することになった。これによって地球上の多くの人々が病気や死の苦しみから解放されたことはいうまでもない。しかしこの傾向は，ややもすると生命に対する素朴な感覚から遊離し，それを否定するような方向ももっていた。科学的に裏づけられないような生命感覚は時代遅れの非科学的な感情や悪しき因習として却けられる。脳死の議論の際にはよく見られた論法である。では「科学」的な議論は本当にすべて科学に裏づけられているかというと，決してそうではない。単純化するなら，「一人でも多くの生命を少しでも長らえさせることがよいことだ」という，証明されるはずもない原理に基づいているといえる。この原理が科学の力を借りることによって世界共通の医療原則となって一般化したのが近代以降の姿である。「人道」という，これまた誰にも否定しようのない原理と連携すると，世界スタンダードの思想となる。

では医療者は患者のためを思っていないのかというと，決してそのようなことはない。患者のためを思えばこそ，最も適切と思われる治療方針を立てるのであり，その方針通りに医療行為が進めば病気治療・健康回復の期待が大きいという確信が医療者にはある。医療者が立てた治療方針は医学的に裏づけられた「正しい」方針であり，それゆえしっかりした根拠に基づく合理的な提案である。これはとりもなおさず，「患者のため」である。それを拒否するのは，理由はどうあれ合理性を欠いた「駄々」にすぎない。いわば患者の「駄々イズム」だ。この「駄々イズム」を抑えて医学的な合理性で武装した専門家集団が提起するのが「正しい」治療方針だとされてきた[†7]。患者はそれに従っていれば間違いはないはずなのだ。患者の思いとは別のところに「患者のため」が成立するのである。

第2に，救命を第一の課題とする医療は，ときには過剰とも思える治療を患

[†7] 実際には科学的に完全に裏づけられた医療行為はきわめてまれである。医学は学問としても技術としても不確定的な要因を多く抱えた不安定なものである。医療者の技量にも不安定さがある。

者に施してきた．かつては死ぬしかなかった患者の多くが，医療技術の進歩によって救われていることも事実だが，所詮人の命には限りがあり，誰しもいつかは死を迎える．ところが患者が死ぬことは医学にとっては屈辱だとでもいわんばかりに，1分1秒でも患者の生命を長らえさせようと，医療技術の限りを尽くす．延命行為それ自体が悪いわけではないし，それを行う医師も患者のためを思ってのことではあるのだが，それが必ずしも患者の思いと一致しているとは限らない．末期状態に数多くの医療機器に取り囲まれ検査や治療のための器具や管を体中に取りつけられた終末期の患者は「スパゲッティ症候群」などといわれもした．このような状態を拒否し，家族に囲まれながら静かに息を引き取りたいと思う人がいても不思議ではない．

　苦痛を伴う終末期の患者が死を願うのは，今に始まったことではない．いわゆる「安楽死」は大昔から行われていたからである．しかし現代の高度な医療機器に囲まれた患者は，そうたやすく死なせてもらえない．本書の5章で金森修が多くの例を挙げているが，「なかなか死ねない人」が多くなってきてもいるのである．このとき，医療者と患者あるいは患者の家族とでは，思いの方向が一致していない．それぞれが何を求めているかは，決して自明ではない．よかれと思ってしたことが裏目に出ることもある．かりに当事者が納得していても，世間がそれを許さないこともある．医療は社会の中で成立するものでもあるのだから，自分たちがよいと思ってしてもただちに認められるとは限らない．

　安楽死とは異なるがやや類似した特殊な事例として，宗教団体「エホバの証人」の輸血拒否の問題がある．出血多量の患者に対して輸血で救命するのはきわめて通常の医療行為であり，過剰な延命とは普通は考えられていない．しかし彼らは信仰上の理由から真剣に輸血を拒否している．そのため，救命目的で輸血をしたい医療者とそれを拒む患者（団体）との間に各地でトラブルも起きていた．この場合には，医療者も世間の多くも，輸血をして救命すべきだと考えているが，彼らは自分の人生の意味をかけて輸血を拒否している．ただし彼らは死を望んでいるのではない．輸血による延命を拒んでいるのである．延命

の方法で一致していないだけである。そして，たとえ輸血をしないために死に至ることがあるとしても，それはやむを得ないこととして受け入れる。医療者の理解とは大きくずれている。

　第3は医学研究に関する問題である。医学が「ちちんぷいぷい」に甘んじることなく進歩するためには，経験の蓄積とともに新しい試みがなされなければならない。そのためには，何らかの形での臨床実験（いわば人体実験）が必要になってくる。それはあくまで医学を進歩させ，患者に対する治療の可能性を拡大するためである。ところが，医学の進歩それ自体が自己目的化すると，「患者のため」という本来の目的が軽視される傾向をもつことになる。かりに患者のためであったとしても，それは「未来の患者」のためであって，目の前にいる人のためではない。患者は何よりも治療を受けに医療施設に行くのであり，治療が適切なものとなるために，必要な検査を受ける。しかし大学病院などのように研究を並行して行う施設，あるいはデータの集積に異常なまでに熱意を傾ける医療者の場合には，ややもすると検査自体が自己目的化してしまい，情報収集に重点が置かれるあまり治療が疎かにならないとも限らない。医学の研究にとっては好ましい環境であっても，患者の望むところからは大きく外れている。患者にとって大事なのは，適切な治療が施され，健康を取り戻すことである。その大義名分なしには検査の存在理由はない。研究を重視する医師は患者とは違ったところに目を向けている。

　こうして，医療技術の発展とそれに伴う医学研究の進歩によって，医療者と患者とは必ずしも同じ思いを共有しなくなってきてしまった。そのような中から，医療を支える新しい考え方が登場してきた。「自己決定」の思想である。

2.3　自己決定とインフォームド・コンセント

　医療者と患者の思いがすれ違ってきたということは，どのように受けとめられるべきなのだろうか。医療がスタンダード化しているのなら，それに従うことが当然だとされるかもしれない。事実，そのような方向は現在でも基本に据

えられている。しかしその一方で，価値観の多様化という時代の要請があることも事実であり，医療の世界もその例外ではない。スタンダードな方向がかりにあるとしても，それとは異なる方向を選ぶことがあってもよい，という考え方が広まりつつある。それを支えるのが「自己決定」である。自立した個人の自律的な判断に基づく決定を周囲は妨げてはならないという考え方である。

この考え方は，歴史的にはナチスの戦争犯罪の中での医学研究への反省から，法的には医療行為の当事者である患者の権利という観点から，臨床の立場からは患者の主体的な医療参加という課題から，倫理的には生の尊厳の自覚的な獲得という思想から，20世紀後半の医療の歩みの中で確立されてきたものである。従来は医療者側からの一方的な判断によって「患者のため」という名目のパターナリスティックな医療行為が当然とされていた[†8]。自己決定の思想は意志決定の主体を患者側に与えるものである。医療の方向性を患者を中心に立て直すとともに，医療行為の内容そのものも患者自身が決定することになる。

この方向で考えるなら，患者の「駄々イズム」は正当化される可能性がある。自己決定の価値を，医学の合理性よりも上に置くからである。ただし，正当化される「駄々」にも，それなりの合理性があるということを見落としてはいけない。それは，患者の側から自分の生き方に沿って組み立てられる「合理性」である。「駄々」と見なされるのは医療者側の「合理性」から外れるからであり，患者からすれば決して「駄々」ではない。医療者から見れば「駄々」であっても，患者から見ればそれなりの合理性があり，逆に医療者が示す「合理性」の方が患者にしてみればただの「理屈」である。「患者本位」の方向は，医療者の「合理性」に制限を加えてでも患者の「駄々」を擁護することに向けられた[†9]。

[†8] 自己決定の思想からは，その対極にある発想が「パターナリズム (paternalism)」として批判される。単純には「父権主義」などとも訳されるが，相手の意思に逆らったとしても，それが当人にとってよかれと思って強制することなので，「温情的父権主義」などと意訳されることもある。

[†9] 次ページの脚注を参照。

患者の「自己決定」は，医療者に考え方を変えるように迫っている。つまり，節を曲げて患者の要求に応えよというのである。なぜなら，そこで問われる医療行為の第一の当事者は患者であって医療者ではないからである。それだから，患者の自己決定は医療者の信念を変えさせる程の力を付与されることになる。やや逆説的だが，患者の信念に基づく自己決定は医療者の信念を曲げさせることがあるのだ[†10]。

　患者の決定が医療者によって実行される場合としては，4通り考えられる。第1は両者の思惑が一致している場合，第2は患者の意向が医療者にとっては最善とは思えなくても十分許容できる範囲である場合，第3は患者の意向が医療者にとっての許容範囲を越えてはいても社会的には許容範囲に収まっている

[†9]　もちろん，どんな「駄々」でも認めなければならないということにはならない。医療者側の合理性も，決して単なる病気撃滅だけにあるわけではないからである。しかも医療を支える社会的制約として，法や道徳，常識があり，これが「合理性」の一端を担ってもいる。このような「合理性」の対立を，藤垣裕子は「科学的合理性」と「社会的合理性」の対立として綿密に描ききっている。(『専門知と公共性』東京大学出版会，2003年，特に第5章。) ただし，その「社会的合理性」は私がここでいう「患者の合理性」とは異なる。後者はあくまで個人的なもので，個人の中で完結するような「合理性」であり，必ずしも公共性と連動するわけではない。木原英逸は「専門性と共同性」(小林傳司編：公共のための科学技術，玉川大学出版部 (2002))で医療者と患者間の関係場面を扱っているが，後者が「非専門家」として解されているので，それは結局，藤垣のいう「社会的合理性」とほぼ同じものと考えることができる。私は患者をあくまで「個人」の範疇で捉えていきたいので，扱い方が異なる。

[†10]　生命倫理の議論の中ではしばしば，この二つの方向性は「恩恵 (beneficence)」と「自律 (autonomy)」として論じられている。エンゲルハートによれば，恩恵が道徳の内容にかかわるのに対し，自律はその内容の生まれるプロセスを正当化する原理で，「力を用いないで道徳上の議論を解決する可能性を確保し賞賛と非難という最低限の倫理的言語を保証するための必要条件である。この意味では形式的な条件である。これが相互の同意を通じて，非宗教的多元社会に道徳的な権威を生み出すための，内容とは全く無関係な過程をもたらす」という (H. T. エンゲルハート著 (1986)/加藤尚武，飯田亘之監訳：バイオエシックスの基礎付け p. 87, 朝日出版社 (1989))。しかし自律は形式にすぎないとは決していえない。なぜなら，エンゲルハートも認めるように，道徳的緊張をはらむ生命倫理においては，他人が不当で不道徳に行為していることを理解し，黙従することが強いられるからである (同上, pp. 127-128)。つまり，他人の「自律的行為」を尊重すべき立場にある人は，時に道徳的なジレンマを感じ，いわば忍従を要求される。この問題については，以下の拙稿参照。"「自律」の可能性"，生命倫理，9号 (1998)

場合，第4は，患者の意向が社会的な許容範囲に収まっていなくても，患者が自分で決めているのだからという理由で医療者はその要求にそのまま従う場合．このうち第1の場合は，きわめて幸せである．双方とも充実感が期待できる．とはいえ，ここには双方に誤解ないし幻想がないとはいえない．第4は，別の意味で幸せである．いっさい摩擦がないからである．しかし，これは医療者と患者の関係としては最悪だ．患者は医療者を道具としてしか見ていないし，医療者は患者と向き合うことなく，患者を放り出してしまっている．患者の「自己決定」が独り歩きしている場面である[†11]．

ときに「自己決定」が第4の意味で理解されることがある．相手の立場を斟酌せず，一方的に自分の立場を主張するような関係は，完全に対等なもの同士であれば成立するかもしれないが（その場合でも，いっさい無条件にということはない），医療の場ではそのようなことはあり得ない．医療者と患者との立場の違いは決定的に重要である．すでに述べたように，患者の自己決定の実現には医療者の関与が不可欠だからであり，その医療者の関与は単に技術供与だけではなく，「患者のため」という大義名分は欠かせないからである．医療者の側から支え切れないような患者の「自己決定」が実現されるのは難しい．しかしこのことは，患者の意思は医療者の御機嫌をとるような形でしか実現されない，ということではない．もしそうだとしたら，患者の意思が医療者に従属することになってしまう．医療者側が可能な限り患者の意思を尊重する形で，しかし医療者自らがその使命感を損なうことなく医療行為に至ることができれば，双方ともにある程度の満足感は得られる．そうだとするなら，第1のやや幻想に近い立場を理想としつつ，現実には第2もしくは第3の意味で患者の自己決定を理解することになる．

このとき，医療者と患者をつなぐものとして，「インフォームド・コンセント」（informed consent，略してICとすることもある）がある．この概念は

[†11] ただし実際には法的な制約も絡むので，訴追される危険を冒してまでも患者の意向に無批判にそのまま添う医療者がいるとは考えにくい．しかしあり得ないわけではない．

ヘルシンキ宣言をはじめ各種の医療宣言文でも明示されているし，医療訴訟の多くもこれをめぐる責任の所在を問う形になっている．英語の原義が示すように，これは同意をする患者を中心に据えた概念であり，自己決定という法理を実現する手続きとしても意味をもっている．しかし単なる法的な手続きと理解するだけでは問題を矮小化させてしまう．歴史的な背景をもった欧米由来の概念ではあるが，そこに託された意味は一様ではない．日本語の訳語にも「説明と同意」，「説明を受けた上での同意」，「十分な説明がなされた上での同意（合意）」，「説明・納得・同意」，「情報を与えられた上での自由な同意」などと，苦労と工夫の積み重ねがある[†12]．

この用語に託された意味も一様ではない．ロウは四つの意味を挙げている．第1は医師の薦める治療法への同意，第2は治療を拒む権利，第3は複数の治療法からの選択，第4は医師と患者の意思決定共有である．このうち，ロウは最も包括的な見方としての第4を重視する[†13]．この指摘は重要である．多くの場合，インフォームド・コンセントは第2あるいは第3の意味で理解されている[†14]．しかしこれだけに限定してしまうと，患者は医療者から切り離されて孤立してしまいかねない．第4の意味が基本にあれば，その上で第2と第3

[†12] 国立国語研究所は2003年4月に，わかりにくい外国語を言い換えるための提案（第1回目）を示したが，その中の一つに「インフォームド・コンセント」もあった．新聞報道ではその言い換え案が「納得診療」であったために，納得できなかった人も少なくなかった．しかし同研究所はかなりいろいろと検討していた．基本は「説明と同意」だが，診療場面での意味として「納得診療」を提案している．原語からは離れているが，実態に即したものとして評価してもよい．ただしインフォームド・コンセントは診療の場面でだけ問題になるのではない．医学研究のための被験者となることの承諾の前提条件になっているし（ヒト・ゲノム研究のための国の指針の中ではこの手続きが厳格に規定されている．），将来的には学会や医学教育における症例報告・研究でも同意が必要になるかもしれない．ただし本章では診療の場面に即して考えておく．

[†13] バーナード・ロウ（北野喜良ほか監訳）：医療の倫理ジレンマ，p.23，西村書店（2003）

[†14] ある医療機器メーカのホームページでは次のように説明されていた．「インフォームド・コンセントとは，患者さんが納得して手術を受けられるよう，先生が患者さんに対して行う術前説明のことをいいます．」これはロウの分類でいえば第1の意味に近いが，医師向けの説明だからだろうか，医師中心の記述で主客転倒としかいいようがない．実際にはこのような理解がきわめて多いのかもしれない．

の意味も有効に働くことになる。あくまでもインフォームド・コンセントの目的は患者が納得できるような仕方で医療の質を高めることであり，そのために医療者が適切な支援体制をとれるようにすることである。これらを踏まえるならば，日弁連の人権大会（1995年）での説明「患者が自己の病状，医療行為の目的，方法，危険性，代替治療法等につき正しい説明を受け理解した上で，自主的に選択，同意，拒否できるという原則」や，国連総会の決議（1991年「精神病者の保護及び精神保健ケア改善のための原則」）の説明「威嚇又は不適当な誘導なしに，患者が理解できる方法及び言語により，適当で理解できる以下の情報を患者に適切に説明した後に，自由に行なわれる同意をいう。（a）診断の評価，（b）提案された治療の目的，方法，予想される期間及び期待される利益，（c）より押し付け的でないものを含む他の治療方法，及び（d）提案された治療で予想される苦痛又は不快，危険及び副作用」のような，きわめて長ったらしい表現の目指すところも理解できる。

　ところで，この二つの表現からもわかるように，一方で治療内容についての詳細で正確な情報提供と，他方でそれを受けた上での自発的な同意とが，インフォームド・コンセントを構成している。いうまでもなく，この二つは密接に結びついていて，どちらか一方が欠けてもならない。しかし決定的に重要な役割を果たすのは「説明」，つまり情報提供である。患者の側に十分に理解が可能になるような説明が与えられて初めて「自由な同意」が可能になる。つまり説明は同意の必要条件である。問題となるのは，この説明が果たして患者にとって理解できるようなものになっているかということである。もし十分に納得のいくような説明がなされないならば，その上での「同意」は無効である。ではどうすれば，意を尽くした説明となるか。ここに「ことば」の役割を問う意味がある。

2.4　すれ違う「ことば」

　たがいに気心が知れ価値観や生命感覚を共有している（と思っている）者同

士であるならば，何か面倒なことが起こっても「阿吽の呼吸」が働く。「以心伝心」で事情がたがいに通じ，わずかな目配せだけで事態が進行することになる。ここには「ことば」はそれほど要らない。しかし呼吸を共有していなければ，ことあるごとに，たがいに了解しあう必要がある。その了解は「ことば」を介してなされる。

　少なくとも現代の医療において「ことば」は不可欠なものとなっている。技術が進んで複雑で高度なものとなり，さらに迅速さも求められてくるようになると，診断のための用語も正確でかつ厳密なものでなければならない。薬品や治療法も多様化すれば，識別が確実になされるために，符号や記号が綿密に整理されている必要がある。医療の専門化が進むにつれて知識は言語化され，記号化されていく。学問として医学が整えられるために，また技術として医学が世界的な規模で共通化されるためにも，概念として意味の確定した「ことば」を正確に用いることは，どうしても必要になる。また，医療の高度化・複雑化

いのちの倫理学

　『高瀬舟』の作者にして医師でもあった森鷗外が，百日咳に罹って生死の境をさまよっていた娘・茉莉を安楽死させようとしていたことについて，茉莉の妹・小堀杏奴が回想している。それによれば，内科の教授某氏が鷗外にモルヒネの注射で楽にさせたらどうかと勧め，鷗外も妻に相談してその段取りになっていた。そこへ妻の父（つまり，茉莉と杏奴の祖父）が見舞いに来たので妻が「某さんが注射をして下さるそうだ」と伝えると，その祖父は大変なけんまくで退けさせた。すると某氏は「こういうことは一人でも他人の耳に入ったら実行できません」といって中止したそうだ。その後，茉莉の容態は回復した。この話は，杏奴の兄・於菟の回想とは異なるということで，杏奴は訂正している。ちなみに於菟によると，妻（つまり茉莉の母）が楽に死なせてほしいと鷗外に大声で頼んだのに対し，鷗外が「そういうことは，暗黙の裡にやるべきことで，口に出していっては決して医者としてはできないことである。またするべきではない」といったことになっている（小堀杏奴「母から聞いた話」『晩年の父』（岩波文庫，1981年，181〜84頁），また「あとがきにかえて　はじめ悪しければ終り善し」（同書204頁）など）。いずれにしても，安楽死は「阿吽の呼吸」でなされるべきであって，公開の場で議するものではない，という発想である。

はチーム医療の必要性も生み出す。そしてそのチーム医療は，検討事項を関係者の間で共有し，記録に残しておくことが求められる。ここでも「ことば」が重要な役割をもつ。さらに，いつ起きるかわからない医療事故に備えるためにも，治療の手順，確認方法，指揮系統の合理的確立など，いずれの場面でも，これまたやはり，「ことば」を正確に用いる習慣が求められる。こうした事情から，医療の専門家たちは，自分たちの仕事を正確にしかも確実にこなすために，専門用語を用いなければならなくなる。このことは，どの学問や技術でもいえることで，もし専門用語を用いなかったら，関係者の間の意思疎通は不十分になり，あいまいさを多く含むことになってしまう。当然，間違いも増える。こうしたことを避けるためには，専門用語を的確に使用する習慣が確立されていなければならないのである。

　以上のことは，すべて医療者にとっての事柄である。これが医療者の「科学的合理性」という論理を築く。つまり医療者の言語世界である。そしてこのことが，医療者と患者とを隔てることになっている。

　医療者から示された提案に患者（もしくはその家族）が同意できないことがあるとしたら，それは示された提案に納得がいかないときである。しかしそれは，提案の内容を十分に理解した上で承諾できない場合と，理解が不十分であるために納得にまで至らない場合とが考えられる。理屈からすれば，後者のような場合は，そもそもインフォームド・コンセントの前提が成立していないことになる。そうならないために，さまざまな工夫が凝らされることになる。前者が成立するためには，医療者から率直で正確な説明が，患者側に理解できるような「ことば」でなされることが前提条件になる。しかし，かりに説明が過不足なくなされ，態度も真摯で誠実味のあるものだったとしても，それでもなお，患者側に十全に情報が届いているという保証はない。極端ないい方をするなら，医学を勉強しない限り，医師からの説明を十分に理解することは不可能だ，ということになってしまう。

　専門家としての医療者の用語を患者が学べと要求することができない以上，インフォームド・コンセントに至るための説明の段階では，どうしても専門語

を一般語にいいかえる必要が出てくる。そうすると途端に，医療者と患者との間に理解の違いが生じてしまう。患者にしっかりと理解してもらおうと思っている医療者ならば，いろいろと工夫をしていいかえることだろう。しかし，医療者にはそこで用いられた一般語を厳密な専門語に置き換えて理解する回路があるが，患者はそういうわけにはいかない。患者の側は，もともとの専門語の意味を知らないから，一般語を自分が日常的に用いているのと同じような含みの中でのみ理解することになる。そして，ここに越えがたい溝があることにどちらも気がつかない。

　日常的に使われる「ことば」は，多くの場合多義的である。生活に深く入り込んでいる「ことば」であればなおさらである。普段の会話の中では，文脈に応じてその場で最も適切な意味を選び取って了解する。これでコミュニケーションが成立する。もし文脈の設定を見誤れば，落語の「蒟蒻問答」が示すように，とんちんかんな会話になってしまう。そのような誤解やあいまいさをなくすために専門語が用いられるのだが，すでに述べたように，患者の側には専門語を理解する回路がない。そのため医療者は一般語に置き換える。患者はその一般語を自分にとって適切な文脈の中で理解する。ここで「ことば」は，多義性の中に投げ込まれてしまう。

　インフォームド・コンセントの際の最も基本的な説明である病名の告知の段階ですでに大きな段差がある。これについては，スーザン・ソンタグのすぐれた分析がある。ソンタグは，病気にはそれに隠喩が伴ない，そのイメージによっても患者は苦しむという。この隠喩の力が強い病気として，ハンセン病，結核，癌を取り上げ，文学の中でどのように扱われているかを検討している。そしてそこで描かれた死のイメージの違いを際立たせる。例えば「死の床にある結核患者はより美しく，より霊的なものとして描かれるのに，癌で死ぬ者は自我を超越する力をすっかり奪われ，恐怖と苦悶にまみれるものとして映し出される」といい，「隠喩的な意味では肺の病気とは魂の病気である。あたり構わず攻撃をしかけてくる癌は，肉体の病気だ」とする[†15]。

[†15] 次ページの脚注を参照。

2.4 すれ違う「ことば」

ソンタグはさらにエイズについても同様の考察を加える。「エイズは，癌と同じで，ロマンティックに，センチメンタルに扱うことを許さないのだ。……癌イコール悪とする隠喩的表現がむやみと多いために，多くの人々が癌になるのを恥ずべき事，隠すべき事，不当なこと，肉体による裏切りと受けとめてきた。……それがエイズになると，恥ずかしさと罪の意識が一つになる。そのスキャンダルに曖昧なところはない。」[†16] エイズの場合には政治的な意義も絡んで，癌には希薄だった社会的差別を生み出している。グルメクによれば，アメリカの疫学者たちはエイズにかかりやすい人々を「4Hクラブ」と呼んだ。同性愛者，ヘロイン中毒者，ハイチ人，血友病患者（hemophiliac）である。これに売春婦（hooker）を加えて5Hにした者もいた[†17]。フランスでは，エイズ（AIDS）と発音しにくいからか，英語への対抗意識からか「シダ（SIDA）」という。それに基づきエイズ患者を指して「シダイック（sidaïque）」と呼んでいたが，この語が「ジュダイック（ユダヤ人）」を連想させるとの批判から反発を買い，1987年フランス語審議委員会で「シデアン（sidéen（-ne））」とすることが決定された[†18]。エイズ患者に二重の差別感が付与されていたということだろう。中国語では「愛滋」という。愛によって広まるという意味だ。これはこれでイメージを固定化させてしまう[†19]。

[†15] スーザン・ソンタグ（富山太佳夫 訳）：隠喩としての病い，p. 24 および 26，みすず書房（1982）。日本人でも，樋口一葉，滝廉太郎，石川啄木など早世の「文学・芸術青年」が結核で倒れ，松田優作や石原裕次郎などアクション派は癌で「壮絶死」を遂げている。そうでない人も大勢いたはずだが，イメージは固く強い。

[†16] スーザン・ソンタグ（富山太佳夫 訳）：エイズとその隠喩，pp. 34-35，みすず書房（1990年）。なおソンタグの両書は現在1冊に合本されている。

[†17] ミルコ・D・グルメク（中島ひかる，中山健夫 共訳）：エイズの歴史，p. 70，藤原書店（1993年）

[†18] グルメク：前掲書，p. 72

[†19] 日本では，森喜朗氏が自民党幹事長当時の2000年1月，福井県敦賀市での講演で初出馬の体験に触れ「あいさつに行くと農家のみなさんが家の中に全部入っちゃうんです。なんかエイズが来たように思われた」と演説した。その後「エイズ患者のことをいったわけではない。エイズ菌は人類が撲滅すべきものだ」と言い訳した。「エイズ菌」はともかく，そもそも弁解になっていない。その後森氏は総理となり翌年国連エイズ特別総会に日本政府首席代表として出席している。国家的なジョークだ。

イメージの独り歩きは病名だけではない。ある医療者は「末期癌」を「腫瘍がコントロールできなくなった状態」と説明した。しかし患者や家族は「末期癌」と聞いたときには，ただちに死を思い浮かべる。医療者にとっての「末期」は腫瘍のステージであったが，患者にとっては自分の人生の最終場面を考えてしまう。医療者の説明がどれほど科学的に正確なものであったとしても，またその説明がどれほど誠実であったとしても，患者側の理解との間には距離がある。

癌やエイズに限らず，どの病気でも多少なりとも隠喩やイメージがまとわりついている。これを取り除くことはできるのだろうか。医学の進歩により事情が変化するとはいえ，それはきわめてゆるやかだ。結核がもっていた「死の病」のイメージが，有効な治療法が発見されてからほとんど薄れ去るまでに，どれほどの時間が必要だったろうか。癌やエイズの隠喩が消えることはあるのだろうか。科学の進歩だけではなく，教育活動も持続的になされなければならないだろう。現在は一般人向けにさまざまな医学情報が提供されている。テレビや雑誌ではわかりやすい説明が工夫されているし，市民講座や病院での講演会も頻繁に催されている。インターネットでも（いろいろと問題もあるが）情報が行き交っている。相談の場所や患者団体の情報交換の場所もある。これらによって医学情報は一般の人々にも行き渡るだろうが，それで誤解が訂正され，不当な差別が解消されるだろうか。イメージの根は広く深い。医療者の説明がこうした事情を考慮に入れたものでないならば，患者の頭上を通り越してしまいかねない。

2.5　誠実さのパラドックス

医療者による説明が誠実であっても，患者にそのまま届きにくい理由はもう一つある。それは，医療者から説明される情報の内容そのものに問題があるということである[†20]。

[†20] 次ページの脚注を参照。

2.5 誠実さのパラドックス

インフォームド・コンセントの際にどのような情報が提供されるべきか考えてみる。ここに一人の患者がいるとしよう。この患者に対し，医療者は必要な検査をした上で診断を下す。診断は治療の出発点である。患者の病状に応じた治療方針が検討され，可能性のあるいくつかの方向性について，予想されるメリット，デメリットが考量される。つまり，いくつかの治療方法のそれぞれについて，a．期待される効果，b．危険性，c．治療期間，d．治療に伴う苦痛や不便，e．治療費，f．治療後の生活様式の変化（患部切除後に余儀なくされる種々の生活維持装置の着用など），g．服用する薬物の副作用，h．予想生存期間，i．再発の可能性などが検討される。インフォームド・コンセントの場面では，原則的にこれらのファクターのそれぞれについて客観的に説明しなければならない。しかるべきデータがあるならば，それ相応の示し方が求められる。「たいていは」とか「めったに」などといったあいまいな表現を避け，「8割以上は」とか「5パーセント未満の人には」というふうに数量化した表現が求められる[21]。

しかし，ここで伝えられるべき項目の多くは，過去の事例についての統計的な数値である。どれをとっても，過去の類似例の結果に基づくものである。この数値を偽り，危険性を小さく見積もるような説明は一種の詐欺行為である。表現の仕方はともかく，内容的には誠実にこの数値を正確に使えなければならない。だが，この説明者はその統計的な説明がどれほど患者との距離を大きくしているかということに気がつかない。100人の患者のうち60人が助かり，

---

[20] 以下の議論は，次の拙稿で詳しく論じた。"自己決定の落とし穴―インフォームド・コンセントの概念の批判的検討"，横浜市立大学紀要 人文科学系列第7号（2000）

[21] 実はこの段階で「科学的」なレベルでの問題点がある。それは医療にかかわる数値の多くが「不確定要素を含み，科学者にも答えられない問題」（藤垣裕子，前掲書，p.7）だということである。一見客観的なデータのようであっても，医学の領域では攪乱要因を多く含むので，単純な数値化は困難である。しかも，前例がきわめて少数か皆無の場合もある。しかし，インフォームド・コンセントの場面での説明では，可能な限り「客観的」なデータが求められるとするなら，それは実は初めから「ないものねだり」になってしまう。その意味での虚構性が潜んでいる。この問題についてはこれ以上触れない。

40人が死亡したという説明は，すべて過去の事例であり，今まさにこれから治療を受けようとしている人のことではない。しかしその患者にとっては，助かるか死ぬかどちらかだけであり，個人の中に比率は存在しない。医療者にとっては数多い事例の一つに過ぎないかもしれない。失敗しても，それは「次の」事例への教訓として生かすことによって，償いとなるかもしれない。しかし，当の患者には一切の教訓がない。患者は一人の人間として，繰り返しもやり直しも利かない一度だけのチャンスに賭けている。この位相のずれは決定的であり，ここには越えることのできない溝が横たわっている。

　これから行われようとしている治療について，医療者が過去のデータに基づきながら，包み隠すことなく，正直に，正確に，客観的に説明をする。難しい専門語をわかりやすくいいかえながら，しかし数値をあいまいにすることなく誠実に説明を繰り返す。——インフォームド・コンセントが成立するための基本条件である説明が，きちんと行われているといえるだろう。そこから得られた数値が，「この患者」の治療に対して合理的な判断を促す材料になっていることは疑いない。しかしそのデータはすべて，過去の患者についてのものである。「この患者」のことではあり得ない。「この患者」は〇〇％の中には入らない。つねに1か0のどちらかである。一人の人間が分数で捉えられることは決してない。

　医療者が誠実であればあるほど患者との距離が広がるのだから，これはパラドックスであるとしかいいようがない。このパラドックスは解決が難しい。過去の数値について合理的な味方に習熟しているはずの医療者自身でさえ，自分自身が患者の立場になると違った見方をしてしまう「表現法効果」といわれる心理的なバイアスは，客観的な数値の受け止め方を大きく左右するものである[22]。この点を見据えない限りは，インフォームド・コンセントの概念は医療改革にとって見かけ倒しになってしまう。

---

　[22]　次ページの脚注を参照。

2.6 医療者の言語，患者のことば

そもそも，「誠実さのパラドックス」を引き起こす原因は，医療者と患者の「ことば」の違いにあるのではないだろうか．こうした予想から，これまで検討してきたことをまとめるために，以下では，医療者の「科学的」な言語をH語と呼び，患者が用いる言語をP語と呼んで単純化し，この乱暴な二分法をもち込むことによって，医療で交わされる「ことば」の問題を考える．もちろん，H語もP語も一見日本語そのままなのだが，実はどちらも特殊な言語であり，その文法はやや変わっている．先取りしたいい方をするならば，インフォームド・コンセントではこの二つの言語が，通訳不在のまま同時に用いられている．

【H語】

- H語は，三人称・複数・過去形しか用いない．
- これは科学としての医学が用いるものであり，ここには悪意や他意はないものとする．その限りで，人間の身体の構造や機能を語り，病気の実態を解明し，治療法についての知見を蓄積していくものである．
- これまで起こった類似事象を収集し，分類し，統計化し，法則化する．
- 未来の事象については，過去の事象の統計的表現をもって代える．（形式的には未来形だが，実質的には過去形）
- インフォームド・コンセントの場では，基本的に医療者からの説明の言語

[†22] フェイドン/ビーチャムは「表現法効果」の例として，放射線科医と，慢性疾患をもつ外来患者と，病棟で働いている大学院生を対象として，肺癌の二つの治療法を手術と放射線治療の中から選択するよう求めた研究を紹介している．「これら三つのグループの選択は，結果の情報が生存率と死亡率のどちらの表現で枠組みされたかによって著しい影響を受けた．結果が生存率で表現されたとき，たった25%が放射性治療を選び，あとは手術だった．しかし結果が死亡率でいわれたとき，42%が放射線治療を選んだ．」（R.フェイドン，T.ビーチャム（酒井忠昭，秦洋一訳）：インフォームド・コンセント，p.260，みすず書房（1994）

である。

【P語】

- P語は一人称・単数（時々は複数）を用いる。
- ここでは個人としての患者が自分と家族の人生を背負いながら病状を語る「ことば」が用いられる。
- どのできごとも，あくまで当人の一回きりのものとして語られる。
- インフォームド・コンセントの場では，同意を与える患者の言語がP語である。

　H語が人工的で一面的な言語（科学であればどれでもそうだが）であるのに対して，P語はほとんどの役割関係を捨象して，その人自身とそれを取り巻く家族や親しい人々との間で交わされ，人生を語る。そしてここで用いられる「ことば」は歴史や社会の中で幾重にも意味が積み重なったものでもあるので，隠喩やイメージで塗り固められてもいる。

　H語が決して不誠実だというのではない。しかし，それが科学的に誠実であろうとすればそれだけますます，P語からかけ離れてしまう。

　H語とP語との間には容易に越えがたい溝がある。インフォームド・コンセントに限らず，医療が医療者・患者双方にとって納得がいくようなものとなるためには，この二つの言語を媒介する一種の「通訳」が必要だろう。この仕事は医療者の側に求められる。なぜなら，両者は，知識においても権利関係においても決して対等ではないし，医療者がいつか患者になることは大いにあり得ても，患者がわざわざ医療者になることはめったにないからだ。つまり，医療者の立場と患者の立場とは不可逆的な関係にある。一般的にいって，通訳をするためには，両方の言語に通じていなければならない。単に単語の置き換えだけでは通訳としては不十分であり，文化の違いにも気配りができなければならない[†23]。H語とP語の「通訳」も同じことで，科学的な知識と客観的なデータに基づく合理的判断（医学の立場がそうだとして）を理解できるととも

[†23] 次ページの脚注を参照。

2.6 医療者の言語，患者のことば

に，患者の「一回きり」の人生にも共感できるような視点を兼ね備え，その間の橋渡しが自覚的にできるようでなければならない。医療者の中でもこれが最も期待できるのは看護師である。医療の専門語を理解し，同時に患者やその家族と接する機会の多い看護師こそが，「通訳」としては適任である。ただしこのことは，他の医療者とくに医師が「通訳」をしなくてよいということを意味しない。むしろ，医師は本来の癒しの術の核心に触れるものとして看護からもっと学ぶべきである。

　H語とP語の間の溝は，医療事故の場合にも影を落としていると思われる。本書の2章で谷津裕子も触れているが，横浜市立大学の医学部附属病院で患者の取り違え事故が起きた。その後，個人識別のリストバンドをつけたり自分で名前を身体に筆記するなどの処置を講じ，患者からはおおむね理解されていると聞く。だがやや皮肉な見方をするならば，誰も進んで自分の体に名前など書こうとはしない。間違えられては困るから渋々承知しているだけである。なぜ「渋々」になるのか。ここにH語とP語の違いが反映されているように思える。患者にしてみれば，一生に一度あるかないかの手術で，しかも自分自身に加えられるものである。間違えようにも間違えるはずがない。それに対して医療者は，毎日多くの患者を手がけ，決して間違いが許されない仕事をこなしている。誠実にその仕事を実行するために，患者の識別を念入りに行うことに悪意などあろうはずはないが，そのことが患者にとっては不安の材料となる。病院関係者から聞いたところでは，この事故の前にもリストバンドをする試みがあったそうだが，患者が嫌がってやめたらしい。問題はなぜ嫌がったかという

[†23] P語への通訳が難しく思えることの一つに，それが一人称の「単数」だと思われる点がある。欧米流の「自己決定」「意思決定」という発想には，こうした基本理解がかなり強烈にある。いわゆる個人主義的な人間観によって編み上げられた価値観の多様化と，それを尊重した「共生」が大事だとされる。しかし，「個人」は合理性や賢明さまで担いきるほど強くはない。したがって，個人を支えるような仕組みがなければならない。通常それは家族の役割である。ここにP語の一人称・単数が複数形になる契機がある。しかしそれでもなおH語との距離は大きい。ひょっとするとここには，患者に対して語る二人称の言語が必要なのかもしれない。だがそれは新しい言語でなくてもよい。いわば二人称的な視点をもった「通訳」がいればいいのだから。なお蛇足だが，ここでH語とP語としたのは，H（白衣），P（パジャマ）のつもりである。

ことである。「うっとうしいから」,「面倒だから」だったかもしれない。しかし,その「ことば」の背後には,「どうしてそんなのをつけなければならないのか,私は私で間違えっこないのに」という思いがあったように推測されてならない。患者の思いは医療者の彼方にある。

　溝を埋める努力を医療者の「こころ」にだけ求めるには無理がある。おそらく最も重要なのは,科学的,客観的であるはずの統計的数値をどのように読みとり,理解するかというセンスである。単なるデータの説明に終らない,しかし「気合い」で片づけるまねもしないような節度が必要だろう。そしてそのようなセンスと節度を磨くような教育制度が充実されなければならない。医療者の教育,特に医学部における医師養成教育では,ややもすると先端技術の習得に時間とエネルギーの大半が割かれてしまう。最近は患者とのコミュニケーションの必要性も自覚されだしてはいるようだが,必ずしも十分とはいえない。その一方で,インフォームド・コンセントの重要性を説く立場からであろう,患者がもっと賢くならなければならないという論調も増えている。確かに「おまかせ医療」ではなく,もっと患者が質問し発言すべきであろうとも思われる。しかしそれは決してやさしいものではない。質問するためにはそれだけの知識もいる。それができれば「賢い」患者になれるのだろうが,患者は本質的に「わがまま」なものである。極端にいえば,自分だけでも治ればよい。他の人はどうでもいいのだ。その「わがまま」さを端的に表しているのがP語なのである。患者も賢くなるにこしたことはない。しかしまずは何よりも,医療者にP語の意味を理解してもらわねばならない。それがない限り,患者がいくら賢くなっても,一人ぽっちであることには変わりない。

　医療者がH語とP語との通訳になれたときには,科学的な「ちちんぷいぷい」を身につけることができるようになるだろう。医療が信頼されるためには,そんなに技術の先を見なくてもよいのかもしれない。

3章

われわれの知る権利・知る義務
―― 共同の冒険者として ――

3.1 はじめに ―― 脳死問題が残したもの

　科学技術の飛躍的発展が，人間の「行為の本質」[†1] に画期的変化をもたらした。近代の科学技術が自己増殖的発展を始める以前であれば，人間の恐るべき力がどれほど称えられようとも自然にはそれを凌ぐ自己回復力があった。かつて人間的「主体」（Subject）は，所詮，自然の「従者」（Subject）でしかなかった。しかし今日，人間の行為は，その規模において強大化し，そしてその結果が及ぼす影響において自然支配を完成する過程をますます推し進めているかのように見える。まさにその過程において，われわれは一方でその支配力の多大な恩恵に与るとともに，他方ではしかし地球規模での環境破壊と，伝統的死生観を覆すような生命倫理問題に直面している。われわれの行為が，不可逆的な，取り返しのつかない結果を招く可能性が高いということは十分に予想される。

　かつては不可能であった行為が今は可能になった。しかし，われわれに可能な行為は，それが可能であるからといって，果たしてなしてよいことなのか，

[†1] JONAS, Hans: Das Prinzip Verantwortung, Versuch einer Ethik für die technologische Zivilisation, Insel Verlag, Frankfurt am Main 1979; Erstes Kapitel, Das veränderte Wesen menschlichen Handelns／邦訳 加藤尚武 監訳：『責任という原理 ― 科学技術文明のための倫理学の試み』，東信堂（2000）を参照。

敢えてなすべきことなのか。倫理の問いの基本は相変わらずここにある。われわれ現代人は、いったん行為に及ぶなら取り返しのつかない事態に陥る危機に直面していながら、果たしてそのわずかな危機感でも抱いているであろうか。

　1997年7月に臓器移植法が公布され、同年10月に施行されたが、そこに至るまでの数年間、「脳死は人の死であるか否か」をめぐる活発な脳死論争が戦わされたことはいまだ記憶に新しい。施行後もなお脳死判定をめぐる戸惑いの時期を経て、最初の臓器移植が実施されたのは、ようやく1999年2月のことであった。21世紀に入ると、クローン技術のヒトへの応用、遺伝子組換え技術、いわゆる万能細胞の研究等々、「先端医療」領域において次々と新たな論争が沸き起こり、その影に隠されて、いつの間にか脳死論争はすでに過去のものになったかのように見える。一つの「決定」が下されたことで、われわれからその危機意識は過ぎ去ったかのように見える。しかし、それでよいのであろうか。

　先端医療の諸問題の根底には、脳死問題をきっかけとして露呈され、脳死論争から未解決のまま引き継がれている諸問題が、依然として横たわっている。その一つが、医療の産業化、とりわけ市場原理を背景にした「生命科学技術における人体の資源化および商品化」の問題である。

　臓器移植の実効性を求めて、脳死判定は昨今ますますスピードアップを要求されつつあるが、脳死ドナーの家族たちからすれば、いち早く切り刻まれるのは愛する肉親のまだ温かい肉体にほかならない。しかし、そこで取り出され提供されるべきは、コーディネートされる人体パーツ、まさに新鮮な臓器資源でなければならない。同様に、不妊治療に苦しむカップルからすれば、切望したわが子の生命の微かな息吹そのものが、研究者の側から見れば、冷静な顕微鏡の観察対象として見られるべき胚であり、未来の医療技術のための格好の研究材料にほかならない。ここにある眼差しのギャップは、一方では科学者たちの無配慮への憤りとして、しかし、他方では冷静な科学技術の恩恵に浴する感謝の念として表れる。一つの具体的な行為がジレンマに苛まれているのである。

　以下、本章では、こうした先端医療における見解の「ギャップ」を、さしあ

たり専門家（知る者）と非専門家（知らない者）の二項対立の図式で整理することから始めて，非現実的で安易な科学批判に陥ることを警戒しつつ，果たしてそのギャップを埋めることに通じる確かな道があるか否か，模索してみたい。

3.2 知る者と知らない者とのギャップ

3.2.1 ES 細胞研究

ES（embryonic stem, 胚性幹）細胞は，受精から子宮着床までの発生初期（受精後5〜7日程度）のヒト胚の一部から作られる特殊な胚であり，さまざまな臓器や組織に分化する能力（多能性）とその多能性を保持したままほとんど無限に増殖する「不死性」という性格から，万能細胞とも呼ばれている。90年代以降，今最も注目を集めているのが，ES 細胞から作製されるさまざまな細胞や組織を移植する「再生医療」という分野の研究である。例えば糖尿病の治療にはインシュリン産生細胞の移植，パーキンソン病の治療にはドーパミン産生神経細胞の移植[2]，さらには，事故や病気などで失われた身体の一部や組織を患者自身のクローン胚由来の ES 細胞から作製し，自家移植する方法が目指されている。2003年5月，京都大学再生医科学研究所のヒト ES 細胞プロジェクト（責任者：中辻憲夫教授）が，日本初のヒト ES 細胞株樹立に成功したとのニュースは記憶に新しい。今後，日本国内の研究者への安定的供給を確保するため，さらに3〜5株の樹立をめざして研究が進められるという[3]。

将来は脳死臓器移植に頼らずにすむと期待される ES 細胞研究においても，しかし，その研究「材料」へのさまざまな眼差しの間には大きなギャップが確認される。

　1　「余剰」と「廃棄」の概念　　ES 細胞研究の将来的な目標は，患者

---

[2] 医療応用が期待されるその他の疾病には，心筋梗塞，軟骨損傷，筋ジストロフィー，火傷などによる皮膚損傷等々がある。
[3] 2003年11月現在さらに2株の ES 細胞株樹立（KhES-2 および KhES-3）に成功している。

自身の体細胞クローン胚に由来するES細胞から細胞や組織などを分化させ，それを自家移植することであるが，法規制の問題[†4]から，目下，ヒトES細胞の研究材料には，不妊治療における体外受精によって形成された胚のうち，治療に用いられず余って廃棄される予定のいわゆる「余剰胚」が用いられている。不妊治療における余剰胚の提供は，不妊治療カップルからの無償提供であり，かつ，樹立機関としての研究機関および提供医療機関には，提供に際してカップルへの「インフォームド・コンセント」(以下ICと略す)[†5]の義務が課せられている[†6]。

「廃棄される余剰胚」という表現には，しかし，どうせ余って捨てられるものなのだから研究に使ってもいいだろうというニュアンスが込められているとの指摘[†7]が以前からあった。研究者側の研究推進を狙った作為的な言葉使いだというのである。不妊治療カップルにとっては，そもそも「余剰」胚などないと考えられる。子供が欲しいとの一念から，身体的・精神的・経済的な負担に耐えながらの治療において恵まれた，自分たちの子供になるはずの命の萌芽が，研究対象としてのみ見られることは，カップルへの，とりわけ女性の身体

[†4] ヒトクローン胚の作製および研究については，国際的にも賛否が分かれている。日本では，ヒトクローン胚の作製について，「クローン技術規制法」(2001年6月施行)における「特定胚の取り扱いに関する指針」で「当面禁止」とされていた。しかし，その見直しの諮問を受けた，総合科学技術会議生命倫理専門調査会が2004年6月に，ヒトクローン胚作製を「臨床応用の段階ではない基礎的な研究」に限って容認する方針をまとめた。

[†5] 2002年12月に国立国語研究所が informed consent の訳語に「納得診療」を挙げた。「原語の概念を過不足なくいいかえられる語はないが，患者の視点に立てば，『納得診療』がわかりやすい」とされているが，以下本章ではICと表記する。

[†6] 将来的に子宮へ移植されず廃棄されることが確定した凍結保存胚がある場合，まず主治医はそのカップルに胚提供の話をもちかける。説明を受けたいとの意思を表示したカップルに対しては，樹立機関の説明者から，ES細胞とは何か，将来の医療への応用の可能性，研究内容の概要などについてビデオテープにより説明がなされる。そこで，カップルが胚の提供に同意をしても，さらにその後1か月のモラトリアムが与えられている。その間に同意の撤回が可能なのである。それでも決意が変わらない場合に初めて胚が提供されることになる。ICの詳細は以下を参照。ヒトES細胞プロジェクト情報公開ページ，http://www.grs.nig.ac.jp/escell/human/top.jsp

[†7] 柘植あづみ："先端技術が「受容」されるとき"，現代思想，vol. **30**-2, p. 87 (2002) を参照。

いのちの倫理学

日本におけるインフォームド・コンセントの成立史

1965年 医事法学の唄孝一が，「治療における患者の意思と医師の説明」において，ドイツの学説・判例をもとに，日本で初めてインフォームド・コンセントの概念を説明する（唄孝一：医事法学への歩み，岩波書店（1970）：同書では論文タイトルが「治療行為における患者の承諾と医師の説明」と改められる）。

1971年 東京地方裁判所が，裁判所として初めて同意原則を確認する。（1981年には，最高裁判所も「説明と同意」原則を確認する。）

1975年 東京で開催された第29回世界医師会総会で「ヘルシンキ宣言」が改正される。インフォームド・コンセントは，ヒトにおける研究を前提とした言葉として用いられ，「内容を知らされた上での研究または治療についての同意」と表現される。

1985年 厚生省健康政策局医事課が，『生命と倫理について考える』において，インフォームド・コンセントを詳述し，「知らされた上での同意」と訳す。

1988年 日本医師会が，インフォームド・コンセント研究会を設置する。1989年に，インフォームド・コンセントを「説明と同意」と訳す。

1990年 日本医師会・生命倫理懇談会が，「『説明と同意』についての報告」を発表し，欧米諸国の経験に学ぶとともに，それにとどまらない日本独自のインフォームド・コンセントのあり方を追求すべきことを論じる。

1993年 厚生省が「インフォームド・コンセントの在り方に関する検討会」（柳田邦男座長）を設置する。

1995年 同上検討会が，6月報告書において，法制化については，医療従事者と患者の信頼関係を損なうとの恐れから否定的な見解を提示する。訳語については「インフォームド・コンセント」という用語をそのまま用いる。

1997年 医療法第三次改正。医療法第1条の4に「医療者の患者への説明」が努力規定として明記される。

2002年 国立国語研究所が，インフォームド・コンセントの訳語に「納得診療」を挙げた。「原語の概念を過不足なくいいかえられる語はないが，患者の視点に立てば，『納得診療』がわかりやすい」とされている。

【参考文献】
今井道夫，香川知晶 編：バイオエシックス入門，東信堂（2001）
医療倫理Q&A刊行委員会 編：医療倫理Q&A，太陽出版（1998）
近藤均，酒井明夫，中里巧 編：生命倫理事典，太陽出版（2002）他。

の過度な負担への「配慮」を欠いたこと（ジェンダー・バランスの欠如[†8]）であるという厳しい批判の声が聞かれる。

今後日本において，研究目的でのヒトクローン胚の作製[†9]が本格的に認可され（もちろん，胚の存在意義をめぐり，認可されるべきかどうかは大問題であるが），不妊治療カップルからの提供に頼らない状況になったとしても，女性からの卵子提供はいずれにせよ必須である。しかし，一体誰が提供するのか。排卵誘発剤の副作用の報告[†10]，すなわち，卵巣過剰刺激症候群による呼吸困難，吐き気，めまい，頭痛など，女性への過度な身体的負担がその背後に隠されていることを忘れてはならないであろう。

2　無償提供と特許の問題　　胚の提供は，ヒトの臓器や組織の売買禁止という名目から無償で行われる。しかし，その研究成果から期待される技術特許をめぐる国際市場でのロイヤルティーは莫大であろう。IC において，不妊治療カップルは，胚の提供が無償であるにもかかわらず，研究成果によってはその特許を有する企業側がかなりの利益を得ることになるということまでの説明を受けているのであろうか[†11]。もちろん，特許の対象は自然界にもともと存在するものではなく，日本特許法の定義からも「自然法則を利用した技術的思想の創作のうち高度のもの」とされていることから，胚の無償提供は「当然の措置」[†12]とはいえる。ところが，国際的な視点から見れば[†13]，すでに人体組織の有償化・商品化の市場ができあがっており，他国との競争から日本における無償提供の原則も空洞化しかねないのではないかという，研究者側からの

[†8]　粥川準二：クローン人間，p. 176～178 および p. 189，光文社（2003）を参照。
[†9]　脚注[†4]を参照。なお，クローン技術は，①リプロダクティブ・クローン（子供を作る技術），②セラピューティック・クローン（治療のための技術）との二つに大別される。前者の禁止は国際的に一致を見ており，目下の問題は，後者の技術研究（生物医学研究のためのクローン技術：Cloning-for-Biomedical-Research）を認可するか否かにある。粥川：前掲書，p. 62 および p. 145 を参照。
[†10]　排卵誘発剤の副作用被害をめぐり，報道されているだけでも 3 件の裁判（脳梗塞，死亡例，脳血栓症の後遺症）が起きている。
[†11]　粥川：前掲書，p. 166～168 を参照。
[†12]　加藤尚武：合意形成とルールの倫理学，p. 66，丸善（2003）を参照。
[†13]　次ページの脚注を参照。

危惧がある。そこで，無償提供でもなく，単に市場原理にまかせた有償化でもなく，例えば献血のような国家管理型の報酬システムの整備を急ぐべきとの声[†14]も聞かれる。

　胚提供をめぐる問題の所在は，しかし，胚の提供を有償化すべきか否かということにあるというよりも，そもそも特定の研究目的や胚の産業的利用についてまで，専門家が提供者（非専門家）にきちんと説明し，彼らへの配慮がなされているか，というICの問題にあるといえる。医学の輝かしい発展は，当然のことながら，数知れない実験あるいは人的犠牲の上に成り立ってきたものであり，これからもその性格が変わることはない。ここでは，それを今さらながらに取り上げて糾弾しようというのではない。強調したいのは，そうした医学の性質を現実として受け止めた上で，研究者（専門家）と研究協力者（非専門家）との間のICをいかに徹底していくかという問題である。

　[3]　**胚の保護法案**[†15]　もちろん，かりにあるカップルが説明のすべてを了解した上で，胚の無償提供に快く同意したとしても，問題がなくなるわけではない。そもそも胚は，誰かの自由裁量に委ねられる所有物と見なされてよいのであろうか。胚は，カップルからでさえも守られるべき存在ではないか。生命のはじまりと所有権の問題に関連して，そうした疑念はごく自然に生じる。フランスには先端医療を包括的に規制する「生命倫理法」（1994年制定）があるが，その基本原則となる「人体の尊重」の原則は民法典にも加えられ，人体とその要素（臓器や組織），および人体の産物（血液や精子や卵子）は，人でも物でもない第3の存在として，保護されるべき特別な価値ある存在として位置づけられている。また，ドイツでも，「胚保護法」（1990年制定）によって，生殖医療目的での他のカップルへの胚の提供，および研究目的での胚の

[†13]　例えば，アメリカでは，バージニア州の民間医療機関が，提供された卵子と精子から受精卵を作りES細胞やクローン研究を行っているが，その際，提供者には4 000ドルが支払われている。また，オーストラリアに拠点をおくある企業は，世界中の研究者に保有するES細胞株を実費のみで配布はするが，その研究成果によって得られた利益の一部を同社がもつこととしている。
[†14]　加藤：前掲書，p. 87を参照。
[†15]　脚注†4を参照。

提供も禁止されており，ES 細胞の輸入は，厳しい条件の下で一部認められているにとどまる。

3.2.2 先端医療の概念[†16]をめぐるギャップ

「先端」医療とは，①移植医療 ②生殖医療 ③遺伝子診断（解析）と遺伝子治療（組換え）の3分野をさすといわれ[†17]，上記の ES 細胞研究を主軸とする「再生医療」はこの3分野の技術すべてが集結した，いわば先端中の先端医療である。そういう先進的な意味での「先端」は，しかし，当然のことながら，いまだ「実験」段階の技術であり，その有効性と安全性の確認が十分でないということを意味している。すなわち，先端医療の IC においては，「治療を受けることへの同意」よりも，確かに大きな可能性を秘めてはいても「不確かな実験に参加することへの同意」が得られなければならない。

日本においても初期の生殖医療においては，この問題が最も深刻な形で露呈されていた[†18]。例えば，体外受精や顕微授精は，その技術の導入当時，不妊「治療」という名目で，人体実験ともいうべき行為がなされていたといっても過言ではない。未開拓分野では，その行為を規制するものはなく，いわば野放し状態であったと回顧することができる。生殖医療の場合，治療の特殊な性格上，現場が必然的に閉鎖的になることも手伝って，「先端医療」をめぐり，研究者と患者の間には，大きなギャップが見られたのである。

哲学の伝統からいえば，先端技術は，むしろ「末端技術」であると見ることができる。学問を一本の樹木に擬えたデカルトの見方からしても，科学は，文字通り「分科」した学術であり，その先端は，見方を変えれば枝葉末節でしかない。見事な成果は，つねに末端にぶら下がるものである。しかし，そのように「先端」を「末端」と見る皮肉な見方を隠して多大な「成果」を期待させな

[†16] 「先端医療」を通常医療から区別する実験的医療とする指摘は，橳島次郎：先端医療のルール，p.19〜21，講談社（2001）を参照。彼は，「先端医療」という言葉使いは西洋にはなく，日本医学界独特のそれであると指摘している。
[†17] 橳島：前掲書，p.23〜25 を参照。
[†18] 橳島：前掲書，p.19 を参照。

ければ,「同意」は得られるはずもないであろう。IC は,患者の側からの「納得診療」[19] であるとすれば,医師の側からは巧妙な「説得診療」,さらには「説得実験」にもなり得る。

3.2.3　欧米諸国への遅れというキーワード[20]

　先端医療技術の研究と開発を推し進めようとする研究者や企業の間で繰り返されるキーワードは「欧米諸国への遅れ」であり,その遅れを取り返すために彼らは研究と開発へと駆り立てられる。ES 細胞研究に関しては,例えば,これまでその研究材料を確保するためには海外からの輸入に頼るしかない現状であったものを,研究者サイドとしては,特許の問題からもぜひ日本での自給自足体制を確立したいという希望がある。

　しかし,先端医療技術の発展に関しては,そもそも先進性を善とし,遅れを悪とするような考え方でよいのかどうか,たとえ遅れであっても,それが果たして追いつくべき遅れであるのかどうか,非専門家の素朴な立場からすると,そういう前提のところで,一度立ち止まって考える必要もあると思われる。既に 20 世紀には早くから科学技術一般に対する警鐘が鳴らされており,そうして一般に科学技術の恩恵に浴した日常生活においても,自然支配的な形態に代わり自然との共存形態が目指されているのが現状であるが,先端医療技術の現場には,その警鐘はいまだ届いていないとも見える。

　もちろん,警鐘は聞こえていても,現実は立ち止まることができない仕掛けで動いているのだから,文字通り「止むを得ない」というような反論が返ってくるであろう。そもそも「欧米諸国に追いつけ,追い越せ」というのは,医療のみならず,われわれの日常生活全般をも根本的に規定している世界的な産業構造の問題である。つまり,先端医療技術における「遅れ」というキーワードは,「医療の産業性」という構造を露わにしており,そこで研究開発を支配しているのは,やはりわれわれの日常生活一般を規定しているのと同じ「市場原

---

[19]　脚注 †5 を参照。
[20]　向井承子:"医療の転換点としての脳死臓器移植",現代思想,vol. 30-2, p. 173 および p. 181（2002）を参照。

理」であるといわなければならない。したがって，ここでの問題は，専門家と非専門家のギャップであるにしても，警鐘に聞く耳をもたない科学者側にのみ責任が帰せられるような，局所的な解決策を見出せる問題ではないことが注記されなければならない。

3.3　ギャップ克服への道

3.3.1　二つの可能性

　先端医療の実践における如上の危惧に対しては，二つの方策が考えられる。すなわち，一方においては，医療の非専門家の立場から，伝統的倫理[21]にしたがって生命の尊厳をスローガンに掲げ，科学者の良心・内面性に訴えかけるといった，厳格な，いわゆるカント的モラリズムを貫く「内面策」がある。そして他方においては，それより現実的に，いわば外側から法的に技術推進を規制・牽制していく「外面策」が考えられる。

　前者の内面策としては，科学文明進行のスピードを緩めようというスローガンから始まって，自然に帰れといった極端な環境保護の訴えも見られる。しかし，現実問題としては，目まぐるしい科学技術の発展とそこに連結する市場経済の動向から，それらの主張が説得力をもってわれわれの生活を一変させるとは考えられにくい。内面策は焼け石に水とでもいった感がどうしても否めず，ときには安易で無責任な科学批判にもなりかねない。

　それに比して，後者の外面策は，いわば「持続可能な技術開発」をめざす妥当な方法論に見える。とりわけ知らない者（非専門家）を保護する目的で，法的な規制や国家管理体制を調え，知る者（専門家）の暴走を外的に取り締まろうというのである。現に，生命倫理とは「現実の政策論」であるとの見解[22]

---

[21]　SINGER, Peter : Rethinking Life & Death : The Collapse of Our Traditional Ethics, St. Martins Pr. (1996)／邦訳 樫則章 訳：『生と死の倫理』，昭和堂 (1998)。シンガーはすべての人間に人格を認めようとする倫理はキリスト教に縛られた古い倫理の戒律であるとして，それに代わる新たな倫理を提唱する。脚注 [27] を参照。

[22]　櫛島：前掲書，p.32 を参照。

もあり，「倫理を守らせる方法」として，かなり有効と思われる具体的な諸政策の提案もある。例えば，ES細胞研究などでは，先述のように，①ヒト胚を包括的に取り締まる法整備を調えること，②胚の提供に際しては市場原理導入を拒んで完全な無償提供に依るのではなく，献血の場合のような何らかの国家管理型の有償制度を導入すること，あるいは，③提供者の情報についての守秘義務はもちろんのこととして，将来的な懸念として遺伝子解析から潜在的な疾病が発見された場合など，連結可能な匿名性システムを確立すること，等々である。もちろん，それらの前提として，何よりもまず，やはり専門家と非専門家の間で，ICの原則をより堅固に定着させることが先決であると考えられている。

3.3.2　インフォームド・コンセントの概念と歴史

「インフォームド・コンセント」という法理が初めて示されたのは，1957年のカリフォルニア州控訴裁判所判決（Salgo判決）においてである。そこでは，治療における医師の説明義務と患者の同意の原則が明らかにされている。ICの理念自体は，しかし，ナチスによる陰惨な人体実験という歴史的悲劇を裁いたニュルンベルク医師裁判にまで遡って考えられるべきものである。1947年のニュルンベルクの倫理綱領では，被験者を保護する目的で，治験においては，あらかじめ被験者に対し，これから実施される行為が実験であること，および，その実験の趣旨を説明し，被験者の同意をえることが研究者に対して義務づけられた。この綱領は，研究（実験）におけるICであるが，治療における患者の同意原則はそれ以前に，患者当人の同意のないままの医療行為が訴えられた裁判の判決（ドイツでは1894年，アメリカでは1905年）においてすでに明らかにされている。要するに，ICには，直接的な治療目的におけるそれと，直接的な治療が目的にない研究目的におけるそれとの二つの源泉があるといえる。1964年の世界医師会「ヘルシンキ宣言」では両者が明確に区別されたが，しかし，先端医療の発展にともない治療と非治療（研究）を明確に区別することが困難になり，2000年の宣言修正では，両者が融合される形でICの

理念が成立する[†23]。

　ICは，医療現場においてしばしば指摘された医師と患者の不均衡な関係を是正するために，すなわち専門知識を有する医師の伝統的パターナリズムに対して無知で無力な患者を保護するために導入されたという側面を見せている。患者には，自分の身体および今後の医療について知らされる権利，そしてその情報に基づいて自分で決定する権利があり，医師の側にそれにかかわる説明義務（知らせる義務）があるというのである。ICは患者の自己決定権を主眼にして形を整えるに至った。がんの告知問題などをきっかけとして，日本でも日常医療におけるICはかなりポピュラーになり，市民権を獲得したかに見える。

3.3.3　先端医療におけるインフォームド・コンセントの課題

　日常医療においては市民権を獲得したかに見えるICも，しかし，先端医療においては決して万能とはいえず，いくつかの肝心な点で，もはや効力を失い，無力化していることが一般に懸念されている。そこで以下に，これらの諸問題を簡潔に整理しておく。そして，その上でICの本来の意味に立ち返り，先端医療において，ICが逆にその重要性を増しているということを明らかにしていきたい。

　☐1　**実験的要素と安全性の概念**　　先端と見るか末端と見るか，治療なのか実験なのか，促進か抑制かという視点において大きなギャップが見られる専門家と非専門家の間でも，異論なくまず共有され得るのが「安全性」の概念であろう。遺伝子医療，生殖医療など先端医療の特徴の一つは，その未経験な「先端性」ゆえに，治験性あるいは実験性という要素が多分に含まれているという点にある。ある新しい技術を，研究室実験や動物実験での安全性が十分に確保されていない状態で，ヒトへ臨床応用するのは時期尚早であるとの見解は，非専門家からだけでなく，専門家内部からも当然のごとく沸き起こるであ

　[†23]　インフォームド・コンセント概念の成立の詳細な考察については，本書の4章を参照。

ろう。「安全性」は，一時期のクローン人間に対する反論（動物のクローンでの障害や奇形の確率が非常に高いという批判）の要であり，また脳死問題において，いまだに指摘される脳死判定基準の科学的信憑性を疑う議論の旗印となっている。したがって「安全性」は，行為の可能性（なし得ること）に基づいて，当為（なすべきことと，なすべきでないこと）を判断する際に，科学者の前進を許可したり抑止したりするように働く，全権を委ねられた概念装置であるかのように見える。

　しかし，「安全性」が錦の御旗なのではない。数々の実験・治験を経て，ともかく安全性の問題がクリアーされるなら，それだけで新技術に実行許可のお墨つきが与えられてよいわけではない。安易な「安全性」概念に依拠するだけでは，例えば障害者差別や少数者排除にお墨付きを与える類の優生主義と同じ陥穽(かんせい)に陥ることにもなるであろう。あるいは，そもそも何をもって「安全」と見なすのかという問題[24]に立ち返る必要もある。当為の判断基準を欠いた単なる可能性の追求は避けられなければならない。科学的安全性は，それだけで倫理的許可を意味するものではない。

　2　**自己決定権の自己の不在**　　ICの中核をなす自己決定権の行使において，先端医療の分野における多くの場合に，肝心の自己の不在という問題が生じている。通常の医療における自己決定では，すでに始まっている人生のQOL（quality of life），あるいは，尊厳死や安楽死問題などその人生の終わりについての決定がとりわけ問題になってきた。しかし，先端医療は，むしろ生命の始まりそのものにますます深く介入してきている。クローン人間の誕生，ヒト胚の研究目的での取り扱い，あるいは生殖補助技術（代理母や非夫婦間体外受精問題など）における胚や胎児の権利問題がそれであり，通常の医療で決定権の主体となる自己がここではいまだ不在であり，当人の明確な意思確認が原理的に成立し得ないのである。この問題は，従来からの人工妊娠中絶問題において議論の余地を残したまま放置されてきた問題でもある。そこで今や先端

---

[24] あるべき「安全」概念の考察については，本書の1章を参照。

医療においては,「主観的自己決定から客観的代理決定へ」[†25]という移行措置が提唱されてもいる。この場合の代理とは,直接的には家族や肉親を中心とする後見人が考えられるが,さらに実験や臨床行為そのものを審査する倫理委員会などの第三者機関の設置も要請される。

　自己決定権の主体としての自己は,パーソン(人格)論として論じられている概念である。例えば,シンガーは,「古い倫理」に代わる「新たな倫理」の戒律の基軸として,人格の定義を近代哲学者ロックに倣い「理性と反省能力をもち,時と場所を異にしても,自分を自分として,同じ思考するものと見なすことのできる思考する知的存在」[†26]として定義づけることを提唱する。彼は,これまで動物実験や臓器移植において当然のように人間の犠牲になってきたチンパンジーなど,知的レベルが高く,遺伝子レベルでの人間との違いが数%しか見られない生物種の権利を訴える。彼は,「彼ら・動物種」がいかに知的で人間的であるかを主張すると同時に,知的レベルの低いヒト(無脳症ベビーや脳死患者さらには遷延性植物状態の患者)には必ずしも人格を認めなくともよく,「それら」からの臓器移植を潤滑化し,多くの移植待機患者の苦しみを救おうという論者である。すなわち,一律にヒトに人格を認めていたのでは,臓器移植や中絶問題において,ある人が他の人の犠牲になり,またある人の生命価値が他の人のそれよりも下位に置かれるという構図ができてしまう。そうした憂慮すべき事態を回避すべく,シンガーは「方便」として,人格を新たに定義づけ,人格的存在を生物種としてのヒトから区別することを提唱するのである。おそらく,彼のこうしたラディカルな議論に対し,ギャップを抱かない人はほとんどいないのではないだろうか。しかし,彼の議論を一掃してしまう前に,まずこうしたパーソン論の背景に目を向けること,すなわち,さまざまな医療技術の進歩にともない,その実現化のためには,従来 IC の原理として君臨していた「自己決定権」の弱体化,あるいは「自己の不在」といわれ

[†25] 加藤尚武:脳死・クローン・遺伝子治療, p. 19, PHP (2001) を参照。
[†26] SINGER:前掲書, p. 162 を参照。LOCKE, John : Essay on Human Understanding, bk. II, ch. 27, par. 9, first published 1690

る深刻な問題が生じてきていることが確認されなければならないであろう[†27]。

　さて，如上の諸課題に直面したとき，先端医療においては，自己決定権およびICの理念はもはや本当に弱体化してしまったのであろうか。決してそうとはいい切れない。以下，先端医療においてこそ有効な，本来的なICの理念を追究するために，清水の「共同行為としての医療」[†28]，そしてラムゼーの「共同の冒険者たち」[†29]の議論とともに，ヨナスの未来倫理[†30]を考察していきたい。

3.4　共同の冒険者の知る権利・知る義務

3.4.1　「われわれ」の「知る義務」

　清水は本来的な医療行為およびそれを支えるICのあり方を，パターナリズム的医師主導型でもなく，また患者の自己決定権にすべてを委ねる患者主導型でもなく，両者の十分なコミュニケーションに支えられた「共同行為」として考える。ラムゼーもまた，医療研究の推進において，専門家と非専門家（被験者・患者）を対等な立場にある「共同の冒険者」として位置づける。ラムゼーの「冒険」という言葉は，先端医療にこそ当てはまる表現である。

　両者に通じる「共同」という概念は，医療実践を支えるICの「同意」が，一方向的なものではなく，双方的[†31]でなくてはならないということ，いいか

[†27]　シンガーの真意は，安楽死・脳死臓器移植・中絶問題など山積する倫理問題が，もはやキリスト教に束縛された西洋の古い倫理では扱いきれない問題であることから，新たな倫理が構築される必要性を説くことにある。人格の概念を定義し直すことは，その一試みとして位置づけられている。それゆえ，彼は倫理の固定性を認めず，自身が提示した倫理の修正の必要をも自覚してはいる。

[†28]　清水哲郎：医療現場に臨む哲学，勁草書房（1999）を参照。

[†29]　RAMSEY, Paul: Consent as a Canon of Loyalty, 邦訳："医師と患者の「同意」の意味"（加藤尚武，飯田亘之編：バイオエシックスの基礎 — 欧米の「生命倫理」論，東海大学出版会（1988））を参照。

[†30]　JONAS：前掲書, Zweites Kapitel, Grundlagen-und Methodenfragen を参照。

[†31]　清水によれば，ICの説明と同意は，医師側の「説明」とそれに対する患者の「同意」だけでは一方向的で不十分である。患者自身から医師に対して，治療にかかわる自分の生き方などの「説明」がなされ，かつ，それに対する医師側の「同意」がなされる双方向的ICが提唱されており，医師と患者が対等な立場にある共同行為が目指されている。

えれば，両者の立場が対等な責任主体として同じ目的を共有していることを示唆している。

ところで，本章の冒頭で触れたように，ヨナスによれば，科学技術の発展により人間の行為の本質が変化したことにともなって，今や自然の傷つきやすさ，および人間の行為が及ぼす影響の不可逆性，すなわち，取り返しのつかない予測的結果が露わになっている。そこで彼は，カントに代表される倫理を従来の倫理とし，それとの対比において未来倫理の必要性を力説する。私の行為にのみかかわる従来の倫理に対して，未来倫理とは，科学技術を用いる集団的・社会的「われわれの行為」にかかわるものである。したがって，その行為の影響力の違いから，前者が今ここでの倫理であるのに対して，後者は未来，すなわち，今ここに生きるわれわれが死んだ後の社会にまでかかわる倫理として位置づけられる。

ヨナスは，こうした未来倫理に到達するためには，その都度の行為の判断に際して，われわれにとって「知る義務」が重要であることを強調する。確かに，従来の倫理においてもまた，今ここでの状況を把握する私の「知」が必要とされることはいうまでもない。しかし，未来倫理においては，厳密な「科学知」の重要性が増しており，実践的判断に際してその下支えとなることが要求される。とりわけ，当該の行為が及ぼす結果の予測において，「何を希望できるか」よりも「何を恐れるべきか」という「恐れに基づく発見術」の重要性が提唱される。科学技術による「われわれの行為」においては，従来の私の行為に比して，その及ぼす結果の強大さは計り知れず，その結果の不可逆性を考慮するなら，現代の科学技術が招き寄せる将来の帰結については，とても「知らなかった」ですまされる問題ではないことが予想されるからである。

3.4.2 「われわれ」とは誰のことか

専門家（科学研究者・医者）は，未来への影響を予測すべき者として，すでにそうした「恐れ」を知っているはずの立場にある。専門家には，その恐れに基づいて知る限りの結果を，非専門家の立場にある者たちに知らせる義務があ

るというのはいうまでもない。しかし，知る義務を負うのは専門家だけではない。知る義務を負う主体としての「われわれ」には，恐れの内実をいまだ知らない者たち，つまり非専門家の立場にある者たちこそが含まれるであろう。

　従来の IC の議論においては，患者や被験者など知らされていない者は保護されるべき弱い立場にある者として，彼らの「知らされる権利」ばかりが主張されてきた。しかし，未来倫理においては，知らない者が，今やもっと主体的に「知る権利」，あるいはむしろ「知る義務」が強調されてよい。恐れを抱く由もない者が，回避されるべき将来の危険を共有的に知ろうとすることで，受動的に「知らされる権利」というよりも，もっと能動的に当事者として「知る義務」意識をもつべきなのである。もちろん，知らない者の「知る義務」といっても，例えば末期がん患者や，治療法が確立されていないような遺伝病の可能性がある患者に対してまで，強制的に「知る義務」を課すということではない。個人的には「知らされない権利」もまた認められるべきであるが，この権利は，しかし，知る可能性の上にのみ開かれているものである。

　ヨナスにおいて「知る義務」を負う者は漠然と「われわれ」と呼ばれる。では，われわれとはいったい誰のことなのか。清水とラムゼーにおける共同の冒険者たちも「われわれ」と呼ぶことができる。しかし，同じ「われわれ」であっても，前者（ヨナス）と後者（清水・ラムゼー）では次の点で意味が異なる。後者の場合，「われわれ」とは端的には医師（研究者）と患者（被験者）という当該行為に直接かかわる者たちの共同性を含意している。そういう当事者間の対話であれば，一人称（私）と二人称（汝）が「われわれ」の共同行為を形成するであろう。一方，ヨナスの倫理から汲み取られるべき「われわれ」とは，専門家（医者・研究者）と非専門家（患者・被験者）という閉鎖的構図に限定されるものではなく，生命倫理委員会などの第三者的審査機関の存在もまた，さらには，通常は三人称複数形で名指しされる潜在的被験者や患者としての一般人の存在をもまた，「われわれ」として「知る義務」をもつことが強調されているのである。通常は第三者的存在であり傍観者であり得る者が，そういう第三者として部外者にとどまっていられないのは，先端医療あるいは先

端技術開発の影響の重大さゆえであろう。それは，まさに「われわれ」の将来を不可逆的に決定する可能性をはらんでおり，単に狭く二人称や三人称に対する一人称複数形の問題ではなく，すべての人称を包みこんだ「われわれ」の将来への不安・恐れの問題なのである。最悪の結果が生じた後からでは遅いという不安が，「われわれ」を「知る義務」へと駆り立てるのであり，ヨナスの「われわれ」が意味するところは，清水とラムゼーの限定された「われわれ」よりはるかに広い意味をもっている。通常は第三者的で無関係な存在が一人称として「われわれ」の中に巻き込まれていく範囲の大きさは，先端技術の将来の影響力に比例して大きくなる。

例えば，日本における脳死論争があれほどに話題になり，いつもはあいまいで決断力のなさを自己批判する日本人が，脳死臓器移植法案の制定に関しては，いまだ課題が残されているにせよ，少なからず自負をもつことができるのは，脳死論争が世論全体を「われわれ」として巻き込み，多くの人を不安な当事者とする状況が開かれたからである。クローン人間の問題なども，一時期マスコミを賑わしたポピュラーな話題であり，クローン人間を作るためのリプロダクティブ・クローン[†32]の禁止は，世界中を巻き込んで国際的にもほぼ完全な一致を見ている。他方しかし，その派手な話題の背後に隠されたままで，われわれが恐れを感じていない問題も数々ある。胚の保護に関する問題，卵子提供におけるジェンダー・バランスの欠如，資源化される人体の問題等々のみならず，同じように重要な，しかし，いまだ意識されてもいないその他の倫理的問いに対しては，われわれ一般人は「知らぬが仏」，無知のままである。危険性は意識されないとき，もっとも危険であるといわなければならない。

しかし，こうした無知は，いったい誰の責任なのであろうか。われわれの無知は，今となっては，もはや専門家のみに帰せられる責任（知らせる義務感の欠如）ではないであろう。繰り返していえば，単にわれわれに知らされる権利（専門家に教えてもらうという受動性）ではなく，むしろ，われわれが知る義

[†32] 脚注†9を参照。

務（当事者意識や能動性）が要求されているのである。先端医療における行為は，当面の当事者となる患者や被験者だけが恐れを抱く問題ではない。第三者的立場にある者が「恐れ」を抱き，自ら「知る義務」を果たそうとすることで，それだけ一層また専門家の「知らせる義務」も大きくなるであろう。

3.4.3 「われわれ」は何を知るべきか ── 手段の価値と目的の価値

　ヨナスにおいては，とりわけ科学的理論知の重要性が説かれる。それがわれわれの将来に対する実践的判断の下支えという役割を担っているからである。しかし，さらにここでわれわれが知るべきであるのは，手段の価値から区別される目的そのものの価値[†33]である。目的そのものの価値とその目的を果たすための手段や方法の価値は別ものであり，両者は決して混同されてはならない。

　医療実践において頻繁に問題とされる上述の「安全性」の概念は，角度を変えていえば，その医療行為の方法的価値にかかわる問題であって，その方法・手段によって果たされる目的そのものの価値にかかわるものではない。そうした方法についての説明は，当然のことながら科学の専門領域の説明になり，われわれは，しばしばその複雑さに混乱させられて，安全性が確保されているならその目的そのものにも価値が認められたかのような倒錯に陥ってしまうことがある。極端な例を挙げるなら，先端科学技術に任せてもらえば，ヒト×サルのキメラ赤ちゃんは無事に健康に生れてくるから心配要りません，というような説明がなされた場合，われわれはそれにいかに応えるべきであろうか。手段や方法において安全であるからといって，そもそもその行為自体が何の目的でなされ，また，なすべきことであるのかどうか。当該行為の「目的」についての価値判断は，われわれにも十分できるはずであり，方法の価値としての安全性を問う前に，当然「われわれ」の問題として問うべき事柄である。

　もちろん，先端医療の目的は，個人レベルでは，一人でも多くの患者を救済しようという医療関係者たちの志や，例えば失われた手足を再び取り戻したい

[†33] JONAS：前掲書，Drittes Kapitel，Über Zwecke und ihre Stellung im Sein を参照。

という患者の切実な願いを叶える効率的な臓器移植の実現等々，さらなる高度な技術開発であったりするだろう。シンガーの「方便」としてのパーソン論の目的もやはりそこにあった。目的の価値は，誰が問うまでもなくはっきりしているともいえる。しかし，それと同時に，そうした個人的な目的意識を実質的に触発しているのは，やはり自由主義経済に支えられた医療の産業構造であることも否定しえないのではないか。つまり，個人レベルでの志や期待がどれほど強いものであったとしても，現代の産業構造に適い，採算が合うものでなければ，それは実現化されえないという現状がある。この場合も，われわれは方法の価値と目的の価値を取り違えてはならないであろう。確かに，現実問題として方法が産業構造に条件づけられることはあっても，それがあたかも目的そのものの価値であるかのように考えるなら，それは倒錯というものである。

　市場原理の網の目に組み込まれ規定されているのは，何も医療倫理の問題だけではない。地球規模での環境倫理や，世界的な貧困問題なども同根[34]であり，医療に直接かかわらない者たち「われわれ」がまさにその網の目に組み込まれている。確かに先端技術研究においては，われわれの方法が市場経済の複雑な仕組みに規定されているという，動かし難い事実はある。しかし，それにもかかわらずそれに縛られない「目的の価値」というものがあることに，われわれは気づくべきであろう。市場原理に応じて流される研究開発を進めるのも「われわれ」であれば，その流れから身を引きはがして危機回避の方向転換を図るのもまた，それこそ「われわれ」の責任というものであろう。

3.5　おわりに ――「われわれ」としての「われ」

　最近の生命倫理には，専門家と非専門家の間に見られるギャップに対して，政策論やルール作りに訴えてその克服の道を模索しようとする動向が圧倒的に

---

[34] ヨナスの未来倫理は，それゆえ，彼が直接主題にする環境倫理のみに限定されることなく，現代先端科学技術全般にかかわる問題として医療倫理も射程に入れた「われわれの知る義務」として論じるべきである。

3.5 おわりに

強い。しかし，実は，そういう動向そのものに対して，自らの見解との間に「ギャップ」を感じざるを得なかったことが，本章のモチーフになっている。政策論として，何をどこまでなすことが許されるかという「決定」を打ち出す前に，もちろんその重要性は十分承知の上で，それ以上に重要であるのは，そもそも何が将来の問題であるかという基礎的な目的論的問いかけであろう。そしてその問いは，より多くの人が現在の「われわれ」の問題として積極的に共有すべきものである。基礎的な目的論的問いかけを欠くならば，どれほど完璧な法規制が調えられたとしても，それは「可能なら，なすべきである」という研究者側の立場を巧妙に正当化し容認するだけのシステムとして働く危険性をはらんでおり，かえってその本来の機能を失いかねない。重要なことは，何をいかに規制し，また容認するかという個別的，具体的な決断を下すことにあるよりも，むしろ，どのような決断が下されるにせよ，それによって導かれる結果や目的に関していかに公開性が保たれているか，対話と修正の可能性が開かれているかということにあるであろう。新技術の安全性ばかりでなく，その目的について，また人格の定義づけの仕方についてだけでなく，その目的について，より広い対話と根拠付けの可能性が開かれていることが，今後ますます必要になると思われる。

本章の眼目の一つは，如上の意味において，傍観者的第三者が「われわれ」として「知る義務」を引き受けることの重要性を主張する点にある。専門家と非専門家のギャップを克服する道として，第三者が具体的に「われわれ」として介入してくる事例として，例えば，政策論において設置が要請されている第三者機関（倫理審査委員会など）が挙げられた。これは，研究者と被験者の間でのみ成立する狭義のICそのものに介入し，両者の合意の方法，そして，それ以前に共有される医療目的そのものを社会的に審査する役割を担う。このように第三者がかかわってくる考え方は，一見，初期にはなかったICの新たな形態であると見えるかもしれないが，しかし，そういう理念そのものは，実は，ICの歴史の最初からあるべきはずのものであった。というのも，医師と患者のICが「納得診療」として成立するためには，単に両者の間だけで成立

する閉鎖的な同意であってはならないはずだからである。ICにおける本来の相互主体的な「同意」の意味は，そこに第三者が「われわれ」として主体的にかかわることによって初めて，「共同」行為として基礎づけられるといえる。「われわれ」は，一人称と二人称からのみ成り立って，三人称を排除するものではなく，むしろそれを巻き込むことで初めて成立するものである。そういう意味で，ICにおける自己決定権の自己（われ）とは，通常医療か先端医療かにかかわらず，つねに「われわれとしてのわれ」でなければならないといえよう。

ICの理念は，それゆえ，先端医療の時代にあって，弱体化するのでもなく，また代理決定へと単純転換されるのでもなく，むしろ「われわれ」という概念の重要性が強調されることで，その本来の意味をようやく獲得しつつあるというべきであろう。先述の通り，確かに先端医療では「自己決定から代理決定へ」と「決定」主体の移行が必要になる。しかし，これはICそのものや自己決定を否定するものではない。代理決定がなされるのは，そもそも原初的な自己決定の必要性がその根底にあるからである。つまり，一見他律的な代理決定においてこそ，ますます自己決定の自己の意義が問われているのであり，まさに「われわれとしてのわれ」が考慮されなければならないということである。

本章では，受動的に「知らされる権利」よりも，もっと能動的に「知る義務」が強調された。しかし，「われわれ」が主体的・能動的に知っていると信じていることでも，実は被誘導的・受動的にそのように知らされていることであるかもしれない。この疑問はつねに残される。能動と受動の反転は，弁証法的に見られた現実そのものであり，ここでは単純に受動性が否定され能動性が肯定されているわけではない。むしろ，「われわれ」が積極的に「知る義務」を負うということは，例えば，本稿の執筆中にも刻々と変わりつつあるヒトクローン胚をめぐる法規制についても，また，ES細胞研究の最新の進捗状況についても，自らの主体的と思われる知について，「われわれは正しく知らされているか」を，不安の中で不断に問い続けることを意味するであろう。

4章

医学実験と倫理委員会制度

4.1 はじめに —— 医学と実験

　医学には，ほとんど間違いはなさそうでも，やってみないとわからないところがある。医学は個人としての人間を相手にする。一人ひとり顔が違うように，個人差は必ず存在する。そのため，例えば1 000人に効いた薬でも次の1 001人目にも効くという保証は，厳密にはないであろう。将来的には，遺伝子レベルでの個人差がくまなく明らかにされて，それに合わせて個人個人に対応するオーダーメイドの医療が実現されるかもしれない。しかし，古代ギリシアの医学者ヒポクラテスがいうように，「生命は短く，学術は永い。好機は過ぎ去りやすく，経験は過ち多く，決断は困難である」[†1]。医学はオーダーメイド医療を目指して前進していくかもしれないが，だからといって，本質的な不確実さが消失するとは考えにくい。医学はいつでも冒険的であり，実験的である。

　さらに，医学が前進し，進歩しようとするものだとすれば，勝義の実験の問題，とりわけ人体実験の問題が出て来ざるを得ない（ここでは，人間を被験者として含む実験研究一般を簡単に人体実験と呼ぶ）。アヴィケンナは12世紀ヨーロッパに大きな影響を与えたイスラムを代表する哲学者，医学者である。そのアヴィケンナは，「薬剤をいくらライオンや馬で試しても，人間への効果に

[†1] ヒポクラテス（大橋博司訳）："箴言"，世界の名著9 ギリシアの科学，p. 213，中央公論新社（1980）

ついては何の証明にもならない可能性があるのだから，人体に対して実験が行われなければならない」と述べたという[†2]。新しい治療法は，最初はつねに人体実験として始まらざるを得ない。いわゆる先端医療も，先端的であればあるほど，人体実験的色彩が強くなる。世界医師会の「ヘルシンキ宣言」[†3]がいうように，「医学の進歩は，最終的には，人間を被験者とする実験に依存せざるを得ない」。これは，少し考えてみればごく当たり前の事実の確認であり，古来さまざまな形で意識されてきた。実験の問題は医学と密接不可分に結びついている。

実験は，知識に不確かさがあるから意味をもつ。それを人間に対して実施するには，どのような条件が必要なのであろうか。ここでは，その点を念頭に置きながら，倫理委員会について考えてみることにしたい。これは，今日，医学実験の倫理性を確保するためのシステムと見なされているものである。

倫理委員会には，この制度が生まれた米国の場合を見ると，大きく二つの形態が区別される。一つは，特に人体実験を含むような医学研究の審査をするもので，研究倫理委員会とか機関内審査委員会と呼ばれる。もう一つは機関内倫理委員会，病院倫理委員会といわれるもので，臨床の場面を中心とした倫理的問題の検討を行う。今後はわが国でも病院倫理委員会に相当する役割が重要になることが予想されるが，ここでは，2種類の倫理委員会のうち前者の研究倫理審査委員会に話を限定し，それを倫理委員会と呼ぶことにする。

倫理委員会は，日本でも，1980年代あたりから設置されるようになってきた。現在では全国の医学系81大学のすべてにあり，その他の研究施設や病院でも置くところが増えてきている。倫理委員会は基本的に各施設が自主的に設置するもので，扱われる問題もさまざまである。医学系大学の倫理委員会の場

[†2] ROTHMAN, David J.: "Research, Human: Historical Aspects", in REICH (1995), Warren Thomas (ed.): Encyclopedia of Bioethics, Revised Edition, Vol. 4, p. 2248 (1995)

[†3] 「ヘルシンキ宣言」については，日本医師会ホームページ (http://www.med.or.jp/wma/helsinki02_j.html) を参照。なお，URLはすべて2004年8月20日現在。

合も，病院倫理委員会に相当する役割を果たすこともないわけではない。ただ，審査の中心は人体実験関連の医学研究にあり，そうした審査の比重は，医学研究の急速な発達に伴って，いっそう大きくなっている[†4]。さらに，現在では，各施設内の倫理委員会だけではなく，国などのもう一段上のレベルの委員会でも審査をする場合も出てきている。遺伝子治療やヒトES細胞研究などである。

遺伝子治療の場合，文部科学省と厚生労働省による「遺伝子治療臨床研究に関する指針」（2001年3月）[†5]がある。この指針は，「遺伝子治療臨床研究の医療上の有用性および倫理性を確保し，社会に開かれた形での適正な実施を図ることを目的とする」ものである。それによると，新しい内容をもつ遺伝子治療の研究計画は，まず，各施設の倫理委員会で審査され，承認した施設の長がさらに厚生労働大臣に意見を求める。そして，厚生労働大臣が厚生科学審議会の助言を受けて判断することになる（**図4.1**）。

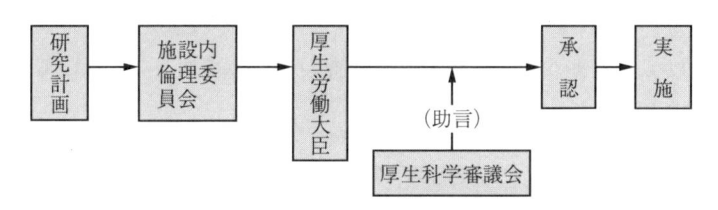

図4.1　遺伝子治療の倫理審査（日本）

この審査体制は，米国の制度に倣ったものであるが，米国の審査はさらに複雑である。米国では，新規の遺伝子治療研究計画は，まず各施設内の倫理委員会と安全委員会によって審査される。それがさらに連邦政府のNIH（国立衛生研究所）とFDA（連邦食品医薬品局）それぞれの審査，承認を経なければ

[†4] 日本の医学系大学を中心とした倫理委員会については，赤林朗："倫理委員会の機能—その役割と責任"，浅井篤他：医療倫理，pp. 277-288，勁草書房（2002）によって輪郭を知ることができる。また，日本の病院倫理委員会を含めた調査報告としては，深津宜子，赤林朗，甲斐一郎："日本の一般病院における倫理委員会の設置状況および倫理的問題への対応の現状"，生命倫理，Vol. 8, pp. 130-136（1997）がある。
[†5] http://www.mext.go.jp/a_menu/shinkou/seimei/020401a.htm

4章 医学実験と倫理委員会制度

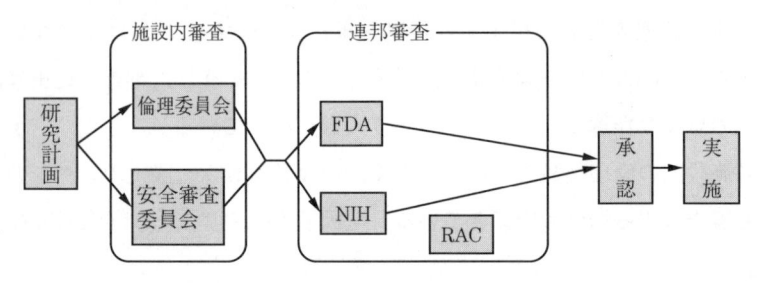

図4.2 遺伝子治療の倫理審査（米国）

ならない。NIHでは，従来，RAC（組換えDNA諮問委員会）が審査の中心となり，NIH所長が承認する形をとってきた（**図4.2**）[†6]。

このように，現在の人体実験研究は，場合によっては二重三重の倫理委員会によるチェックを経て実施されている。以下では，この体制が生まれた歴史的経緯をたどり，「ヘルシンキ宣言」を手がかりにして倫理委員会の特徴を考えてみることにする。この制度は医学研究の倫理性をめぐる考察の歴史に大きく規定されているし，「ヘルシンキ宣言」は，日本の医学系大学の倫理委員会の多くが掲げているように，倫理委員会審査の一つの基準となっているからである。

4.2 実験倫理の古典的立場 —— ベルナールとボーモント

医学において実験が本格的に問題となるのは，医学が近代科学に近づく19世紀以降である。例えば，有名なクロード・ベルナールの『実験医学序説』[†7]

[†6] 遺伝子治療をはじめ，米国の倫理委員会については，綾野博之：アメリカのバイオエシックス・システム，文部科学省科学政策研究所（2001）がある。また，イヴ・K・ニコルス（高木俊治訳）：遺伝子治療とはなにか，講談社（1992）は，少し古いが，遺伝子治療の審査体制についても触れている。また，図4.2に示した体制については，その後見直し案が出されているが，その点については簡単に後述する。

[†7] BERNARD, Cloude : Introduction à l'étude de la médecine expérimentale (1865)。以下の引用はおもに同書の第2編「生物における実験について」の第2章「生物に特有な実験的考察」からのもので，翻訳はクロード・ベルナール（三浦岱英訳）：実験医学序説，岩波書店（1938）にほぼ従った。

4.2 実験倫理の古典的立場

は 1865 年に刊行されている。ベルナールは，医学が観察医学の段階を脱して，実験医学という科学的医学の段階に到達したことを宣言した。この実験医学の始まりの主張は，同時にその倫理性についての考察の開始をも意味した。

ベルナールは，まず，「内科医は病人について毎日治療的実験を行い，外科医もまた被手術者について毎日生体解剖を実行している」ことを確認する。その上で，「われわれは人間について実験や生体解剖を行う権利があるだろうか」と問うている。かつて哲学者のハンス・ヨナスが論じたように，人体実験のうちで，医学的実験は最も正当性の高いものであろう。にもかかわらず，そうした医学的な人体実験でさえ，つねに何らかの悔いの感情を伴うところがある[†8]。それが倫理的考察という弁明を呼ぶ。

ベルナールによれば，医学研究の基礎をなすのは解剖である。解剖によって，有機体の内部に分け入り，生命現象を解明することが可能となる。この点は古代から知られており，医学は「治療的実験のみならず，生体解剖をも行ってきた」。そして，現在では科学研究の発達によって，「生体解剖は必要欠くべからざる日常の研究方法として，生理学と医学の領域に確固として入り込んできている」。しかも，「われわれは人の生命を救うとか病気を治すとか，その他その人の利益となる場合には，いつでも人間について実験を行う義務があり，したがってまた権利もある」。すなわち，医学実験は，研究者にとって，義務にして，権利なのである。しかし同時に，ベルナールは，科学的利益ないし社会的利益を被験者個人の利益に優先させる誘惑が医学研究に伴うことも意識していた。議論は権利の確認だけではなく，権利が及ぶ範囲，人体実験の許容条件を明示するものでなければならない。

ヒポクラテスは，医療の目的を患者の救済に求め，患者に害を与えることを厳に戒めたとされる[†9]。ベルナールは，医学実験が許容される条件をそうした

[†8] JONAS, Hans : "Philosophical Reflections on Experimenting with Human Subjects", in FREUND, Paul A. (ed.) : Experimentation with Human Subjects, p. 4 (1969)。なお，この論文の抄訳は，エンゲルハート，ヨナス他：バイオエシックスの基礎，東海大学出版会 (1988) に収められている。

[†9] ヒポクラテス（大橋博司 訳）："誓い"，世界の名著・ギリシアの科学，p. 249 参照。

ヒポクラテス以来の伝統の延長線上で語っている。「内科および外科における道徳の原理は，たとえその結果がいかに科学にとって有益であろうと，その人にとっては害にのみなるような実験を決して人間において実行しないということである」。実験によって被験者に危害が及ぶようなことがあってはならない。そのためにも，人体実験には，動物実験を必ず先行させる必要がある。こうして，「人間について試みることのできる実験の中で，ただ害のみを生ずるようなものは禁ずべく，無害のものは許されるべく，有益なものは推奨されるべき」であるという原則が提示された。

ベルナールの場合，この無加害原則とともに，実験医学研究者とそれ以外の医師や一般の人々の間にある思想の相違が強調された点が重要である。例えば，「外科医も生理学者もネロ皇帝も，生物を切り刻むことに専心している点はまったく同一である」。しかし，切り刻むとはいっても，治療や研究を目指す外科医や生理学者と，残虐を楽しむネロ皇帝が同じことをしているとは，普通はいわない。行為としては同じでも，意味を与える思想が違うからである。思想の違いによって同一の行為が崇高にも残虐にもなり得る。逆に，外科医や生理学者の思想を理解できなければ，その行為は嫌悪と恐怖を生むものでしかなく，残酷だとして非難される。だが，ベルナールからすれば，こうしたコミュニケーション・ギャップを埋めて，万人に実験医学の思想を理解させることは不可能である。縁なき衆生は度し難し。だとすれば，どうすべきか。「すべての人を満足させることは到底不可能なのであるから，科学者は自分を理解する科学者の意見についてのみ顧慮し，各自の良心から行為の規範を引き出せばよい」。人体実験の倫理性は，最終的には，科学的医学の思想を理解している各研究者の良心によって確保されなければならない。これが，コミュニケーション・ギャップに対するベルナールの結論であった。同様の立場は，医学実験に関する米国で最も古く，おそらくは世界初と思われる1833年の倫理綱領においても確認できる。

1822年，米国の軍医ウィリアム・ボーモントは，たまたま，猟銃の暴発事故で重症を負った行商人アレクシス・セント・マーチンを治療することになっ

た。幸い，3年にわたる治療を経て，セント・マーチンは普通に日常生活ができるまでに回復した。だが，腹部には胃の内部が直接観察できる穴が残ることになった。ボーモントは，「謙虚な真理の探究者，単なる実験観察家」として，その穴から胃の消化機能を観察することを始める。そして，さまざまな食物の出し入れや胃の内容物の採取など，消化活動と胃液の働きを調べる実験を1833年まで続けることになる。その成果は，『胃液の消化生理に関する実験と観察』(1833年) という書物にまとめられた。これは，当時研究面で遅れをとっていた米国における数少ない医学史上の業績として，今日でも高く評価されている。だが，長期にわたる実験は，途中で故郷のカナダに「逃亡した」セント・マーチンを4年後に探し出して継続されたものでもあった。被験者が実験に進んで参加していたとはいい難い[†10]。

いのちの倫理学

ウィリアム・ボーモント・コード (1833年)

1. 人体実験が必要とされる領域の存在が認められなければならない（例えば，胃の機能研究である）。
2. 人体実験研究には，他の手段によっては情報を得ることができない場合に正当化されるものがある。
3. 研究者は良心に基づき，責任をもたなければならない。
4. 人間の被験者が使われる場合にはいつでも，可能な限り多くの情報が得られるように，よく考えられた方法論的なアプローチが必要である。気まぐれな研究はいっさい行ってはならない。
5. 被験者の自由意志による同意が必要である（ウィリアム・ボーモントとアレクシス・セント・マーチンは法的契約さえした）。
6. 実験は被験者に苦痛を与える場合，中断されなければならない（「その［胃液の］抽出には，一般的に胃の穴に特有の感覚，時に気絶しそうになるほどの，いってみれば嫌な感じを伴い，その操作を中止しなければならなくなる」）。
7. 被験者が不快になるときは計画は放棄されなければならない。

(BEECHER, Henry K.: Research and the Individual Human Studies, p.219 (1970) より)

[†10] 次ページの脚注を参照。

78　4章　医学実験と倫理委員会制度

　このボーモントが1833年に一つの覚書を残している。最も古い人体実験の倫理綱領とされるもので，ハーバード大学医学部教授であったヘンリー・ビーチャーが紹介している。それは，ビーチャー[†11]もいうように，「きわめて現実的な意味で」ボーモントが明示する必要に迫られたもの，自己の人体実験に対する弁明といえるものであった。ボーモントは，研究者が良心に基づいて責任をもつべきことを主張しながら，人体実験の必要性と科学性，人体実験の倫理性の条件と中断と断念の条件，被験者の自発的同意の必要性などについて語っている。

　医学実験の倫理性をめぐる考察は，このように，19世紀に本格的に開始されたが，そこでは，倫理性の最終的な保証は研究者個人の良心に求められていた。実験の正当性の根拠が被験者の同意にあるにせよ，コミュニケーション・ギャップがある以上，医学実験を理解できる研究者が倫理性の拠り所とならなければならない。研究者には，科学的利益という誘惑に抗して，自制することが求められた。これを実験倫理の古典的立場と呼ぶことにしよう。この立場は，基本的に，1964年の「ヘルシンキ宣言」まで維持されることになる。

4.3　古典的立場の再確認
——「ニュルンベルク綱領」と「ヘルシンキ宣言」

　実験倫理をめぐる考察は，19世紀半ば以降も継続されなかったわけではな

[†10]　『胃液の消化生理に関する実験と観察』(BEAUMONT, William : Experiments and Observertions on the Gastric Juice and the Physiology of Digestion) は現在でも Dover 版で見ることができる。ボーモントについては，その Dover 版に付されている OSLER, William : "William Beaumont" (1902) のほか，川喜田愛郎：近代医学の史的基盤(下)，pp. 678-680, 岩波書店 (1977)；NUMBERS, Ronald L. : "William Beaumont and the Ethics of Human Experimentation", Journal of the History of Biology, **12** (1, Spring) pp. 113-135 (1979)；デイヴィッド・ロスマン（酒井忠昭 監訳）：医療倫理の夜明け，pp. 37-38, 晶文社，(2000)；JONSEN, Albert R. : The Birth of Bioethics, pp. 127-128 (1998) を参照した。

[†11]　BEECHER, Henry K. : Research and the Individual Human Studies, p. 219 (1970)

い。しかし，問題が再び強く意識されるのは，はるか後の第二次世界大戦後のことになる。ナチス・ドイツ下の人体実験が人道に対する罪として裁かれたのである。その1947年の判決に付されていたのが，「ニュルンベルクの倫理綱領」[†12] であった。

10項目からなる「ニュルンベルクの倫理綱領」は，「被験者が人間である場合，その自発的同意は絶対に不可欠である」という言葉から始まる。人体実験は，法的同意能力のある被験者が，実験に関するすべての情報を理解した上で，同意する場合にのみ許される。これは，今日のインフォームド・コンセント概念の源泉の一つとなった宣言である。人体実験に犠牲としての側面を見出したヨナスも，正当化のわずかな可能性を被験者の純粋な志願に求めていた。当人が十分承知の上でリスクを引き受けるのであれば，リスクは当人の責任に帰せられるかもしれない。しかし，当人の同意なしに生命を危険にさらすことは，どのような理由をもってしても，正当化されえない。その点を「綱領」は，まず確認した。

「綱領」は，続いて，人体実験に求められる条件を列挙している。人体実験には代替手段がないこと，実験は社会的に有益であって，不必要であったり，恣意的であってはならないこと，動物実験が先行しなければならないこと，被験者へ危害を及ぼしてはならないこと，研究者は適格性を備え，十分に注意しなければならないこと，危害が生じたときには実験をただちに中止すべきことなどである。こうした条件は，被験者の自発的同意をはじめ，いずれも19世紀にすでに論じられていた。裁判で問題とされた戦時下の人体実験は，こうして，実験倫理の古典的立場を再確認させることになった。

しかし，「ニュルンベルクの倫理綱領」による再確認が大戦後の医学研究に及ぼした影響は大きくはなかった。戦時下の医学研究で戦争犯罪として裁かれたのは，ナチス・ドイツの場合に限られていた。そのため「綱領」は，非常に

[†12] 「ニュルンベルクの倫理綱領」，および，本文ですぐ触れる1964年の「ヘルシンキ宣言」については，市野川容孝："ニュールンベルク・コード再考"，千葉大学教養部倫理学教室『応用倫理研究II』(1993) が資料的にも，問題の広がりを知る上でも有益である。

特殊な野蛮行為に対する基準であって，通常の医学研究にはかかわらないものと受け取られた。その上，専門家からすれば，「綱領」は医学研究の現実にそぐわないという欠点をもっていた。

　例えば，ビーチャーは，被験者の同意が必要だという精神は正しいと認めながら，それを「ニュルンベルクの倫理綱領」の言葉のままに解釈すれば，受け入れ難いものとなると批判した[†13]。「綱領」では，子供をはじめとして，法的同意能力をもたない者に対する実験はいっさい認められていない。そうなると，彼らには実験によって期待される利益にあずかることも不可能になる。また，実験に関する情報すべての提供という要求にも問題がある。例えば，新薬の実験である。薬による治療の場合，治療効果が本当に薬によるものなのかどうかを見きわめるのは難しい。化学的には何の効果もないものでも，薬だとして投与すれば，治療効果が現れることがある。このプラセボ（偽薬）効果は，研究者の間ではよく知られている。薬の効き目を語るには，プラセボとの比較対照実験が欠かせない。しかし，すべての情報を提供するとすれば，プラセボがプラセボにならなくなる。さらに，「予想されるあらゆる不利益と危害」を被験者に知らせるという「綱領」の要求も，実験の特性を無視している。まったく新しい実験には，予期せぬ不利益や危害がつきものだし，逆に，最初は危険性がありそうに見えるものが，実験によって有効だとわかる場合もある。すべての結果が完全に予測できるとすれば，そもそも実験は不必要である。ビーチャーからすれば，医師裁判の裁判官たちが書いた「ニュルンベルクの倫理綱領」は，医学実験の本質を捉えていないものであった。

　1964年の「ヘルシンキ宣言 ― 人体実験法に関する世界医師会倫理綱領 ― 」は，こうした専門家からの不満に応えるものであった。最大の特徴は，治療的臨床研究と非治療的臨床研究を区別した点にある。「その目的が本質的に患者の治療にある臨床研究と，その本質的な目的が純粋に科学的なものであり，研究を受ける人間にとって治療的価値のない臨床的研究」という2種

[†13] BEECHER, Henry K.: "Experimentation in Man", Journal of the American Medical Association, No. 169, pp. 461-478 (1959)

類の研究の間には，「根本的な区別がある」。このうち，非治療的研究においては，被験者の自発的同意の絶対性という「ニュルンベルクの倫理綱領」の要求が厳格に遵守される必要がある。その被験者も健康なボランティアか，対象疾患には無関係な患者でなければならない。これに対して，「病人の治療に際して，医師は，新しい治療法が生命の救済，健康の回復，苦痛の緩和につながる見込みがあると判断した場合，これを自由に用いなければならない」。確かに，この治療的臨床研究の場面でも，被験者の同意という精神は生きている。しかし，医師は「患者の心理状態と照合しながら」説明し，同意を得るべきなのである。このように，1964年の「ヘルシンキ宣言」は，「ニュルンベルク綱領」に対して，治療的/非治療的という区別を導入することによって，実験を実施する医学研究者の自由を確認し，実験倫理の古典的立場を維持しようとした。しかし，その立場は長続きするものではあり得なかった。

4.4　倫理委員会制度の登場
—— 実験スキャンダルと「ヘルシンキ宣言」修正

　世界医師会は，1975年の東京での総会で，「ヘルシンキ宣言」の大幅な修正案を採択した。10年の間に，医学における人体実験に対する考え方が大きく変化したからである。背景には，米国での動きがあった。米国では，医学研究をめぐるスキャンダルが1960年代半ばから相次ぎ，1972年報道のタスキーギ梅毒研究事件で頂点に至っていた[14]。施設入所者や入院患者や黒人など，社会的に弱い立場の人間が，ほとんど同意もなしに，人体実験の被験者とされている。この事態が，新たな対応を要求した。

　変化の端緒の一つは，ビーチャーの有名な論文にあった。1966年の「倫理学と臨床研究」である[15]。米国では第二次大戦以降，医学研究は順調に拡大

---

[14] 米国における医学研究をめぐるスキャンダルについては，金森修：負の生命論，勁草書房（2003）の第1章が問題の広がりと複雑さを知るうえで，重要である。

[15] 次ページの脚注を参照。

いのちの倫理学

米国における人体実験スキャンダル

《ユダヤ人慢性疾患病院事件》　1960年代初め，スローン・ケタリングがん研究所のサウタム医師ががんに対する免疫システム研究のために，生きた転移性のがん細胞をニューヨーク市ブルックリンのユダヤ人慢性疾患病院病院の入院患者22名に投与した事件。実験の詳細は患者はもちろん，病院関係者にも知らされていなかった。サウタムはニューヨーク市から保護観察処分の対象とされるが，研究者としての道が断たれることはなかった。

《ウィローブルック事件》　知的障害者施設，ウィローブルック州立学校で，ウイルス性肝炎を対象にクルーグマンたちが実施した実験研究。実験は1950年半ばから開始され，1000名近くの児童が被験者とされたが，後期には，児童にウイルスを接種して肝炎に感染させることも行われた。この実験によって研究グループはワクチンの改良に成功した。実験に関しては，特に1970年代初頭から批判が高まったが，研究者たちは，実験に参加した児童の大部分は不衛生な施設に入れば，遅かれ早かれ自然に発病することになったのであり，特に高い危険性にさらしたわけではないと弁明した。

《タスキーギ梅毒研究》　1932年から1972年まで米国公衆衛生局によって継続された梅毒の自然経過研究。研究は，米国南部アラバマ州メイコン郡タスキーギの貧しい黒人男性の梅毒患者400名と健常者200名とを比較対照する形で行われた。被験者には，梅毒患者であることはいっさい説明されず，梅毒治療に有効であることがわかっていたペニシリンが第二次大戦後には広く入手可能になったにもかかわらず，投与されることはなかった。梅毒の進行度を判定するための検査だけがおこなわれたが，検査を嫌がる被験者を集めるために，昼食の無料提供，梅毒以外の病気の無料治療，無料での埋葬などの便宜が図られた。この研究に疑問をもった新人の公衆衛生局員ピーター・バクストンによる内部告発は1966年に始められたが，実験の中止は，1972年の新聞報道後のことであった。この政府機関による「倫理的悪夢」は一大スキャンダルに発展し，1974年の国家研究法の成立に結びつく。しかし，連邦政府の公式謝罪は1997年のクリントン大統領のときまでもちこされた。

[†15] BEECHER, Henry K.: "Ethics and Clinical Research", The New England Journal of Medicine, No. 274, pp. 1354-1360 (1966)
　　また，ビーチャーなどの人体実験をめぐる議論は，1970年代前後の米国における生命倫理の誕生に直接結びついている。デイヴィッド・ロスマン：前掲書のほか，香川知晶：生命倫理の成立，勁草書房（2000）を参照。

していた．NIH が統括する医学研究関連の連邦資金は，1965 年には 45 年時点の 624 倍の 4 億 3 660 万ドルに達していた．ビーチャーはこうした研究の急激な拡大に伴って，倫理的に問題を含む医学実験が増加しており，このままでは健全に発達してきた米国の医学に悪しき影響が及ぶという危機感を抱いていた．そのため，一流の医学雑誌の論文から，倫理的問題を含む 22 の実例を集め，公表することにした．それが「倫理学と臨床研究」であった．実例は，医学的意義のわからない「奇妙な研究」も含め，多様な医学研究の分野にわたっている．その中には，すでに報道され問題化していたユダヤ人慢性疾患病院事件や，70 年代初頭に激しい論争の的になるウィローブルック事件も含まれていた．

　ビーチャーは，実例の列挙に続いて，人体実験の許容条件を二つ挙げている．被験者の同意と，実験を実施する医学研究者の良心と責任である．だが，医学実験の高度の専門性を考えると，倫理性の鍵は実験を理解できる研究者個人の良心にある．研究者は，医学を侵食しつつある研究至上主義の誘惑に負けてはならない．そこで強調されたのが，医学専門誌の編集者の責任であった．医学研究は，専門誌に論文が掲載されなければ，研究は業績とはならず，完結しない．研究が公表し得ないとすれば，誰があえて非倫理的な実験を行うだろうか．医学専門誌は研究者の自制をうながす装置とならなければならない．「実験が倫理的であるか否かはその開始の時点で決まる．実験がその後で倫理的になることはない．（中略）実験結果の公表にあたっては，道徳的な適切さが遵守されたことを誤りなく明らかにする必要がある．非倫理的に得られたデータは，編集者の厳しいコメントつきであっても，公表すべきかといえば，疑わしい」．これが，「倫理学と臨床研究」の結びであった．

　ビーチャー自身がこの論文で意図していたのは，あくまでも同僚の医学研究者たちの自覚をうながすことであった．ベルナール以来の研究倫理の古典的立場を医学専門誌のチェックによって補完することで，医学実験の倫理性は確保できる．それがビーチャーの信念であった（図 4.3）．

　しかし，研究者個人の良心と責任にどれだけ期待できるのか．ビーチャーの

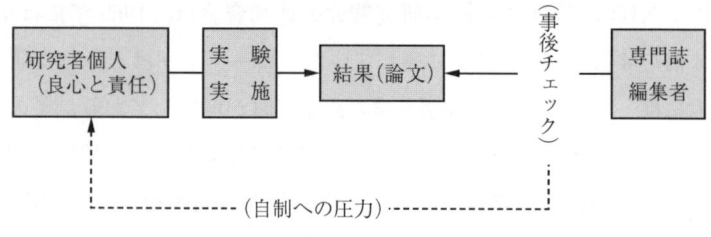

図4.3 実験倫理のビーチャー・モデル

挙げた22の実例をとってみても，研究倫理の古典的立場の危うさは明らかであろう。実際，すでにNIHなどの政府機関内部では，ビーチャーが懸念していた非倫理的実験が目立つようになってきたことを受けて，どう対応するか議論が開始されていた。問題のある事例をビーチャーのように逸脱例という形で理解し，研究者個人の良心に訴えるだけでは，非倫理的医学実験の存在を理由に，医学研究費の削減を求める議員の圧力を回避することはできない。これがNIH中枢の医学研究者たちの判断であった。その結果，NIHは，ビーチャーの論文の出版直後に，「人間を被験者とする臨床研究」というガイドラインを発表する。ガイドラインは，人体実験を含む医学研究が連邦資金援助を申請する場合，その研究計画が事前に各施設の倫理委員会による審査，承認を経ていることを求めていた。

ビーチャーは「実験が倫理的であるか否かはその開始の時点で決まる」と述べていた。だとすれば，事前審査体制の導入は不可避であるはずである。人体実験の倫理性は実験実施後に問われるべきものではなく，実施前に保証されなければならない。専門雑誌の編集者による事後のチェックでは，倫理性の保証とはなり得ない。しかも，止むことのない人体実験スキャンダルは専門家への不信を増大させ，医学専門職に対する外からの規制が必要だという意識を呼び起した。その端緒となったビーチャーの「倫理学と臨床研究」は，結果的に，実験倫理の古典的立場の挽歌となった。

集団によるチェック体制というのは，すでに1953年にNIHが臨床センターを開設した際に採用していた制度である。しかし，それはあくまでも臨床センターだけを対象にしており，しかも審査委員会は研究者自身の求めがあった

場合に開催されるものにすぎなかった。それが，1966年のガイドラインでは，対象が連邦の研究援助資金を申請するすべての研究に拡大された。申請には，研究実施者とは独立の委員会による研究の倫理性評価が必要であった。委員会には，① 参加する個人の権利と福祉，② インフォームド・コンセント確保のための方法，③ 研究による危険性と医学的利益の可能性をめぐって，研究計画の適切さを審査することが求められた[†16]。

　こうした米国での動きを受けて，1975年の東京修正「ヘルシンキ宣言 ― 人間を対象とした生命医学的研究に携わる医師のための勧告 ― 」は成立した。ここでも，治療的臨床研究と非治療的臨床研究という区別はそのまま残されている。しかし，治療的臨床研究の倫理性に関しては，インフォームド・コンセントを中心に被験者保護の徹底が図られるとともに，新たに委員会による事前審査体制が採用された。「人間の被験者を含むすべての実験手続きについての計画および実施内容は，実験計画書の中に明確に記載し，考察，論評および指針を得るために，特別に指名された独立の委員会に委ねなければならない」。

　世界医師会の「ヘルシンキ宣言」は国際法のような強制力をもつわけではない。それが，世界的な基準となったのは，ビーチャーも注目していた医学専門誌との関係が大きい。医学専門誌は，すでに1966年以降，しだいに「宣言」に従うことを論文投稿の条件とするようになっていた。現在では，ほぼ例外なく，「ヘルシンキ宣言」の精神を遵守し，倫理委員会の事前審査を通過していることが，人体実験を含む研究論文の投稿条件となっている。日本の医学系大学の倫理委員会の多くが「宣言」を審査の基準として掲げる理由である。こうして，「ヘルシンキ宣言」東京修正を軸に，先進国では，医学実験に関する現在の制度，すなわち倫理委員会の事前審査による倫理性の確保という体制が，広がっていくことになる。研究者個人の責任を中心とする体制から，集団によ

[†16] Cf., LEVINE, Robert J.: "Research Ethics Committees", in REICH, Warren Thomas (ed.), Encyclopedia of Bioethics, Revised Edition, pp. 2266-2270 (1995)

る審査体制への移行である。人体実験の非倫理的な結果に対する断罪が，倫理性の事前評価という体制をもたらしたのである。

4.5　現行「ヘルシンキ宣言」の審査体制 ―― 事前審査とモニタリング

「ヘルシンキ宣言」は，1975年の東京修正以後，部分的修正を加えながら，基本的な枠組を維持し，倫理委員会による事前審査体制を制度として定着させてきた。しかし，「宣言」の内容をめぐっては，議論がないわけではない。特に近年，原則間に矛盾があるという指摘も含め，さまざまな批判が出され，論争を呼んできた。そうした論争を背景にして，「ヘルシンキ宣言」は，2000年のエジンバラでの世界医師会総会で，治療的/非治療的という区別を廃止するなど，再度大幅に修正された[†17]。

このエジンバラ修正は，医学研究の変化に対応しようとしたものだといえる。例えば，「人間を被験者とする医学研究には，個人を特定できるヒト由来の材料および個人を特定できるデータの研究を含む」とされたことである。ヒト組織やヒトゲノム解析の研究もまた，人体実験研究なのであり，従来の人体実験に求められてきた倫理的要件を満たさなければならない。

また，治療的臨床研究と非治療的臨床研究という区別がなくなったのも，変化への対応として説明できる。その区別は，被験者の治療を目的とする実験と，治療的価値のない純粋に科学的実験という区別であった。これに対しては，従来から，擬似的な区別にすぎないという批判があった。「宣言」は，東京修正以来，人体実験研究の第一の目的を「診断，治療および予防方法の改善

[†17]　東京修正版以降の「ヘルシンキ宣言」と現行版との相違と特徴については，香川知晶："ヘルシンキ宣言エジンバラ修正―解説と資料―"，千葉大学『生命・環境・科学技術倫理研究 VI-1』で述べた。
　　「宣言」改定の背景については，Robert J. Levine，津谷喜一郎，坂上正道他："医薬品開発のグローバリゼーション時代における臨床試験の倫理"，臨床評価，26(3)，pp. 341-380 (1999) が参考になる。

ならびに疾病原因および病理の理解の向上」においてきた。そうした目的をもつ研究の多くは，被験者に直接的な治療的価値をもたらすとは限らないので，非治療的研究に分類されざるを得ない。しかし，そうなると，研究がそもそも成立しない可能性が出てくる。「宣言」は，非治療的研究に関しては，基本的に，健康なボランティアを被験者とすることを求めていたからである。

　日本では，現在，一塩基多型（スニップス，SNPs）解析研究の一環として，慢性関節リウマチをターゲットとする大がかりな研究が実施されている。その疾患の患者群を変形性関節症の患者群と対比しながら，体系的に解析し，スニップスとの関係や疾患の関連遺伝子を解明することが目標である。そして，2003年6月に，関節リウマチの原因遺伝子の一つが解明されたことが発表された[†18]。これは，上に述べたように，「ヘルシンキ宣言」の対象となる研究である。この場合，原因遺伝子の一つが解明されたとはいっても，それが資料（血液）を提供した被験者個人に対して，従来想定されていたような直接的利益をもたらすとは（少なくとも当面は）考えられない。その意味では，これは非治療的研究になろうが，だからといって，被験者を健康なボランティアに限定するのでは，研究自体が成り立たない。ここでは，直接的な治療的利益という基準をもち出すことは，ナンセンスである。発病のメカニズムの解明や新薬の開発といった利益は，同じ疾患をもつ人々の将来に期するよりほかはない。しかし，原因の特定は治療への重要な第一歩となり得るはずである。同じようなタイプの研究は多いし，そうした研究の重要性はますます増加している。それを考えると，直接的利益の有無という区別を維持することに大きな意味があるとは思われない。そもそも，診断，治療，予防に結びつく可能性のまったくないような人体実験が，医学研究として許容されるかといえば，少なからず疑わしい。従来の非治療的研究と呼ばれるものも治療的研究との連続性がなければ，医学研究としては認められないはずである。こうして，「ヘルシン

[†18]　SUSUKI, Akari, et. al. : "Functional haplotypes of *PADI4*, encoding citrullinating enzyme peptidylarginine deiminase 4, are associated with rheumatoid arthritis", Nature Genetics, **34**(4), pp. 395-402. Published online (29 June 2003)

キ宣言」の大きな特徴をなしてきた区別は消失することになった。

　さらに，スニップス研究に見られるように，個人というよりも集団を対象にする医学研究が重要性を増してきたことも，見直しの大きな要因である。集団を対象とする疫学的な研究では，利益を考えるにしても，被験者個人というよりも，その被験者と同じ疾患をもつ集団を問題にせざるを得ない。そのため，エジンバラ修正では，人体実験正当化の基準が大きく変わることになった。「医学研究は，研究が行われる対象母集団が，その研究の結果から利益を得られる相当な可能性のある場合にのみ正当化される」。被験者個人への利益から，被験者の属す「研究対象母集団」への利益へという基準の変更である。

　この変更は，過去の経験を振り返れば，大きな懸念を生む可能性がある。ベルナールが無加害という原則を立てたのは，医学実験に科学的利益や社会的利益を被験者個人の利益に優先させる誘惑が伴うことを意識していたからであった。第二次大戦中の人体実験やその後の医学実験スキャンダルを見ても，誘惑があるのは明らかである。特に疾病原因の研究が多くの問題を生んできた。そのため，治療的研究の正当化の基準が被験者個人への直接的利益に求められてきたのである。確かに，この基準は医学研究の実情にはそぐわないであろう。しかし，だからといって，その基準を立てさせた懸念がナンセンスということにはならない。むしろ医学研究の重点の変化を考えれば，従来よりも懸念を呼ぶ誘惑は増大しているともいえる。

　では，エジンバラ修正は，どのように対応しようとしているのか。まず強調されたのは，「弱い立場にあり，特別な保護を必要とする研究対象母集団」や「経済的および医学的に不利な立場の人々」，さらには「研究からは個人的に利益を得られない人々」に対する特別の注意，その必要性である。そして，今回の修正は，倫理委員会の権限の拡大によって，被験者の人権保護をさらに徹底しようとしている。

　被験者保護については，多様な意味をもつ情報の観点から整理できる。医学研究の倫理は典型的な情報倫理の問題でもある。その要点は，患者情報の守秘性と研究情報の公開性にある。まず，被験者自身の情報をめぐっては，プライ

バシーと患者情報が保護されなければならない。そうでなければ，例えば，さまざまな被験者差別という危害が容易に起こり得る。この守秘性の要求は，研究情報の公開と対をなすべきものである。今回，「すべての研究計画は一般に公開されていなければならない」ことが謳われた。この原則の背景には，医学研究が，ゲノム解析研究に典型的なように，直接の被験者以外の第三者に負担や危険を及ぼす可能性をもつようになったことがある。もちろん，研究情報の公開には，被験者の人権や研究の独創性など，微妙な問題が関係してくる。しかし，従来からある懸念に対して実験の倫理性を保証するには，基本的に情報の公開は不可欠であろう。守秘性は公開性と両立させられなければならない。この点を前提として，被験者のインフォームド・コンセントが求められることになる。その際，提供されるべき情報として，研究の「資金源，起こり得る利害の衝突（利得），研究者の関連組織との関係」が新たに付け加えられた。この規定は医学研究の複雑化や巨大化，グローバル化という事態に対応している。今では，実験研究が多数のスポンサーのもとで複数の国や地域の研究機関にまたがって実施されることもまれではない。研究の経済的背景が示されなければ，満足なインフォームド・コンセントを得ることは難しい

　他方，倫理委員会については，単に「考察，論評，指針」だけではなく，「適切な場合には承諾」を与える権限も認められた。さらに大きいのは，今回新たに，「進行中の実験をモニターする権利」が登場したことである（図4.4）。すでに以前から，実験研究が実施過程の中で非倫理的なものへと変質する場合

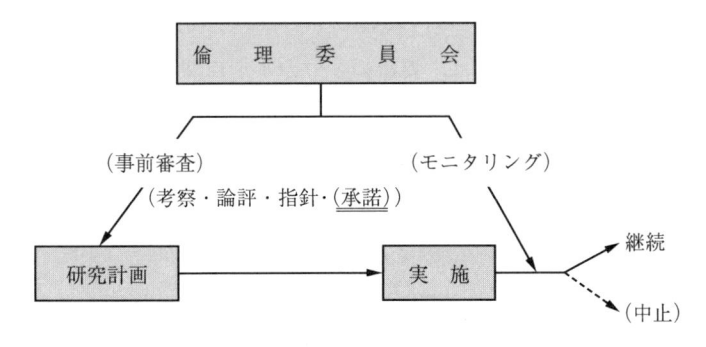

図4.4　実験倫理の現行ヘルシンキ宣言モデル

があることが指摘されてきた。例えば実薬の有効性を強く示唆する中間結果が出たにもかかわらず，当初の予定通りにプラセボ群をおいて実験を続行するような場合である。そうした場合の対応は，これまでは研究者や研究グループの判断に委ねられていた。それが，今回，モニターする権利を認めることで，倫理委員会が判断に関与する体制が明示された。研究計画の事前審査だけでは，倫理性の十分な保証とはならない。実験の実施過程について，研究者とは独立のモニタリングも不可欠である。こうした権限の拡大は，いうまでもなく，倫理委員会の責任の拡大を意味する。倫理委員会が研究計画だけではなく，その実施や結果も含めて，責任を問われる場合が出てくることが予想される。

4.6 倫理委員会審査とその問題点

では，倫理委員会は，実際には，どのような内容を審査するものなのか。「ヘルシンキ宣言」の規定を中心に整理しておくことにしたい。

まず，倫理委員会の委員の構成を確認しておこう。この点については「ヘルシンキ宣言」は研究者やスポンサーからの独立をいうだけで，具体的には規定していない。委員会制度を最初に打ち出した1966年のNIHのガイドラインでは，委員会審査は医学研究の専門家によるいわゆるピア・レヴューが考えられていた。それが，しだいに非専門家を加え，性別の多様性も確保するような形に変わってきた。例えば，米国の遺伝子治療実験を審査するNIHのRACの場合，1974年の設立当初には，委員のすべてが生物医学の専門家で占められていた。それが，4年後には，委員の3分の1を自然科学研究者以外から選ぶようになっている。人体実験スキャンダルの経験から，専門家だけでは審査は不十分だと考えられるようになったからである。現在でも，投票権をもつ15名の委員のうち，専門分野以外の委員を最低でも4名入れることになっており，ほぼ3分の1を非専門家委員が占めている。一般的に，米国では，科学者以外の委員と研究施設と利害関係のない委員をそれぞれ最低1名入れる形がとられている。日本でも，倫理委員会には非専門家の委員が加わっていること

が多い。さらに研究によっては,「ヒトゲノム・遺伝子解析研究に関する倫理指針」(2001年)[†19]のように,委員構成について国の指針が出ているものもある。その「指針」では,人文・社会科学関係の有識者と一般の立場の人を委員とすることが求められており,非専門家委員を多数とする外部委員が全体の半数以上を占めることが理想とされている。こうした要請は,医学研究のもつ社会性を考えれば,当然の結果といえる。実験の倫理性の判断は,もはや医学専門家だけの問題ではあり得ない。

さて,こうした委員構成をもつ倫理委員会の審査には,大きく二つの柱がある。研究の科学的正当性と倫理的妥当性の審査である。医学研究として正当な実験のみが,被験者の人権に十分に配慮して実施されなければならない。その点を,委員会は提出された研究計画書に従って審査する。

まず,研究計画書は,研究の科学的妥当性について,次の点を明示しなければならない。実験研究が有意義であり,それを実施する科学的条件が整っていること,そして,研究者は当該の研究状況に精通し,実験実施にあたっての科学的適格性を備えていることである。

これに対して,倫理的妥当性に関しては,インフォームド・コンセントの手続きが審査の中心となる。その際,インフォームド・コンセントの前提となるのは,実験研究に含まれる危険性の十分な評価である。予想される危険性が適切に管理できない場合や,利益よりも危険性が高い場合,実験は企画されてはならない。この点で問題がないことを前提にして,同意の手続きが問われることになる。被験者は実験研究の目的,方法,背景,予想される利益と危険の可能性について十分に知った上で,自由意志に基づいて研究に参加するのでなければならない。参加を強制してはならないし,参加しなくとも不利益が生じることがあってはならない。被験者はいったん参加に同意した場合も,同意を取り消す自由をもつし,そうした自由をもつことを知らされていなければならない。法的無能力者については,それぞれの国の法律に基づいて,法的保護者の

[†19] http://www.mext.go.jp/a_menu/shinkou/seimei/genomeshishin/html/rinri_shishin.htm

同意が必要となるが，特に未成年者の場合には，保護者の法的同意だけではなく，可能ならば直接本人にも同意をとることが求められる。

現在では，こうした点が網羅的にチェックできるように，研究計画書には一定の書式が準備されていることが多いはずである。そして，提出された計画書に問題がないと認められれば，実験計画は承認され，実施されることになる。

ただし，倫理委員会制度については，さまざまな問題点も指摘されている。わが国でも，2003年に，科学技術・学術審議会の生命倫理・安全部会が「機関内倫理審査委員会の在り方について」[20]という報告を発表している。それを見ると，日本の倫理委員会制度が多くの問題を抱えていることがわかる。例えば，倫理委員会の役割や責任については曖昧で，審査の範囲，基準，方法も明確になっているとはいい難い。また，適切な委員や事務担当者の確保といった，人の面でも問題は大きい。さらに，委員会が経済的な裏づけをもたないことも問題である。現状では，委員の多くがボランティアとして参加することでかろうじて委員会が成り立っているような場合も多い。倫理委員会は，多くの施設に置かれるようになったものの，本来の役割を果たすには，審査の内容面についても，また人や財源の面でも，あまりに不十分である。他方，近年，特に疫学的な研究に対する意識の変化に伴って，倫理審査を求める研究計画の量が膨大になりつつあることを考えると，現状のままでは十分な対応は不可能であろう。一定の財政的基盤をもった倫理委員会を制度的に定着させるとともに，必要な人材を養成することが急務であるように思われる。

最後に，こうした現実的問題とともに，審査自体に含まれる問題点を一つ挙げておきたい。米国における遺伝子治療実験を例にとることにする[21]。

1999年9月，米国では，遺伝子治療を直接の原因とする最初の死亡者が出た。ペンシルベニア大学ヒト遺伝子治療研究所で遺伝子治療実験に参加していた18歳のジェシー・ジェルシンガーである。この実験研究はオルニチン・トランスカルバモイラーゼ欠損症という窒素代謝疾患を対象としていた。この酵

---

[20] http://www.mext.go.jp/a_menu/shinkou/seimei/03050102.htm
[21] 次ページの脚注を参照。

素の欠損症では，体内の余分な窒素が除去できないので，アンモニア中毒になったり，尿素がうまく作れないことが起こる．そのため，重度の場合は死に至る．軽度の場合には，食事療法と薬物治療によるコントロールが可能であるが，現在のところ，根本的な治療法はない．そこで，ペンシルベニア大学のチームは，過剰な窒素を除く酵素の遺伝暗号をコードする正常な遺伝子をアデノウイルス・ベクターを使って肝臓の細胞に取り込ませる遺伝子治療の実験計画を立案した．計画はNIHのRACで審査を受け，その後FDAの指導による修正を受けて実施された．実験はしだいにベクター粒子の量を増やす形で進められたが，それが最大量に設定された2番目の被験者，全体では18番目の被験者がジェシーであった．ジェシーは，ベクターを投与されて数時間後には発熱を示し，全身に血餅ができ，4日後に死亡した．

　この死の衝撃は大きく，FDAはただちにペンシルベニア大学ヒト遺伝子治療研究所のすべての実験を中止させ，FDAと連邦議会が調査委員会を設置した．おそらくはウイルス・ベクターへの免疫反応が死の原因だと考えられたため，その安全性が議論となり，2000年には，NIHとFDAの審査の関係を改めた審査プロセスの見直し案も発表されている[†22]．そうした議論の中，ほぼ1

[†21] この問題の経緯については，LEHRMAN, Sally: "Virus treatment questioned after gene therapy death", Nature, No. 401, pp. 517-518 (1999); MARSHALL, Eliot: "Gene therapy death prompts review of adenovirus vector", Science, No. 286, pp. 2244-2245 (1999); SMAGLIK, Paul: "Clinical trials end at gene therapy institute", Nature, No. 405, pp. 497 (1 June) などを参照した．その経緯を受けた学会の反応の一例は，VERMA, Inder M.: "A tumultuous year for gene therapy", Molecular Therapy, No. 2, pp. 415-416 (2000)

　また，倫理的議論としては，FRIEDMANN, Theodore: "Principles for human gene therapy studies", Science, No. 287, pp. 2163-2165 (2000) がインフォームド・コンセントの強化による対応を打ち出しているのに対して，SAVULESCU, Julian: "Harm, Ethics Committees and the Gene Therapy Death", Journal of Medical Ethics, No. 27, pp. 148-150 (2001) は安全性の観点からの批判を展開している．なお，この両論文はBEAUCHAMP, Tom L., & WALTERS, LeRoy (ed.): Contemporary Issues in Bioethics, Sixth Edition (2003) に収録されている．

[†22] NIHは，図4.2に示したNIHとFDAの関係を整理する形での審査体制の見直しを打ち出した．その点については，NIH報告書 (http://www.nih.gov/about/director/07122000.htm) 参照．

年後にジェシーの父親が息子は死ななくともすんだはずだとして訴訟を起こした。被告には，ペンシルベニア大学の倫理委員会委員長アーサー・カプランも含まれていた。初めて倫理委員会委員の法的責任を問うものとして，事件はマスコミなどでさらに大きく取り上げられることになった。

それまでほぼ400件の遺伝子治療臨床実験が4 000名を超える患者を対象に実施されてきたが，死亡者が出たのはこれが最初であった。確かに，医学は本来実験的性格をもっており，やってみないとわからないところがある。専門誌の論評の中には，その点を強調し，事件を不幸な例外と見なそうとするものもあった。しかし，この臨床実験の審査過程がしだいに詳しく明らかになるにつれ，委員会による倫理審査の問題点も浮かび上がってきた。

ここでの問題点は，二つある。一つは，インフォームド・コンセントにかかわる。この場合，インフォームド・コンセントの形式は整っていた。ジェシーは同じ病気をもつ重症の新生児が亡くなることを知って，少しでも治療に結びつく実験に参加したいと，早くから実験参加の希望を抱いていたという。しかし，希望をかなえるには正式なインフォームド・コンセントが認められる18歳になるのを待たねばならなかった。こうして，18歳になったジェシーの正式なインフォームド・コンセントを得て，実験は実施された。だが，その同意が，実験内容の正しい理解に基づいていたものかといえば，疑わしい。この遺伝子治療実験は，あくまでも第I相試験として，企画されていた。つまり，目的は，治療としての有効性ではなく，アデノウイルス・ベクターの毒性を調べることにあった。父親は裁判で，息子が実験への参加が臨床的な利益になると信じさせられていたと主張している。ここに見られるように，インフォームド・コンセントの形式的な正当性は，実験内容をめぐる研究者と被験者との間のコミュニケーション・ギャップを埋める保証とはならないのである。

第二の問題点は，危険性の評価にかかわる。この臨床実験には，動物実験が先行していた。そのうち，サルを使った実験では，死亡例が出た。その点を審査したRACでは，ベクターの安全性に強い懸念が出された。そのため，ベクターを肝臓に直接注入するのではなく，末端の静脈経由で注入するという勧告

4.6 倫理委員会審査とその問題点

が付された。そうして、研究計画は 11 対 1、棄権 4 で承認された。しかし、その勧告は、生殖細胞への感染を恐れた FDA によって破棄された。FDA は、当初の計画通りに肝臓への直接注入に戻して承認したのである。しかも、サルの死亡については、NIH の審査の過程で、情報が消えてしまい、被験者に告げられることがなかった。また、被験者のアンモニア・レベルは FDA の承認した研究計画の基準を超えるものだったが、その点も実験実施の際には無視されていた。父親側が告発したように、倫理委員会委員長のカプランも含め、研究所の関係者には、さまざまな利得が絡んでおり、それが実施を急がせる結果になったのかもしれない。ともかく、研究者たちには、長期保存したベクターにほとんど毒性はないだろうと考えていたふしがある。実験研究の危険性の評価は、上に述べたように、インフォームド・コンセント取得の前提となる条件である。だが、この事例に関しては、その点で専門家の中に一種のリスキー・シフトが生じ、危険性が低く見積もられていた可能性が高い。

　倫理委員会の審査の柱は、医学研究の科学的正当性と倫理的妥当性にあった。しかし、現実には実験研究の科学的妥当性については委員会でのチェックには限界があることも多い。先に触れた生命倫理・安全部会の報告書も指摘するように、非専門家も参加する委員会審査では、研究内容についてすべての委員に専門的理解を求めることは不可能である。その意味では、求めるべきは、報告書がいうように、「倫理的妥当性を判断できる程度の理解」になろう。しかし、これは委員構成というよりも委員会の審査体制そのものに内在する困難であるように思われる。委員会には医学研究の専門家も含まれているが、そうした専門家であっても、高度に専門分化した実験研究について科学的妥当性を厳密に評価することは難しい場合が多い。さらに、専門家であるために慣れによるリスキー・シフトの生じる可能性や、科学的妥当性の面から研究計画を却下することに躊躇が働く可能性も否定できない。そうした可能性を排除して、研究計画の科学的妥当性と、それに密接に関連する危険性の評価に関する十分なチェック機能を、現状の倫理委員会制度は備えてはいない。そのため、倫理委員会の審査は、委員構成のいかんにかかわらず、倫理的妥当性をもっぱら狭

い意味に限定し，インフォームド・コンセント手続きの正当性に向けられることになる．しかし，その前提をなす危険性の評価がインフォームド・コンセントの手続きとは独立に十分に行われるのでなければ，手続き的正当性をいくら審査しても，実験研究の倫理性を保証してやることはできない．その点をジェシーの事例は示している．

　すでに触れたように，倫理委員会制度の導入は人体実験について結果の断罪ではなく，事前の評価システムへの移行を意味した．それは実験が本来もっている不確実さに正面から向き合うことを要求する変化である．しかし，倫理委員会制度はその際に問題となるべき不確実さに対応する安全性の評価システムを編み出してはこなかった．その点に関しては，インフォームド・コンセントという人間を被験者とする許容根拠が，実験自体の不確実さを担保する装置へと過重に拡大され，糊塗されてきたにすぎないように見える．確かに，実験研究の危険性について正しいと思われる評価を下すことは難しい．ビーチャーが指摘していたように，まったく新しい実験には予期せぬ不利益や危険がつきものである．それは最終的にはインフォームド・コンセントによって引き受けざるを得ない事態であろう．しかし，そのことと，危険性の評価とは別の問題である．インフォームド・コンセントによって安全性の問題がクリアされるわけではない．インフォームド・コンセント手続きの形式的正当性に目を向けるだけの，あまりに「倫理的な」審査は倫理的ではない．インフォームド・コンセントとは独立に危険性を評価するシステムを組み込んでいかなければ，現今の倫理委員会制度ではなお人体実験の倫理性を確保することは困難であると思われる．

5章

PVS患者の生と死

5.1 はじめに

　本章がおもに念頭に置く主題は，PVS（persistent vegetative state），つまり遷延性意識障害（遷延性植物状態）にある患者の延命治療を，その患者が感染症など何らかの理由によって最終的に死亡するまで継続すべきなのか，それともある時点で，熟慮や検討の上で中断してよいのかという問題をめぐる考察である。ただ，この問題設定には，重要な但し書きが必要だ。つまり延命治療をそのまま継続すべきか，中断すべきか，ということが問題になるほどに，PVS状態が長く続いているという事実がまずは必要条件になる。もし蘇生可能性がそれほど小さくなく存在するなら，もちろん医師は，通常の医療業務の範囲内で，実際の蘇生に向けて，多くの試行を試みるべきである。だが，PVS状態に入ってからかなりの年月がたち，それによって，蘇生可能性が統計的に見てきわめて小さいという推定がなされるようになるときに，初めて，本章での主題が問題設定として成立する要件が揃うことになる[†1]。これをまずは重要な前提条件として確認しておく。

　このような形に問題の定式化をするなら，本質的にはわが国でも同様の問題

[†1] 同じPVSでも，外傷性のものと，酸素欠乏型のものとでは，予後のパターンに違いがあるという。また年齢の違いによっても，蘇生可能性の違いが出てくる。だがこれらの問題は医学的な問題であり，医師ではない私には，詳説するだけの資格がない。要するに，ここでのポイントは，それらの医学的条件も勘案した上で，ということである。

が臨床現場で日々考えられていると推定することが許される。ところが，わが国の場合には，これに関連する問題で係争にまで至る事例がきわめて少ないために，あまり表面化していない。だが，係争がほとんどないということは問題性の不在を意味するわけではない。また係争にまで至らないということは，医師が暗黙のうちに，患者の家族の目には触れない形で問題の決着を図っているということを意味している。ここで「問題の決着」というのは，無際限に延命治療を続けるか，それとも場合によってそれを中断するかということなわけだが，そのいずれの決着の仕方にも，医師個人またはその周辺の医師グループがそれぞれの判断でなかば秘匿的に遂行してしまうだけでは済まない，ある種の〈公共性〉が伏在しているはずである。なぜならそれは，死に臨在した人をどう扱うかという，きわめて文化的な内容を含む問題であり，本質的に医師の職業的な裁量権から溢れる論点を含むものだからだ。

よくいわれるように，死，または瀕死状態の問題群に関する公共的な議論は，脳死問題を貴重な例外として，わが国では忌避される傾向が強い。だが，「縁起が悪い」とか，「ある種の穢れの周辺にある話題だ」として忌避し周辺化するだけでは，たえず激変状態にある現代医療が，次々にもたらす多くの問題群に対応することはできない。ここで私が「問題群」といっているときに特に念頭に置いているのは，医学内部の，というよりも，それが惹起する社会的，倫理的，法的，哲学的問題群のことである。

だから，この，PVSという痛ましい状態に置かれた患者をいかに処遇するかという，微妙で難解な問題について，現時点で何らかの明確な提言をしておくことは，社会的に見て有用だと私は思う。その際，この話題について，ほぼ30年弱にもわたる議論の蓄積をもつアメリカの具体的事例に即して考察を進めるほうが，単に抽象的で独断的な宣言や，純粋な概念分析的作業に終始するよりも有益なはずである。よって，以下の部分では，もっぱらアメリカの事例分析や問題史を取り上げた。だが，繰り返すなら，それはわが国とは事情の異なる〈他人事〉を遠望するということを意味するものではない。ここでの作業に類する仕事が今後順調に蓄積されていけば，今のわが国ではまだなかば秘匿

的，散発的，個別的になされている臨床的な判断に，より大きな公共性を与えることができるようになるはずだ。そしてそれは，同時に，死をめぐるわが国の文化的分節に，より複雑な稜線を与えるものでもある。本章は，その大枠の目的に向けた，ごく小さな一歩である。

なお，本来なら，PVSの詳細な医学的定義から筆を起こすべきだが，紙面の都合上，それは断念し，医師ではないわれわれとして，PVSとは，大脳皮質部分が大幅に死滅してはいるが，脳幹部分が生き残っている状態であるという定義をもって，その概略的な理解に代えておきたい[†2]。それは，脳幹も死んでいる脳死とは異なるので，注意が必要である。

では，まず最初に，代表的なPVS症例として歴史的に名高い，ある一つの症例を回顧することから話を始める。

5.2　カレン・クィンラン症例

アメリカでPVS患者の治療を継続するか否かという問題が一躍有名になったのには，ある重要なきっかけがあった。それはカレン・クィンランという女性が辿る運命とかかわっていた。以下に，この有名な事件のあらましを書いておく[†3]。

1954年3月29日生まれのカレンは，生後3週間で，流産のために自分の子供はもてないのではないかと考えていたクィンラン夫妻の養子になった。夫妻にはその後，自分の子供が2人生まれるが，3人は分け隔てなく大切に育てられる。カレンはアメリカ人にしては若干小柄ながらも，活発で活動的な女性に

[†2] 次の文献が有益である。JENNETT, Bryan : The Vegetative State, Cambridge, Cambridge University Press (2002)

[†3] カレン事件については多くの文献があるが，主として以下のものを使用した。FILENE, Peter : In the Arms of Others, Chicago, DEE, Ivan R. (1998), COLEN, B. D. : Karen Ann Quinlan —— Dying in the Age of Eternal Life, New York, Nash Publishing (1976), WEBB, Marilyn : The Good Death, New York, Bantam Books (1997), chap. 5. なお，わが国では以下の文献が，比較的早い時期に，この事件のもつ社会的意味について精緻な分析をしている。唄孝一：生命維持治療の法理と倫理，有斐閣 (1990).

成長する。だが，詳細があまり明らかではない理由によって，1975年4月14日，外出先で倒れ，友人によって自宅に運ばれる。あまり食事をしていない状態で抗不安薬を服用し，その状態でアルコール飲料を飲んだせいらしい。その後，彼女が呼吸していないのに気づいた友人が蘇生を試みるが，あまりうまくいかず，15日深夜，病院に搬送される。だいたい15分間くらい呼吸していない状態が2回，続いたらしい。脳に約6分間以上酸素がいかない状態が続くと，脳には不可逆のダメージがもたらされるといわれるが，事実，彼女の脳も深刻なダメージを受けていた。初期治療の努力もむなしく，彼女はやがてPVS様の状態になる（まだこの時点では，症状が何か月以上続いた場合にPVSとする，というような規定がないので，このように述べておく）。事故から約1か月半たった6月初旬頃，母親はカレンが元の元気な姿に戻るという希望を捨て，敬虔（けいけん）なカトリック信者らしく教会に伺いを立てたあとで，カレンの延命を保証しているように思われた呼吸器を取り外すべきだと考え始める。父親も，それに同意した。

　7月下旬，彼らは病院側に意向を伝え，すべての「通常以上の医療処置（extraordinary treatment）」を解除するように申請。主治医モースは，一時は同意しかけるが，すぐにそれは〈ヒポクラテスの誓い〉と齟齬（そご）を来たし，また刑事訴追の可能性も含むとして，両親側の希望には添えないという主旨の電話をした。両親は裁判で争う決意を固め，弁護士アームストロングに依頼。アームストロングは，カレンの死をもたらすはずの呼吸器取り外しという前代未聞の申請を法的に根拠づけるために，ロウ・ウェイド判決（1973年）などに依拠しながら，患者のプライバシー権を元に，裁判を争おうとした。

　こうしてニュージャージー州，検認裁判所で裁判が始まる。この事件は世間の多大の関心を引き，個別事例を離れて，〈生きる権利〉と〈死ぬ権利〉との間の闘争を象徴するものになった。審議では，医師側の弁護士，ポルチオが，ナチス政権下の医学実験を念頭に置きながら，もしカレンの呼吸器取り外しを認めるなどということをすれば，われわれは〈滑り坂〉を滑り落ちることになり，それはつまり，カレンをガス室に送りこむようなことを意味している，と

力説した。一方，アームストロングは，カレンのことを，無慈悲な医療技術のために，自然な人生の終わりを迎えることを妨げられている人として描いた。

呼吸器が通常以上の医療処置だということを示すためにアームストロングは，当時ニューヨークで働いていた医師コラインを召喚し，証言させた。彼は優れたプロだったが，いかにもプロらしい慎重で中立的な物言いは，聞く者にどこか無惨で冷淡な印象を与えるものだったという。コラインは，カレンの病床に立ち，観察しながら，彼女の病状を次のように描出したのである。カレンはまるで胎児のような姿勢をしている。彼女の目は連動していない。唇の音が鳴る。噛む運動が起こり，ときどき顔をしかめる。歯ぎしりをする。何かの刺激があると，口をきわめて大きく開き，目も開ける。まるであくびをしているような表情をして，よだれを流す。そして，ときに舌を前に突き出す……[†4]。

その証言は，カレンのことを，明らかに生きてはいるのだが，〈人間〉のようにではなく，という印象を与えるのに十分だった。フランス大衆紙，フランス・ソワールも，彼女のことを「生ける屍」(la morte vivante) と形容した。母親は，自分は母として，今のカレンの状態は，本来の彼女なら決して望まなかったはずのものだ，と哀訴した。

検認裁判所の判決は 1975 年 11 月 10 日に，ミューア判事によって下された。彼は，カレンが元気な頃，近親者や知人が末期状態になったときの様子を見て，そんな状態になったらいつまでも生きていたくはない，という主旨の言葉を残していた，という両親や友人の証言を重要視しないという考えを示した。それは，まだ若い女性が，自分には直接関係がない状況の中で述べた言葉であるにすぎず，もしそれを真に受けて呼吸器を外したら，彼女に死をもたらすという重みを考えると，確固たる証拠としてはとうてい受け入れられないとした。また，彼は，カレンが現在もっている最も重要な特質，それは彼女がとにかく生きているということなのであり，その生命を奪うようなことを法廷が認

[†4]　FILENE, P.：前掲書, chap. 1, pp. 32-33. cf. The Complete Legal Briefs, Court Proceedings, and Decision in the Superior Court of New Jersey, In the Matter of Karen Quinlan, Vol. I, Arlington, University Publications of America（1975）, pp. 301-302.（1975 年 10 月 21 日の審議録から）

可するわけにはいかないとした。それは，どのような状態で生きているのか，ではなく，とにかく生きているという事実を重視した判断，生命倫理学のカテゴリーでいうなら，QOL ではなく，SOL に重きを置いた判断だったといえるだろう[†5]。

その判決から約1週間後，両親は州の最高裁に控訴した。

その頃までには，カレンは一種の〈文化現象〉になっていた[†6]。同時代人にとって，カレンは突然有名になったとはいえ，当人を直接見ることはできない不可視の存在だった。メディアへの大量暴露にもかかわらず，わずか4枚の写真が流れただけで，特にその中でも高校時代の，斜め前方を向いた緊張気味の写真が何度も用いられた。今はもう，病室で変わり果てているはずの，物いわぬ若い少女。1975年から76年の冬にかけて，カレンの顎は萎縮し始め，上の歯が下唇をそのまま嚙むような感じになり，唇は血で汚れた。目覚めると，彼女は口を開け閉めして顔をしかめ，頭をくるくると回すような運動をした。それはまるで，自分に差し込まれた栄養管と闘っているような感じだった。医師は，彼女の動きは反射的なものであり，彼女自身がこの状態を苦しいと思っているはずはないと主張したが，友人や近親者たちには，彼女はどう見ても苦しんでいるように見えた。

彼女の痛ましい姿は，「眠れる森の美女」の倒錯した現代版だったのではなかろうか。お話の中の美女には，いつかは素敵な王子様が現れて，彼女は目覚めることができる。だが，おそらくカレンの場合には，いかなるハッピーエンドも用意されていない。悪趣味なことながら，1976年1月には，彼女を主題にした詩まで詠まれる始末だった。

1976年1月での事情聴取のあと，州の最高裁は76年3月31日に判決を出す。それは，カレンの父親をカレンの後見人に任命することを認めるもの，つ

[†5] QOL は quality of life の，SOL は sanctity of life の略語。後者は，一種の生命至上主義的な見方であり，QOL は，同じ生命と呼ばれる状態の中にも，より好ましいものと，好ましくないものという多様な段階があるという考え方であり，生命の諸状態間に質的な差異を認知する考え方である。

[†6] Cf. FILENE, P.：前掲書, chap. 3, p. 76

まり父親が後見人となって，カレン自身の利益に基づいて，神が用意してくれているより善き来世に向かうことができるように，通常以上の医療を中断することを認める判決だった。第１審の判断は覆され，両親の逆転勝訴となったのである。

検認裁判所のミューア判事の場合には，生と死は二元論的なもので，生か死か，という対立が最も重要なものだった。だが州最高裁は，このような事例の場合には，生と死の間に存在する黄昏の領域が問題になっているのだということを明確に認めた。カレンは死んではいない。だが，普通の意味で生きているともいえない。州最高裁の判決文はいう，もし何らかの奇跡でカレンが明晰な状態に一瞬戻るとするなら，そして自分がもう元には戻れないということを認識するなら，たとえ生命維持システムを取り外すことが，自分の死をもたらすという事実があったとしても，彼女はそれを取り外すという決心ができたはずだ，と。確かに，州には，各人の生命を守るという関心がある。だが，それは，カレンが元の認知能力のある生に戻るという可能性がまったくないのに，何か月もの間，ただ植物状態のままでいるという，耐え難いことを耐え抜くことを強制するものではない。ある地点において，個人の権利は，州の利益関心を凌駕する。カレンは，プライバシー権に基づいて自分の非認知的で植物的な生存様式を自然の力によって終わらせるという決断をするだろう，と推定することが可能だが，それをただ彼女の身体的条件が意図的選択を許さないという理由を根拠にして，蔑ろにするべきではない[†7]。このように，州最高裁は判断したのである。

こうして，カレンは，呼吸器を取り外されて，そのまま静かに逝去することになった。というより，そのはずだった。ところが，モースらカレンの医師団は，すぐに撤去を求める両親を宥めながら，その間にカレンを〈乳離れ〉させていた。カレンのかたわらに立ち，少しの間呼吸器を外して様子を見る。そし

[†7] The Complete Legal Briefs, Court Proceedings, and Decision in the Superior Court of New Jersey, In the Matter of Karen Quinlan, Vol. II, Arlington, University Publications of America (1976), pp. 293-306

て苦しそうになったら、また取り付けてやる。その作業を何度も繰り返すうちに、カレンは徐々に呼吸器なしで呼吸することに慣れていった。呼吸器は結局、5月22日に最終的に取り外されたが、その約2か月弱の乳離れ期間のあと、カレンは自発的に呼吸できるようになっていた。

両親は、それを見て驚き、狼狽した。とにかく彼らはどこかの看護院 (nursing home) に転院させようとしたが、PVS患者を受け入れてくれるところを探すのは易しいことではなく、22院に断られた末に、ようやくあるところを見つけた。マスコミの喧噪(けんそう)を避けるようにして、ある6月の夜、カレンはこっそりと転院していく。そしてそれ以降、カレンの物語は起伏をなくしていく。父親は一日に2回、母親は一日に1度、必ずカレンを訪れた。父にとって、カレンが苦しそうなときには、いやな一日が始まり、なんとなく楽そうにしているときには、彼にとっても良い日になった。母親は、病室に入るとカレンに挨拶をし、髪の毛をとかし、額を軽く叩き、頬にキスをした。必ずラジオをかけ、ときにはカレンが好きだった音楽を選んでかけた。そのようにして、実にカレンはその後、約9年間も生きた。

1985年6月11日、当時すでに31歳になっていたカレンは、肺炎で死のうとしていた。つきっきりの看護もむなしく、遂に逝去の瞬間、両親はいうまでもないながら、隣室で控えていたアームストロングも激しく泣いた、と伝えられている[†8]。

カレンのケースは、〈死の権利〉論の社会的成熟に当たっての画期であった。そしてそれと同時に、事件全般の成り行きを調査し、裁判資料を細かく分析していくなら、PVSという特殊な病態がわれわれに問いかけている多くの問題点の中でも、本質的なものはほとんど出尽くしているといっていいほどに、重要なものだと私は思う。クィンラン症例をとりわけ詳しく回顧したのは、この理由によるものである。

ちなみに、父親のジョセフは1996年秋にがんで亡くなるが、その際、自ら

[†8] FILENE, P.：前掲書, chap. 5 & chap. 6

が長年かかわってきたホスピスの一室で，家族に囲まれながら最後の瞬間を迎えた。彼は，回復の希望がなくなった時点で，いかなる延命治療も断固拒否しながら死んでいった。なんと，経管栄養さえ拒んだ，といわれる[†9]。

5.3 その後の代表的な関連症例

　われわれの問いかけにとって重要な司法的判断となるいくつかの関連症例を以下に掲げる。ただしその際，「エホバの証人」の信者や，ある種のALS患者のように，肉体的条件は相当悪くても，自律的で合理的な判断が下せる場合に，自分で延命治療を拒否する場合がある。そのような事例は外してある。なお，症例の枚挙に関しては，いくつもの文献を参考にしたが，なかでもワイヤーの『危篤患者の治療を停止すること』[†10]の4章を最も活用したことを明記しておく。

【サイケヴィッチ症例（1976-77）】　サイケヴィッチは当時67歳。IQ 10で，精神年齢は3歳弱。もう48年もの間，施設で生活していた。その彼が1976年4月，重症の白血病と診断され，化学療法を行うべきか否かが問題になる。法定後見人は，最初，彼に通常の化学療法を受けさせるべきだと考えたが，医師と相談をしてから，意見を変えた。というのも化学療法は数日間，患者をベッドに拘束せざるを得ないが，その意味を患者は理解できないだろう。また，薬物から来る副作用も，もしその意味を理解できるならまだ我慢できても，そうでない場合には耐え難いものになる。それに，たとえその療法を受けたとしても，寿命がはるかに延びるというわけでもない。この一連の理由で，下級審では化学療法見送りの判断が下された。州最高裁への控訴の最中，患者自身は9月に肺炎で死亡する。いずれにしろ，この症例によって，PVSとは異なるタイプの無能力患者の処遇について，新たなタイプの法的問題が浮上し

[†9] WEBB, Marilyn：前掲書, chap. 5, pp. 152-153.
[†10] WEIR, Robert：Abating Treatment with Critically Ill Patients, New York, Oxford University Press（1989）

たわけである。

【ランディ症例 (1981)】 ランディはフロリダの病院に入院。末期状態と診断。妻は医師に，彼が準備していたリヴィング・ウィル（生前の治療に関する意思を明記した書類）を手渡す。妻は延命治療中断を希望するが，病院側と対立。ランディ自身は公聴会の前に死亡するが，リヴィング・ウィルがある場合にも，治療中断には裁判所の介入が必要か否かが論点となって，係争が続けられた。州最高裁は，無能力か否かにかかわらず，末期患者は普通の患者と同様の治療拒否権をもつと判断する。というのも，「現代技術は，ときとして死につつある患者を死の敷居に置き去りにする。……その種の技術は，生命を続ける手段というよりは，死ぬ過程を延長するものだ」[†11] からである。そして，リヴィング・ウィルがある場合，裁判所の介入は不要と見なされた。

【リーチ症例 (1980-82)】 1980年7月，当時70歳のALS患者，エドナ・リーチは人事不省状態のために入院。心臓発作を起こして呼吸器につながれるが，改善しないままの状態が続く。10月，夫は彼女が装置から外されるべきだと主張して病院側と対立。係争の最中，多くの証人が，彼女はそんな状態での延命を拒否していたと証言したために，治療中断が認められる。そして81年1月，装置抜き取りが行われて，彼女は逝去した。82年7月，夫と子供たちは，夫人の生命が，無駄に，かつ望まない形で引き延ばされたことへの侵害を理由に，主治医と病院を提訴。オハイオ州下級審は，その理由づけは法的基盤をもたないとして訴訟の成立を認めない。だが控訴審はそれを受け入れる。そして，同意のない非緊急性の医療処置は傷害に当たるとする。確かに緊急時には，治療に対する暗黙の同意があると考えられるが，それも過大視されてはならない，と医療処置に関するインフォームド・コンセントの重要性を強調する判断を示した。

【ハーバート症例 (1983)】 若干心臓に問題を抱えていたがん患者，ハーバートは当時55歳。手術を受けるが，回復室で心停止状態。蘇生したが，脳

[†11] WEIR, Robert：前掲書, chap. 4, p. 130

に大きなダメージが残った。それを知った家族は，通常以上の処置を止めることを要請したので，医師は書類で確認させてから，呼吸器を外す。ところが驚いたことに患者は自発呼吸を始める。そこで医師は人工滋養をやめる。その日のうちに患者は死亡する。だが，一連の流れを見ていた看護師が違和感を覚えて，弁護士に相談。この症例は，アメリカ史上初めて，延命治療中断のために医師が被告として告発された事例となった。下級審では，医師の悪意や不法行為はないとする。だが，控訴審では，患者は脳死ではなく，カリフォルニア州自然死法[†12]にもサインしていないので，殺人に相当するとして有罪。しかし，州最高裁は，医師は無効と証明された治療を続ける義務はないとして，医師に逆転無罪をいい渡した。

【コンロイ症例（1983-85）】 1983年当時，85歳の女性。高血圧，心臓病，糖尿病など，多くの疾患を抱え，意識は朦朧状態。時々うなり声を上げて，微笑むといった程度の精神活動。だがPVSではない。甥は経管栄養管の取り外しを求めるが，病院側は拒否。係争の最中に彼女は死亡してしまうが，司法的論争は続いた。ニュージャージー州下級審は経管栄養管抜き取り支持，控訴審は不支持，州最高裁は逆転支持を表明した。州最高裁は，もちろん患者自身の意思を重視した上で，後見人に代行判断を頼まねばならない場合の射程を，かなり詳細に論じた。そして，たとえ患者が治療拒否をしただろうといういかなる証拠がなくても，身体的状態が患者に与える苦しみが，患者が生きていることから来る利益よりも重い場合，拒絶の推定を許可するという判断を示した。この係争はアメリカ全土の注目を集めた高名なものの一つであり，係争の過程で，経管栄養が通常以上の医療だということが初めて明確に認められた。カレンの場合には，呼吸器が争点だったが，それから10年もたたないうちに，今度は経管栄養そのものが，医療処置か否かが争点として争われたというわけだ。経管栄養は，滋養分と水分の補給なので，それは治療ではなく生命活動そのものだという判断と，スプーンなどを使って「食べる」ということは，経管

[†12] The California Natural Death Act, 1976。リヴィング・ウィルでどんな末期医療を受けたいかをあらかじめ指定しておくことを保証する法律。

栄養とは質的に異なる営為だという判断との対立である。そして後者が勝った。

【ブロフィー症例（1983-86）】 ブロフィーは当時46歳の消防士。1983年3月，脳内出血。7月にはPVSに。85年2月，妻は健康時の夫の言葉に基づき，経管栄養遮断を申請。マサチューセッツ州最高裁は，PVS患者の経管栄養遮断を初めて認めることになった。その際に示された次の判断は重要なので，引用しておく。「われわれは，州の生命に対する関心は，単なる肉体的な存在以上のものを含むということを認めなければならない。ある種の，ありがたいことにまれなケースにおいては，肉体的存在を維持するという重荷が，それが役立つはずだとされるまさにその人間性を毀損するのだ。法律は，個人がその人間性を守るという権利を認める，かりにそのことが，病気や苦しみの自然な過程に従うことを意味していたとしても，そしてそれが尊厳な死をもたらしたとしても」[†13] 延命治療を継続することが，かえって患者の人間性を毀損することになるという判断が，明確に示されたのである。

【クルーザン症例（1983-90）】 クィンラン症例と並ぶ高名なものなので，周知である可能性が高く，略述に留める。1983年1月，当時25歳のクルーザンは交通事故でPVSに。事故から1年後，夫は離婚し，両親が法的保護者になった。87年，両親は経管栄養管を外すように求めるが，病院側は拒否。ナンシー・クルーザンはお洒落で綺麗好き，とても活発な女性だったが，その彼女の人格は永久に失われた，こんな状態でナンシーが生き続けたいと思うとは考えられない，と両親や友人は主張し，検認裁判所はそれを認めた。だが，ミズーリ州最高裁は，その判断を逆転した。治療中断のためには当人のリヴィング・ウィルがあるか，それに準ずるような「明白，かつ説得力のある証拠」がなければならない。そして州の利益関心は生命の中にあり，その場合に質的な査定は行われない，とするSOL的な判断が示された。また，経管栄養が医療だという判断も覆され，それはただ生命を維持しているだけだと見なされた。

[†13] WEIR, Robert：前掲書, chap. 4, p. 151

5.3 その後の代表的な関連症例

係争はこれで終わることはなく，この症例は，連邦最高裁まで上り詰めた最初のものになった。だが，連邦最高裁は，生命保護の責務の大枠を州に委ねるという判断を示し，ただ，明白な証拠がある場合には，治療中断が可能になるだろうと示唆するに留めた。ところでその際，ブレナン判事が示した次の判断は興味深いので，書き留めておく。「延命治療を終わらせないということは，患者が望まない治療を受けなくてもいいという権利を，その患者から奪うことを意味している。その場合，劣化した存在様式が延々と続く。家族の苦しみは引き延ばされ，患者が元気な頃に残した思い出は，徐々に歪められていくのだ」[14]。これは，PVS 患者にとって，延命は有益，中立のいずれでもなく，かえって有害なのだ，ということを明確に述べる判断だった。その後，ナンシーには，彼女が以前にいっていた言葉についての新たな証人が現れ，それに基づいて，90 年 12 月，彼女の栄養管は合法的に抜き取られた。

＊　＊　＊

上記の症例群は，関連する話題の中のごく一部を挙げたものにすぎない。他の多くの事例をも勘案するなら，扱われた数多くの論点が，遡及的に分析したときに，一定の明確な方向性をもって歴史の時点時点を刻んできているとは必ずしもいえない。例えば，上記にも簡単に触れておいたように，経管栄養を医療と見るか，人間の基礎的生存行為と見るかという問題は，司法的判断の通史の中で何度か揺れ戻しを起こしていた。もっとも，これらの事例のいずれもが，きわめて微妙で繊細な問題群を扱うものである以上，それらの揺れや躊躇が存在するということ自体は当然のことである。

とはいえ，「上記の判断群はまったく混沌としたその場しのぎの判断を提案しているだけなので，通時的に見ても何ら一定の方向性が見えてこない」といったとすれば，それは逆向きのいいすぎを犯すことになる。上記の症例が語りかけてくる声に真剣に耳を傾ければ，そこから自然にある種の判断が浮き彫りになってくるという可能性はある。次の節では，その声を私なりに受け止め，

---

[14] JENNETT, Bryan：前掲書, chap. 6, p. 75

本章の主題的な問いに対して，より直截的な形で，私なりの解答を提示しておくことにしたい。

5.4 PVS —— 過程としての死

さて，この種の微妙で難解な問題の検討をする際に，その判断の内容について単純に「アメリカに倣え」式の立論を立てることは，もちろん無意味である。だが，これらの数多くの症例研究，それらを対象にしたワイヤーらの分析，また1983年に公刊された大統領委員会報告，「延命治療の差し控えを決断すること」[†15] のような，複数の分野からなる専門家たちの衆知を結集した重厚なレポートなどというように，数多くの社会的判断が公共空間に明示されているという事実には一定の敬意を払うべきだ。そして，それに賛成するかしないかは別にして，彼らの多くの判断群にできる限り綿密な目配りをし，わが国の事情に適宜連接させながら，それらを貴重な参考資料として扱っていくのが適切な姿勢だといえる。

上記の症例群に対して示された判断から推定するに，アメリカにおいては，PVS患者の処遇という問題を前にして，生命至上主義的な考え方，SOL的な考え方をそのまま貫徹することは困難になっているといわざるを得まい。では，アメリカとは異なる宗教的，歴史的，文化的，社会的背景をもつわが国では，これらの事例研究の周辺で示された判断は，われわれに実質的な示唆を与えることができるだろうか。例えば「通常以上の医療処置」か否かといった論点も，その背景には1957年にピウス12世が麻酔学者たちの前で行った勅宣などが利いているといわれる[†16]。そのような具合に，上記の多様な判断は，所

[†15] The Presidential Commission : "Deciding to Forego Life-sustaining Treatment : Ethical, Medical, and Legal Issues in Treatment Decisions" (1983), in JONSEN, Albert, VEATCH, Robert & WALTERS, LeRoy (eds.) : Source Book in Bioethics, pp. 159-219, Washington D. C., Georgetown University Press (1998)

[†16] そこでピウス12世は，医師はただ通常（ordinary）の手段を使うことを義務づけられているだけなのに，現代の呼吸器などの延命装置は，自然過程に介入する通常以上（extraordinary）のものだという判断を示した。

詮はカトリックやプロテスタントなどのキリスト教文化圏の中で初めて利いてくるものなのだろうか。そして，逆にいうなら，それは所詮，われわれとは異なる世界の話なのだろうか。

　その留保にも一理ある。だが，すべての社会的判断が宗教に拘束されているというわけではない。そしてそれは，われわれの主題に密接に絡む，死生観という，とりわけ宗教的な話題においてさえ，そうなのである。キリスト教や功利主義，リベラリズムや係争社会というアメリカ社会の特質を考慮に入れ，それらの文化的特殊性を，われわれが何かの判断をする際に加味されるべき疎隔的要因だと考えるのは，確かに重要なことだ。そして，彼らが行っている一連の判断をそのまま鵜呑みにするという愚を犯すことは，もちろん回避しなければならない。

　以上の前提的確認をした上でなお，私には，われわれの主題的問いかけに関して，次のように考えることが許されるように思われる。

　蘇生可能性が統計的に見てほぼ絶無だという，われわれの問題設定の条件下にあるPVS患者に限って述べるなら，それは「生の最後の煌めき」というよりは，現代医療が生み出した，技術媒介的で特殊な形態をもつ「すでに始まっている死の過程の引き延ばし」だとはいえないだろうか。そう考えるためのおもな理由として，二つの論点を挙げておく。

　第1に，患者本人にとってのことがある。医師たちは口を揃えて，PVSの患者当人は何ら苦痛を感じていないはずだと繰り返す。だが，脳幹やその周辺部分が生きているわけだから，苦痛の明確な自覚はないにしても，何ともいえず継続していく違和感，ボーッとした苦しみ様のもの，〈内臓的〉な気持ちの悪さのようなものが絶対にないと断言できるのだろうか[†17]。そしてもしそれ

[†17] 生命倫理学の浩瀚な教科書を著したペンスは，神経科医たちの見解を引き，苦痛は脳幹と大脳皮質との統合的な機能から来るものだから，皮質が死滅したPVS患者が苦痛を感じることはない，と繰り返している（PENCE, Gregory: Classic Cases in Medical Ethics, 3rd edition, New York, The McGraw-Hill (2000)／邦訳 宮坂道夫，長岡成夫 共訳，医療倫理1，第2章，p. 66，みすず書房（2000）。だが，若干の疑惑が残るのはいかんともしがたい。

がそれほど的外れな推定ではなく，論理的だけでなく医学的な可能性が絶無とはいえないとすると，PVS患者を延命治療でそのまま生かし続けることは，当人にとって，マ̇イ̇ナ̇ス̇様の苦しみになる。

第2に，近親者や友人にとっては，われわれの主題が成立するほどにPVS状態が長引くということになると，その間に徐々に萎縮し，外見が変わっていく肉親を見続けることは，その人が元気なころに残していた多くの楽しい思い出を若干毀損する可能性がある。確かに，その状態もまた，その人の思い出だと考えることは，もちろんできる。だが，それも，それが継続する時間と，本人の病態との関数だと考えても，それほど間違いとはいえまい。つまり，相当な長期間，その状態が続き，その過程で萎縮などの外見の変化が無視しえないものになる場合，その人の思い出に毀損が加えられる可能性は高まるということである。

この二つの論点が私の判断を構成する本質的な成分である。そしてこれらの論点の背後には，生命倫理学史上名高いパーソン論も，若干利いている。つまり，人の生の中で，生物的位相そのものではなく，意識的な位相，自己意識に基づく社会生活的な位相を重視するという考え方である。フレッチャーやシンガーなどのパーソン論は，新生児や障害者を周辺化する危険性を備えたものだとして，普通，パーソン論に言及される場合には，批判的に言及されるのが，なかば常套化している[18]。にもかかわらず，パーソン論がもつ含意は，それほど簡単に廃棄できるようなものではない。あるPVS患者の人生を見たとき，その状態になる前のその人のパーソンを惜しむということは，その状態にあるその人を侮蔑することと等価なことではない。

だが，確かに，ナチス関連の歴史を調べる研究者には名高いビンディング，ホッヘの『「生きるに値しない命」とは誰のことか』[19]でも明らかなように，

---

[18] 代表的な論者にはMichael TOOLEY, Joseph FLETCHER, Tristram ENGELHARDT, Peter SINGERなどがいる。残念ながら，その詳細な検討は本章の主題ではあり得ず，他の機会に譲らねばならない。

[19] BINDING, Karl & HOCHE, Alfred: Die Freigabe der Vernichtung lebensunwerten Lebens, Leipzig, Felix Meiner (1920)／邦訳 森下直貴，佐野誠共訳，窓社 (2001)．

〈人の価値〉をある観点から評定するという眼差しが，ともすれば重症障害者や痴呆患者を軽んじることになるという可能性はある。下手をすれば，PVS 患者をめぐる私の議論も，その「生きるに値しない命」論の文脈に組み込まれてしまう。また，近年の生命倫理学をメタ分析的に批判するウェズレーの『死の文化』[20] が警鐘を鳴らしているように，アメリカでは，医療現場での患者の処遇が，過剰な医療に苦しむという〈死の権利〉論から重点がずれて，むしろ医療経済的観点や，〈無益な医療〉論[21] などの医師集団側の武装によって，患者から医療が「はぎ取られる」ような事態が起きているということもある。その背景には功利主義が強く利いていると考えられる。私の PVS 論は，功利主義とは違う文脈に根ざしているが，延命中断を明示的可能性として列挙するということは，結果的には功利主義的な判断と隣接する場合があることも確かである。

だから，私が上記のような判断を示すとき，自分のこの議論が不当な過剰判断と連結したり，ある方向性をもつ社会政策になし崩し的に利用されたりすることがないように，同時に配慮するのでなければ，私にはこの種の判断を提示するだけの資格がないといえる。

だから，次の節ではその作業を行わなければならない。

5.5 〈滑り坂〉に対する，カズイスチカ的な縛り

蘇生可能性が極微な状態にある PVS 患者を，死の過程がすでに開始した存在として捉えるという理解を明示的に許容する，という私の考え方は，同時に，以下の付帯的な但し書きを連ねる形で言明されなければ，〈社会的危害〉

---

[20] SMITH, Wesley: Culture of Death, San Francisco, Encounter Books (2000)
[21] medical futility という概念が，80 年代終盤から使われるようになってきている。もともとは慢性の痴呆患者が危篤状態に陥ったとき，その CPR はしないという文脈で使われたもののようだが，その後，より一般に末期患者の治療を継続しないという判断を援護する文脈で使われている。cf. SMITH, W.：前掲書, chap. 4. だがこれもまた，本章の主題を超える問題である。

が大きすぎる。

まず確認しておくべきなのは，この議論は，あくまでも私が問題にしている話題だけに関係する判断であり，それが含意するある種の意味的方向性が，他の場面でもそのまま適用されるようなものではないということである。

いわゆる〈滑り坂の論理〉というものがある。それは，もともとは第二次世界大戦後の戦後処理でニュルンベルク医師裁判が行われた際に，アレクサンダー医師がある事実に注意を喚起したことから，その後広く使われるようになった論理である[†22]。彼は，600万人もの人々を虐殺したという未曾有の大事件，ホロコーストには，より〈穏やかな〉先史があったということに注目した。つまりそれはもともとは，先の「生きるに値しない命」論や優生学などを利用しながら，重症末期患者の安楽死の可能性を論じるということから始まったのだ。あくまでも比較の問題とはいえ，その比較的小さな一歩の踏み出しが取り沙汰された時点から，その後のわずかな年月で破局的なことが起こってしまった。それと同様に，ある小さな判断の一歩が踏み出されてしまうと，あとは滑り坂を転げ落ちるように，より大規模な破局的判断が導き出されてしまうという可能性があるので，その最初の一歩がどれほど小さなものに見えようとも最初から踏み出さないほうがよいのだ，という議論である。

今の事例でいうなら，ある個別のPVS患者の延命を断念するという可能性を明示するということから，PVS患者一般の延命治療拒否が生起し，それがさらには積極的安楽死の蔓延(まんえん)や，重症障害者の冷遇へと話が拡大していく可能性があるので，最初からその種の判断を提示することはやめるべきだ，という議論仕立てになる。

この立論のスタイルを包括的に否定するというつもりはない。だが，私は，ここでそれが作動することを拒否したい。確かに，アレクサンダーの指摘は，歴史的認識の一つとしては有意義なものだった。だが，それをそのまま一般化して多様な事例に当てはめるということは，どこまで許されるものなのだろう

[†22] ALEXANDER, Leo: "Medical Science under Dictatorship", The New England Journal of Medicine, **241**, pp. 39-47 (July 1949)

か。もしある一つのことを認めたら，それと同傾向のことがなし崩しに認められていくのだから，最初から一つも認めるべきではない，とする議論。そこにはやはり，いくつかの問題がある。まず，それは，ある個別的事象についての判断が行われている場合，そこに付随している個別的状況を無視するという意味で，一定の抽象化をした上で，事象の数ある特徴の中からある部分だけに光を当て，それをことさらに抽出して，そのあとでそれを「同傾向」のことに結びつける，という恣意的な抽象性を抱えている。また，それはもし，かりにその同傾向の諸事象が眼前に存在する場合，最初の一つを選択すれば，あとはほぼ自動的に類似の事象群がついてくるという機械性を含意している。あたかも，最初にごく緩やかな滑り坂を転がり始めたら，あとは猛スピードで滑落するまで，中間段階で何ら制動をかけないとでもいうかのように。

　簡単にいおう。滑り坂の論理は恣意的で機械的なのだ。それが一定の機能を果たす場面もあることは認めるが，それは必然的なものでも，万能のものでもない。「～につながる」という表現がもつ修辞的な欺瞞(ぎまん)に，われわれは早く気づくべきだ。われわれの事例でいうなら，重症障害者への冷遇を回避するために，ある個別のPVS患者の延命中断を差し止めるというのは，実はまるでおかしな論理構造になっている。

　どんな個別事象にも，それを個別事象たらしめている付帯状況がある。それをつねにすべて枚挙した上でなければ類似事象とのいかなる連結も認めないとまでいってしまうと，帰納的な推論や一般的視座に定位した議論ができなくなるので，そこまではいわない。だが，われわれの主題についていうなら，そこでは一人ひとりのPVS患者の背後に控えている状況的な差異を最大限斟酌(しんしゃく)した上でなければ，類同的推定に基づいた一般化を行わないようにするということがきわめて重要なのだ。もし，それを蔑ろにしたうえで，安易な拡張解釈を行い，滑り坂を滑落したあとで，その滑落の原因を私のようなタイプの言説に帰責するというようなことがあるとすれば，それは，言説構成時の論争可能性を最初から放棄した暴論であるにすぎない。

　ところで，カトリックの伝統の中で，倫理上の一般原則と，個別的状況との

間を巧みに結びつけ、その場に相応(ふさわ)しい判断をするのを助ける技法があった。というのも、数学的な演繹とは違い、倫理的判断を実際に下さなければならない具体的で個別的な状況の中では、一般的な倫理原則をそのまま機械的に当てはめるわけにはいかないことのほうが多いからである。その技法を、カズイスチカという[†23]。歴史的には 16 世紀から 17 世紀にかけて最盛期を迎えたといわれるが、その後、むしろ善悪の境目を曖昧にする有害なものとして、批判の対象になった。だが、20 世紀後半に至り、状況倫理学の興隆などと相まって、新たな視点からの再評価を受け始めている。そして私は、このカズイスチカ的な視点を、今の問題に当てはめることで、私の判断の過剰な一般化や拡大適用を排斥したいのである。

だから、先に私が、「ある種の PVS 患者はすでに死の過程の中にあるという評価を、明示してもよい」と述べたとき、そのこと自体が一種の一般的言明にすぎないという自覚的限定を伴わなければ、この議論は完結しない。より具体的にいうなら、この私の判断に基づいて、臨床場面で次々に PVS 患者の治療方針を決めていくというようなことはなされてはならず、個別的状況に基づいた個別的な判断が不可欠だということになる。

そして、あまりに当然のことなので、今まで触れてこなかったが、以上の大前提として、アドヴァンス・ディレクティヴのような制度を法的に保証する作業を早く進めることで、患者の自由意志や自発的判断をできる限り尊重できるような医療システムにしていくということが肝要である。何でも法律で決めればよいというものではないが、日本ではその辺りの制度的充実への目配りが、あまりに遅れすぎている。アメリカの「患者の自己決定権法」[†24] に準じるような法律を作るための作業を、早く開始するべきだと思われる。

[†23] Cf. JONSEN, Albert & TOULMIN, Stephen: The Abuse of Casuistry, Berkeley, University of California Press (1988)

[†24] The Patient Self-Determination Act, 1991。患者が医療処置を受ける権利と拒絶する権利をもつということを明確に認める。またリヴィング・ウィルや持続的委任状の法的効力を保証するもの。

5.6 おわりに

　私の議論は，カズイスチカ的な縛りを与えることで，なし崩し的な拡張判断を防ぐという安全弁で武装しながら，PVS 状態が一定期間をすぎ，統計的に見て蘇生可能性が極微になった患者の場合，親族と医師団の綿密な相談や，病院内倫理委員会の議論の中で，延命装置の中断を一つの可能性として明示する，というものだ。それは，PVS 患者の延命中断に一定のゴーサインを与える判断である。だが，もちろんそれは，ある時期をすぎた PVS 患者の延命中断を系統的に合法化するものでもなければ，延命中断を一般的に推奨するものでもない。事実上，私の議論の中核的内容は，「この種の状況下では，何がなんでも延命を至上命令としなければならないという判断は，とるべきではない」という慎ましやかな判断に絞られる。

　だが，医師ではなく，また生命倫理学の周辺で学問的な作業を続ける私のような人間が，この，慎ましやかではあるが，人にある種の死をもたらす可能性のある判断を行い，公の言説空間の中に明晰な形で提示しておくということの意味は，それなりの重みをもつはずである。

　なお，その際，PVS 患者を一種の準・脳死体扱いすることによって，臓器移植法のなし崩し的な拡大適用を遂行しながら，PVS 患者からも臓器取り出しを可能にするという方向には，私は強く反対しておく[25]。

　かつてパスカルは『プロヴァンシアル』[26] の中で，「人を殺してはならない」という一般的原理から，カズイスチカの融通無碍な論証によって「場合によっては殺してもいい」という判断が導き出される様子を，当時，カズイスチカを

---

[25] それに似た判断をする文献は，ちらほらと出没し始めている（cf. WALTERS, James: What is a Person ?, Urbana, University of Illinois Press (1997))。また粟屋剛氏のご教示によれば，アメリカでは PVS 患者からの臓器取り出しがすでに始まっているということである。

[26] PASCAL, Blaise: Les Provinciales (1657)。『パスカル著作集』田辺保 訳，第 3 巻，教文館(1980)。特にその第 6 の手紙，第 7 の手紙。

頻用していたイエズス会への対抗的意味も込めながら，戯画的に描いて見せた。パスカルは，それを嘲笑(ちょうしょう)するために書いた。だが，驚くべきことに，現代医療がもたらす生と死のはざまの領域の中では，性急な耳には，まさに「場合によっては殺してもいい」という判断と同じ響きをもつかのような微妙な判断が，ときとしてなされなければならないということなのだ。

周知のように，少なくともアメリカでは，1990年代以降の死をめぐる議論の焦点は，無能力患者の延命治療などの問題から，医師による自殺幇(ほう)助という一種の積極的安楽死の是非をめぐる問題へと大きくシフトした。キヴォーキアンの，奇矯ではあるが影響力のあった活動，1980年から存在しているとはいえ，80年代終盤から無視し得ない勢力をもち始めたヘムロック協会などの活動を考えてみればよい。また，90年代に二度の住民投票を繰り返した末に成立したオレゴン州尊厳死法のことなどが，思い出される。その意味では，現在の時点でPVS患者の延命治療問題を取り上げるということには，アメリカの問題状況との比較でいうなら，かなり大きな時差と温度差がある。だが，もちろん，それは，アメリカに遅れているということでも，アメリカに追いつくべきだということでもない。

いずれにせよ，わが国独自の文化的状況の中で，アメリカの生命倫理学での議論の集積や，問題化している論点とのずれを意識しながら，この種の話題を一つひとつ公共空間の俎(そじょう)上に載せていく必要があるということは間違いなかろう。なぜなら，臨床現場の，どこかわからない闇の空間で，重大な問題が隠されたままに遂行されていくということが続くようでは，医療をめぐるわが国の公共圏の成熟は，とうていおぼつかないからだ。小論は，その大きな目標に向けたささやかな一歩である。

6章

生命科学・技術者の論理と倫理

6.1 はじめに

　今や大腸菌がヒトの成長ホルモンを生産し，ヤギが血友病治療薬を生産する時代となっている。これらの生命科学・技術[†1]は，人類が蓄積してきた経験的技術と学問の発達とが結びついて可能になったものである。これまで人類は，生命の機能を利用する技術を発展させてきた。例えば，微生物の特性を利用したアルコールやチーズの製造（発酵・醸造），各種植物の大量栽培（農業），肉や乳製品の生産（畜産），そして人や動物の病気の治療（医療）などの技術である。発酵における菌株の選択，農業における品種改良，畜産における育種といった技術は，生命の機能を改変することを目的としていたが，改変のスピードは生命変化の偶然性に任されているため，ゆっくりとしたものであった。また，医療では，疾患の原因が明確につかめていない場合が多いので，生命のメカニズムに立脚した効率的な治療法・治療薬を見出すことはできず，試行錯誤の結果として対症療法を発展させるほかなかった。

　学問の世界では，1953年にワトソンとクリックが生命の基幹物質であるデオキシリボ核酸（DNA）の二重らせん構造モデルを組み立てることで，生物

　[†1] 科学と技術は，英語で science and technology と併置して表現されており，科学技術という単語はない。私は科学と技術とは性質が異なるものであると考えるので，区分併記（科学・技術）を採用する。科学は，好奇心に従い対象の性質を明らかにしていく行為であるのに対し，技術は何らかの社会的価値を実現するために，そのプロセスを効率化する行為である。

の遺伝現象と表現型の対応を説明することに成功した。つまり，遺伝現象は塩基の相補的結合による半保存的 DNA 複製により説明された。また，遺伝型を担う DNA からリボ核酸（RNA）への情報転写が起き，最終的な機能物質であるタンパク質に翻訳されることで，生物の表現型が説明されたのである。これが生命の機能を分子レベルで解釈する生物学，すなわち分子生物学の始まりである。1973 年に確立された遺伝子工学は，生命の基幹物質である DNA を望みの性質をもつように改変する技術である[†2]。この技術は，生物を利用するあらゆる分野に応用が可能であるため，生命にかかわる自然科学の分野の体系を大きく変えた。一方，DNA の二重らせんモデルの報告から 50 年を経た 2003 年には，ヒトのゲノムの塩基配列のほぼ全容が明らかにされた[†3]。このように，分子生物学の発展と，生命機能を有効利用するさまざまな技術が結びつくことによって，冒頭に述べたような産業や医療における社会的価値が効率的に生み出されることになった。

本章では，まず上述のような背景の中で，生命科学・技術者がどのように生命を解析し，いかなる生命像を構築しているかについて述べる。すなわち，生命を語る論理について概観する。次に，先端生命科学・技術の現場で生じている生命に関する倫理的問題について述べ，なぜ生命の論理と倫理が結びつくのかを述べる。最後に，生命科学・技術者に求められるものとして，生命に関する論理と倫理を整合させるルールに関する提案を行う。

6.2 生命を語る論理

6.2.1 ディジタル化する生命像

生物実験の現場では，生きた生物を扱う作業ばかりではなく，生命情報のみ

[†2] 望みの遺伝子を切り出す道具としての制限酵素，切り出した遺伝子を大腸菌の中で増やすために必要なプラスミド（小型の環状 DNA），そして遺伝子組換えプラスミドを大腸菌に取り込ませて増幅する技術がそろい，遺伝子工学は確立された（1973 年，スタンフォード大学のコーエンとボイヤーによって確立）。

[†3] "ゲノム解読完了で生命科学に新展開"，ニュートン，2003 年 6 月号，pp. 62-69

を扱う作業が多くなってきている。この場合，研究者が自分で計算や追跡確認する部分は少なく，機械に任せる割合が大きい。測定機器の性能が向上し，測定プロセスが自動化されているので，得られるデータ量が多く，解析された情報の加工・操作・記憶はコンピュータなしには成立しえない。ここでは，生命科学・技術者が構築しつつある生命像に関するイメージを得てもらうために，現代の生命科学・技術の基礎となっている polymerase chain reaction（PCR）法の基礎的手順について紹介する[†4]。

ある遺伝子の発現を PCR で検出する実験を計画したとする。

（1） まず，インターネットを利用してその遺伝子の塩基配列をデータベースから入手する[†5]。

（2） そしてその遺伝子のどの部分の塩基配列が検出に有用な塩基配列（プライマー）かを，プライマー候補の物理化学的性質からソフトウェアを用いて計算する。

（3） 次に，得られた候補プライマーが，検出しようとする遺伝子に特異的なのかどうかを明らかにする作業に入る。

　　　研究者自身が文献を用いて，これまでに知られているすべての遺伝子との相同性をつぶさに当たることは，配列確認上の間違いが起きるし，膨大な時間を要する。

　　　そこで，相同性検索用のソフトウエアを用いて，既知遺伝子の塩基配列データベースでプライマーと相同性をもった配列を検索する。

（4） こうして反応特異性が確認されたプライマーの化学合成を業者に電子メールで依頼する。注文ごとに塩基配列を手書きしていたのでは，書き間違いによって塩基配列に突然変異が入ってしまう可能性がある。この点で，電子メールであればパソコン上で検索結果をコピーできるので間

[†4] PCR とは耐熱性の DNA 合成酵素を用い，DNA を指数的に増幅する技術である。K. B. マリス："遺伝子を自動的に複製する PCR 法の発見"，別冊日経サイエンス 126（遺伝子技術が変える世界），pp. 94-102，日経サイエンス（1999）

[†5] 2003 年の時点で，数百種類を越える生物のゲノム情報が一般に公開されており，誰でも無償で入手できる。

違いは起きにくい。情報の加工は，生命の加工にほかならないのである。

（5）　こうして入手したプライマーを用いて PCR を行う。

PCR は DNA 合成反応時の温度を周期的に変えて行う。これを手作業で行うなら，温度の異なる湯の入った恒温槽をいくつか準備し，タイマーを見ながら一定時間ごとにサンプルを入れた試験管を移動させればよい。この単調労働に耐えられる人はいないであろう。実際はコンピュータによる自動温度制御で化学反応を繰り返す。理論的には，40 回繰り返せば，遺伝子は 2^{40}（＝約 1 兆）倍に増幅される。増幅された遺伝子断片の量は，遺伝子と結合して蛍光を発する試薬と反応させて定量する。これを一つのサンプルについて行うのではなく，通常は一度に 96 サンプルの測定を行うことが可能である。一つずつ試験管を機械に入れて測定していたのでは，実験にかかる時間が莫大となってしまう。実際には，96 個のくぼみが作製されたプラスチック・プレートに測定サンプルと試薬を入れて PCR を行い，各反応系の蛍光強度の継時変化をコンピュータに記録していく。こうしてサンプル中に入れておいた標準サンプルのデータと比較し，自動演算でサンプルの定量値が得られる（**図 6.1**）。自分で

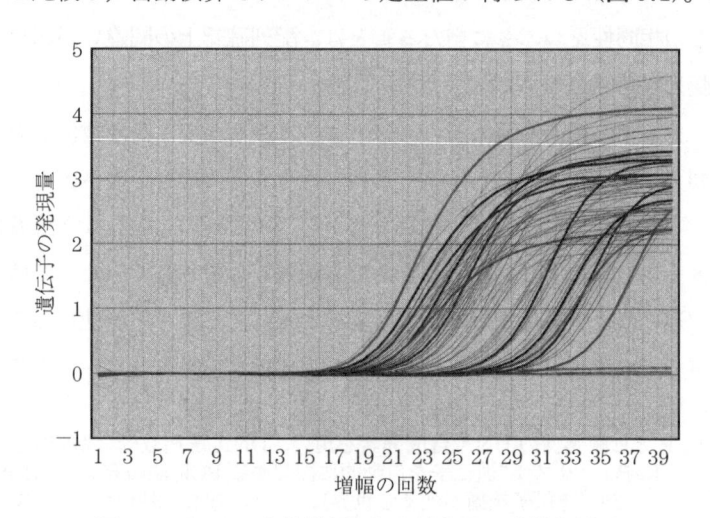

図 6.1　**PCR により増幅された遺伝子の定量化画面**

作業するのは，試薬を調合し，機械にセットするところ，コンピューターの条件入力，それから後片付けくらいである。

　生物実験でよく使用される専門用語に *in vitro*（試験管内で）というラテン語がある．最近では，ここで述べたように，生物学におけるコンピューターの位置付けが大きくなっていることを反映し，*in vitro* に対応する造語として *in silico*（コンピュータ内で）という言葉が生み出されている．

　最近のDNAマイクロアレイ[†6]による遺伝子解析では，一度の実験で数千から数万種類の遺伝子発現の変化を追跡することが可能となっている（**図 6.2**, **図 6.3**）．DNAマイクロアレイで得られるデータ量は，通常の論文に載せられないほど多量であり，紙媒体を用いる情報の発表形式の限界が指摘されている．また，遺伝子ばかりではなく，遺伝子の産物であるタンパク質に関しても分離・同定の技術開発が進み，網羅的な解析が行われつつある（**図 6.4**）．ここで紹介した実験プロセスから，生物が遺伝子やタンパク質の組み合わせというディジタル化された情報によって解釈されている状況が想像できたのではないかと思う．

DNAマイクロアレイを用いることで，現在では細胞や臓器の違いのみならず，加齢や病気による変化を，多種類の遺伝子発現の量の違いとして，定量的に記述することが可能となっている．

図 6.2　DNA マイクロアレイの蛍光パターン

[†6]　数千から数万種類の既知遺伝子の合成遺伝子（断片）をガラス板上に固定した実験器具のこと．生物試料に含まれる遺伝子の発現状態を網羅的に検出するのに用いられる．

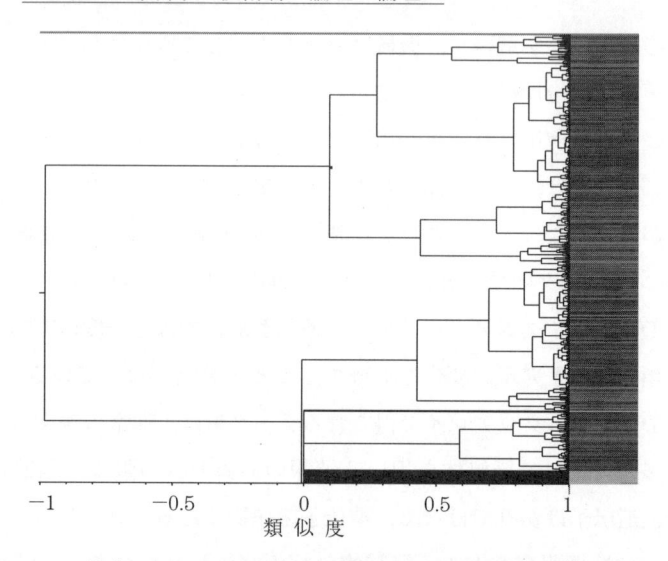

枝分かれしている先端（右端）の一本一本が遺伝子であり，発現のパターンが類似している遺伝子ごとに枝がまとめられている．この枝のまとまりをクラスターといい，クラスターを解析することにより，組織特有の機能や病気の性質を理解できるようになる．

図 6.3　遺伝子発現パターンの類似度の解析

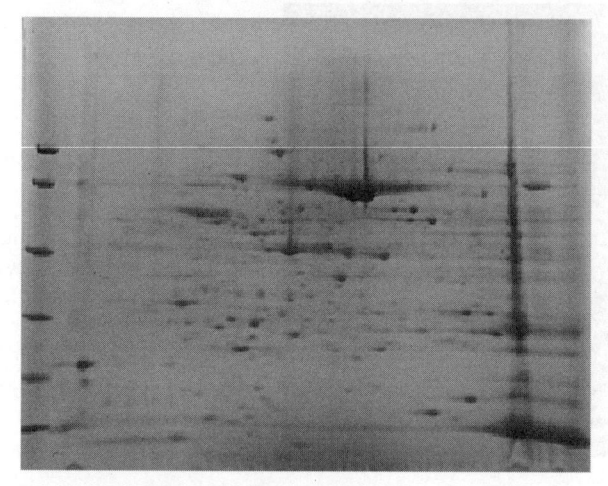

ここでは，肺の洗浄液のタンパク質を，その大きさと電気的性質という二次元で分画している．

図 6.4　電気泳動で分画されたタンパク質の銀染色パターン

6.2.2 生物進化はディジタル志向

6.2.1項で見てきたように，遺伝子の機能解析によって生物の本質に迫ろうとするアプローチが，生物を情報処理システムという側面から眺めることの有用性を実証しつつある．この視点を，生物進化にまで拡張すると，生物進化がディジタル志向であることを描き出すことができる．

ディジタル情報はノイズに対して強く，多量の情報蓄積・伝達が容易である．したがって，化学物質から生命へ飛躍する進化の最初のステップで，化学物質の配列を利用したDNAやRNAという情報のディジタル保存・コピー・伝達の仕組みが必然的に生じたと考えられる．こうして生み出されたDNAを設計図とする地球型生命体は，さまざまな環境に適応できるような遺伝子のセット（ゲノム）を構築する方向性をもっている．ゲノムはよく生命の設計図といわれるが，機能的には環境適応のプログラムといえる．さまざまな環境への適応を可能にするために，ゲノム情報によって構築されているのが細胞構造である．環境にどのように適応するかを規定するのが細胞レベルの制御であり，特に高度な情報処理を可能ならしめたのが，多細胞体制化の中で生み出された神経細胞，ならびにそれが組織化された中枢神経系である．環境から受け取る刺激は連続的であり，それらすべてに応答していたのではエネルギーの使用効率が悪くなる．そこで，生物にとって意味のある情報かどうかを判断する方策として，DNAと同様に細胞レベルでもディジタル処理が採用されている[†7]．また，コンピュータ上の情報が変化するように，ゲノム上の遺伝情報も，その量が倍化したり，その存在部位が移動することがある．遺伝子のレベルでは重複や突然変異などにより情報変換が徐々に進行する．こうして長大な年月をかけて多様なゲノムが生み出されたと考えられている．

中枢神経系という高度な情報処理システムをもつに至った人類は，さらに情報処理速度を向上させるべく情報処理システムを体外に構築する段階にある．

[†7] 刺激はアナログな電気信号として受容されるが，細胞（生物）にとっての意味は，応答するかしないかという閾値で判定されている（全か無かの法則）．この特性は，電位を検知するセンサータンパク質の構造が変化することで実現されている．

環境認識装置として測定機器を開発し，これにディジタル処理の精密さを装備することで，外界を高解像度で認識することができるようになった。医療現場では，診断技術が触診や聴診器という人間の感覚を用いる時代から，感覚では捉えられないものをディジタル診断機器で可視化する時代になった。例えばX線や核磁気共鳴を用いた三次元の人体断層撮影，超音波による胎児診断や骨塩密度の測定，赤外線で体温分布を可視化することも可能である。これらの体外情報処理装置によって，これまでになかった生命像が構築されつつある。しかも，このような認識能力の拡大が，人類の行動に大きな影響を与えているのである。

6.2.3 ディジタル生命の創出

　生命科学・技術者は生命現象の謎を分子情報として記述しつつある。その中心的テーマが遺伝子制御のシステム（genome operating system；ゲノムOS[†8]）を解明することである。一遺伝子の機能は一言では表現し難く，遺伝子機能は，その遺伝子の置かれた文脈に依存するといえる。その文脈を規定するのがゲノムOSである。近年，頻繁に作製されている遺伝子ノックアウトマウスや遺伝子導入マウス[†9]は，死亡したり，正常と変わらない表現型を呈し，操作した遺伝子の機能解釈に窮することがある。これはゲノムOSが推定できていないからである。各種生物のゲノム構造が解明され，DNAマイクロアレイのように全ゲノムにわたって遺伝子発現の変動を網羅的に解析する手段が開発されたので，今後は，未知の言語を解読するかのようにゲノムOS解明の作

[†8] 石川冬木："ゲノム・オペレーティングシステム"，細胞工学，Vol. 18, No. 7, pp. 940-947, 秀潤社（1999）
コンピュータのOSは，電子の流れる順序を制御しているのに対し，ゲノムOSは，分子の配置を制御する仕組みといえる。

[†9] 遺伝子ノックアウトマウスとは，遺伝子操作により，受精卵の段階で特定の遺伝子を欠損させてから発生させたマウスのことであり，遺伝子導入マウスとは，遺伝子操作により，受精卵の段階で特定の遺伝子を導入してから発生させたマウスのことである。これらの操作を行うことにより，特定遺伝子の生体内（*in vivo*）での意味を解析しようともくろむわけだが，結果的に発生過程や出生直後に死んでしまったり，操作していない正常個体と見かけ上なんら変わりがないことが少なからずある。これでは，*in vivo*における役割の推定には使えない。

業が急速に進むと予想される。

　ゲノムの塩基配列がすべて解析された生物については，その情報を入力し応答が現実の生物と合うようにシミュレートしたディジタル生命をコンピュータの中に合成するアプローチをとることが理論上可能である。これは，ゲノム OS を in silico で再現する試みである。分子生物学が分析的アプローチであるのに対し，これは構成的アプローチ（system biology）として注目されている[†10]。現在は，細胞レベルの応答について人工細胞モデルが作成されている段階であるが[†11]，将来は人間モデルが in silico で作製される可能性もある。現実に存在する生物のゲノム OS を合成するという構成的アプローチではなく，現実の生物との対応は想定せずに，生命の構成原理を理解するために生命的な情報のパターン（人工生命）を合成するコンピュータ・サイエンスの手法も発展している。さらには，情報処理システムとして人間の知能を模倣した人工知能，あるいは人間の認知機能や動きを模倣するロボットの作製も盛んになっている。

　このように，生命の本質的部分がディジタル情報を有効に活用しており，われわれの生命像がディジタル化することは必然ともいえる。さまざまな生物のゲノム情報が明らかにされつつある状況の中，生命科学・技術者は，分子生物学，生物情報学（bioinformatics）を駆使して，ゲノム OS を明らかにし，ディジタル生命を作製する動きを見せている。生命を論理によって記述するこのような研究活動は，ヒトを含めた生命システムを包括的に把握する壮大な知的試みであり，好奇心を刺激してやまない。また，ヒト自身も進化する生命システムであり，ここで得られた知識が農業，畜産業，医療を通じて，ヒトの進化の道筋に影響を与えることは避けられない。一般には，対象としての生命がヒト以外の生命体であれば，論理に従って操作しやすいだろうと考えられがちである。しかし，対象がヒト以外の生物であっても，システムとしては自己と同

[†10]　北野宏明：システムバイオロジー，秀潤社（2001）
[†11]　富田勝："E-CELL プロジェクト"，細胞工学，Vol. 20, No. 1, pp. 79-83, 秀潤社（2001）

種のものであることを最も強く意識しているのが生命科学・技術者である。生命科学・技術者は人のことばかりを考えているのではなく，生命界全体の共通性を意識して研究を行っている。したがって，生命科学・技術者は，生命を論理的に操作すればするほど，ヒトを含めたすべての生命システムの操作に倫理的問題を感じざるを得ないのである。

6.3　生命を扱う倫理

6.3.1　人の問題としての「生命倫理」

　生命にかかわるあらゆる領域で，生命科学・技術が発展してくると，生命の改変速度が人間の意識変化を大きく上回る状況が出現する。これが一般に捉えられている「生命倫理」の問題である。ここで「生命倫理」という言葉を括弧で括ったのは，「生命倫理」の議論は，ほとんどの場合人間の倫理の応用として議論されているからである。つまり，生命にかかわる議論であるにもかかわらず，人間の枠組みをもち込んで議論しているのが「生命倫理」である。

　医療問題は人間の問題なので，倫理学の議論を応用することは必然であろう。例えば，移植用臓器の分配方式における功利主義，インフォームド・コンセント，あるいは自己決定を裏づける人格の尊重といった議論である。しかし，遺伝子組換え，体細胞クローン，脳死，顕微受精，臓器移植，再生医療などは20世紀に初めて出現したイベントであり，これによって生じるさまざまな意識変革は，時代背景からいってもこれまでに議論されたことのないものである。したがって，これまでの倫理学の適用だけですませるには限界があると

___いのちの倫理学___

「ウイルス菌」って何？

　近年，エイズウイルス，エボラウイルス，インフルエンザウイルス，SARSウイルスなどのウイルス病によって，人間社会は揺さぶられている。ウイルスについて正確な認識をもたなければ，これらに対する有効な対策をとることはでき

ない。しかし，一般社会では，ウイルスを菌と表現することがある。科学的にいうと，菌とウイルスはまったく異なる存在であるにもかかわらず，「ウイルス菌」という表現まで存在する。生命科学の専門家からすると，ウイルスが生物でないのは，人種が生物種でないのと同じくらいの誤解に感じる。この奇怪な表現「ウイルス菌」という言葉を通じて，専門家と非専門家の認識のギャップについて考えてみたい。

湿気がある洗濯機や風呂場にはカビが生える。夏には生ものに付着した細菌の増殖が盛んとなるために，食中毒が起きやすい。最近では乳酸菌でヨーグルトを作る家庭も多いだろう。このように，菌は単体としては目に見えなくとも，菌の集団としての現象は，非専門家にも把握できる。つまり，生物としての実感がもてる。

専門家は目に見えるものであっても，分析という行為によって背景にある法則性を認識する。法則性の把握は，言葉や数字という目に見えないものによるのである。したがって，見えない存在であっても，専門家は概念存在として実感できる。専門家と非専門家の間にこうした差異がある場合，目に見えないものについて非専門家に説明しようとする場合，データ抜きの非専門用語で説明することは労を要する。

ここで，ウイルスをどのように説明するかについて専門家の姿勢が問われる。「百聞は一見に如かず」なので，ウイルスが増殖するビデオを見せる方法を最初に考えつくだろう。しかし，専門家であっても目に見える形でウイルスの増殖像を撮影することは不可能である。次善の策は，解剖図のように図を描くことであろう。この場合，比率などを気にして正確に書こうとすれば，細胞の大きさに対して1/100 000程度に描く必要があり，これも大変な労力となる。漫画的に描けばよいのかもしれないが，専門家としては漫画的表現は避けたいという変なプライドが邪魔をしたりする。上に述べた方法以外にもさまざまな表現が考えられるが，もっとも安易な方法は，一般には病気を起こすものとして菌が知られているのだから，「菌もどき」として「ウイルス ≒ 菌」とすることである。「ウイルスとは菌みたいなものですよ」という説明ならば正確な表現である。科学的に誠実な人ならば，「ウイルス菌」は誤用であり許容しないはずである。

そうすると「ウイルス菌」という言葉は，おそらく非専門家が合成した言葉と推定される。「ウイルス ≒ 菌」を「ウイルス ＝ 菌」としたのである。専門家からすれば誤用，誤解に聞こえるが，非専門家にとっては，目に見えない生命存在を働きから認識するという形式で，ウイルスと菌を統一的に認識した結論である。

考えるのが自然である。例えば，受精卵を人と見なすのか，見なすとすればその根拠は何かといった問題である。これまで，人の定義が法律上で問題になることはなかった。しかし，受精卵が人為的に作製され，しかもそれが遺伝子や細胞というミクロなレベルで操作されるとなると，そこから生まれてくる個体としての人の操作と，ミクロな分子操作を直結して考えなければならない。倫理学の議論では，人には人格があり，それが人間尊重の根拠となっていた。しかし現代の生命科学・技術は，人の定義に触れる存在として胎児や脳死体のみならず，受精卵，胚性幹細胞，さらにはヒト動物キメラ，ヒト染色体移植マウスのようなヒトと動物のハイブリッドを作製しつつある。このような状況においては，人格という概念に依存して議論を組み立てることに限界が見える。生命科学・技術がヒトの遺伝子や細胞を操作し始めると，人の定義が揺らぎ，「生命倫理」の問題は，必然的に人に限った議論ではなしに，「生命の倫理」の問題にならざるを得なくなる。

6.3.2 生命システムの問題としての「生命の倫理」

「生命の倫理」を考える例として，ここでは動物愛護の問題を取り上げる。特に先進国において，動物愛護を主張する人は少なくない。動物愛護の主張は，動物（ペット）は人間の伴侶であり，虐待や殺傷行為は器物損壊以上に扱われなければならないとする。極端な場合には，人と同様な扱いを求める運動すらある。これらの主張がもっている基本的性格は，直感的には人々に受け入れられるであろう。なぜなら，生命を大切にせよとする主張だからである。しかし，「生命の倫理」の視点に立つと，動物愛護の考え方には次のような問題が見えてくる。

まず，動物愛護の主張は，すべての動物を愛護するという主張ではないことに気がつく[†12]。多くの動物愛護の主張は，ペットとして飼われているイヌやネコ，あるいはトリを対象として取り上げている。「ゾウリムシを愛護せよ」

[†12] ハンス・リーシュ（荒木敏彦，戸田清訳）：罪なきものの虐殺，新泉社 (1991)

という動物愛護の活動は存在しない。微生物愛護運動があるとすれば，自然環境の一部として保護しようとする環境保護の活動となるだろう。また，動物愛護と動物実験反対の主張が同時に行われる場合もある。実験動物の90〜95%はラットやマウスなどのげっ歯類であるにもかかわらず，動物実験反対の主張にはイヌやサルを用いた実験の事例のみが出てくる。ラットを実験に使用している事例を紹介しても，可愛そうだという感情を惹起しないので価値がないと考えているのであろうか。これらのことは，動物愛護運動が，人が飼おうとする対象，つまり可愛いと感じる対象に愛護の対象を限定していることを示している。ここには，人に近い動物を優先する価値判断が存在する。人間の快適さや福祉につながりのあるペットを保護するのであれば，人間の問題を考える「生命倫理」とマッチさせることも理解できる。しかし，動物愛護の問題は本来「生命の倫理」の視点から扱うべきである。

　生命科学・技術者は，科学的知識により，特に生命界全体を強く意識する存在である。生命をシステムとして見たときには，人は生命の一部を構成しており，人を愛護するためには，人そしてそれに類似した存在のみを守ればよいのではなく，すべての生命を尊重する態度が要求されるのである。この視点に立つと，動物に限らず生命は「愛護するのではなく尊重すべきである」という主張が生まれる。愛護とは，愛する対象を保護するという意味である。愛する場合には，自己と類似した存在に対して，より強い保護行動が惹起される。これは家族や種を守る本能として自然なことである。したがって，家族同様に扱う対象に関しては「生命倫理」の視点から扱ってもよい。しかし，実験動物は家族としての対象ではなく，むしろ生命システムを構成する一員と見なすべきである。人は野生生物を直接捕食するのみならず，飼育して捕食したり，実験に使用している。これらすべての活動が生命システムの活動である。この視点が「生命の倫理」の基本である。生命科学・技術者は，さまざまな生命を直接的に操作するので，生命を尊重する態度を特に強く身につけなければならない。たとえイヌを実験動物として使用する場合でも，愛護すべきものとしてではなく，尊重すべきものとして扱うべきである。愛護しないからといって，虐待し

ているのではない．注意したいのは，ペットと実験動物の価値は異なるという点なのである．

「そうはいっても，ディジタル化した生命観をもち，ディジタル生命を作製しようという動きを見せる科学・技術者は信用できない」という意見があるかもしれない．しかし，よく考えていただきたい．生命科学・技術者は生命システムを真に尊重するのであって，見かけ上の構成物質を大事にしているのではない．したがって，生命機械論に立って動物実験を推進しても，科学・技術者として誠実であれば，生命の尊厳は損なわれないのである．

6.3.3 医療における生命システムの問題

生命科学・技術者は，基本的にヒト以外の生命体の解析に従事している．では，生命科学・技術者は，医療にかかわる倫理的問題に何もかかわらないのだろうか．

医療で生じる問題を，人の問題として考えることは，基本的には肯定されるべきであろう．しかし，人は人であると同時に動物，生物であることを忘れてはならない．医療従事者は人の命を救うために働いている．したがって，通常医療の場面では，動物や生物のレベルで考えることは非倫理的になってしまう．しかし，受精卵操作の例で述べたように，細胞や分子を操作する先端医療の場面ではどうだろうか．受精卵には成人の構造や意思は存在しない．しかしながら，これを単なるタンパク質，核酸，あるいは細胞として処理するには抵抗がある．生命科学・技術者ならば，この抵抗感を「これは人になるべくして構成された物質系」として科学・技術の視点から生命の倫理を言語化することができる．言語化は「生命の倫理」をルール化するための第1ステップである．先端医療のみならず，先端生命科学・技術の行為の中では，生命という物質系に何らかの配慮を示すことが問われているのである．生命科学・技術者は人を直接的に扱わないからこそ，生命全体を考える「生命の倫理」を提起する専門家となることができる．実際に先端医療の場合では，医療技術者は，生命科学・技術者と同様に「生命の倫理」を考慮すべきであろう．

いのちの倫理学

生物もどき

　生物学は生物について学ぶ学問なのだが，数学のように生物を厳密に定義せずに学んでいることが多い。それは，地球上には多様な生命現象が存在するため，生物を定義づけることが難しいからである。私は以下の三つの要素を満たすものを生物と考えている。

　　a)　自己複製機能をもつ
　　b)　代謝機能をもつ
　　c)　栄養素によって自己を再構成する（死ぬと栄養となる）

　この定義に照らしたとき，ウイルスは生物であろうか。ウイルスは生物に普遍的な材料から構成されており，増殖性を示すのでa)とc)を満たす。しかし，代謝に必要な装置を持たないためb)は満たさない。最近話題になっているロボットは生物たり得るだろうか。ロボットに，自己複製を指示するプログラムを搭載すればa)は可能であろう。生物は活動するのに必要なエネルギーを栄養素の構造変換によって得ている。自律的に活動するロボットが作製されるとすれば，センサーから得た情報を，活動のために必要な情報へ変換することになる。これを担うのは電子や光と考えられ，生物の代謝のように栄養素の構造変換とは見なせないが，物質変換を情報代謝と読み替えれば，これを代謝と見なすことも可能であろう。したがって，b)も満たすことができる。しかし，生物の場合は栄養素が体を構成するのだが，コンピューターは電気や光を栄養素としながら，体はシリコンや金属でできているので，c)は満たすことがない。

　結局，私の考える生物の定義では，菌は生物だが，ウイルスやロボットは生物ではないことになる。しかし，ウイルスやロボットは，生物として認識されるような働きをもっている。非専門家が，生命の働きから「ウイルス菌」という表現を生み出したように，専門家としてもウイルスやロボットという「生物もどき」に対して，何か言葉を与えたいと感じている。少なくとも，社会一般では，生物かどうかという科学的厳密性ではなく，人間がどう感じているかが重要である。この意味で，8章で扱っている供養という人間の生命に対する行為は興味深い。ウイルスやロボットは生物ではないが，私はウイルスやロボットが消滅する場合にも，供養したいと思う。これは，「専門家もどき」のおかしな思想なのだろうか。

6.4 生命の論理と倫理が結びつく必然性

6.4.1 DNAを操作するということ

　生命科学・技術の重要な操作対象はDNAである。DNA（特に遺伝子）操作はなぜ社会的問題になる可能性を含んでいるのか。ここでは，問題を三つの点から考える。第1にDNA操作の問題は，自然観と結びついた問題ということである。自然がどのような性質を有するのかを考えるために，自然の対立概念である人工（人為）と比べてみたい。自然の特徴として，偶然性と長大な時間（歴史）が不可分に結びついている点が挙げられる。一方，自然を操作すること（人為）は，自然を必然かつ短時間の現象として切り取る行為である。ヒトの本質を規定する要因としてDNAは外せない。DNAは自然が生み出したものである。人は自然の産物でありながら，自然を人為によって改変する。DNA操作は自己否定的行為であり，否応なしに自然観を揺さぶる行為なのである。

　第2は，DNAが客観的に扱える物質でありながら，個人の性質（主観）を規定する機能をもつ物質という点である。個人を客観的に操作することは人を手段化する危険性をもっており，現代では人権侵害として最も大きな問題となる。

　第3に，DNA操作は歴史を操作する行為という点である。遺伝子は単なる個人のものではなく，家系や民族という歴史をも担っている。人類は優生思想を経験してきており，生命科学・技術者という一部の集団によって家系や民族の歴史を変える操作がなされることへの不安感，抵抗感は強い。

　このように人間社会と自然，主観と客観，現在・過去・未来を直接的に，しかも強くつないでいる物質は他に見あたらない。そのような物質を論理的に操作するからこそ，DNAを操作する行為についての倫理的扱いを考えざるを得ないのである。

6.4.2 客観的であるということ

「生命倫理」は人権尊重の観点から，個人の意思決定を尊重するという立場をとる．一方，「生命の倫理」は物質についても当てはまる非個体性の倫理なので，人に対して適用することに違和感を覚えることもあるかもしれない．生命科学・技術者は，実験という身体的行為によって，生命との関係性を捉えることでその違和感を埋めている．

生物について学習する場合は，生物に客観的に接することになる．記号や言語で記述された生物に感情を移入したり，愛したりすることはない．しかし，生物実験を行う場合は，そうはいかない．実験は身体的行為であり，例えば逃避行動，出血，匂いなど，生命の解体時に生命が発する信号を感覚器官が受け取り，実験者は客観的たり得なくなる．つまり，同じ生命体として生命が絶たれるときに生じる信号の意味に痛みを感じざるを得ないのである．医薬品の開発を志向する場合，実験動物として最も頻繁に使用するのは，ラットやマウスである．これらは哺乳類で，姿形や授乳行為は人間と共通しているので，否応なしに愛玩の感情，あるいは苦痛への共感が生じてしまう．

動物実験を行う際には，実験動物に対して最大限の尊重を払いながら行う．非科学的な方法を用いたのでは，いい加減なデータしか得られないので，科学的に妥当な実験方法を用いることが必須である．例えば，研究対象分野の文献調査，実験計画・データ解析を規定する統計学，対象動物に対するケア，飼育条件の整備，サンプルの丁寧な保存などである．多くの場合，生物実験は生物を成分に解体し，命をデータに換える行為である．操作対象を尊重することは，データを尊重することである．生命科学・技術者は人間であるが，自己と実験対象を同化して考える．なぜなら，実験対象も実験者自身も同じ生命システムで動いている存在だからである．したがって，命を粗末に扱うことは，人そして自己をも粗末に扱うことにつながる危険性がある．このように，実験という科学的行為には，客観性のみならず主観性が分かち難く存在しているのである．

論理で記述した生命の形式は，たとえ，これを否定したいという主観があっ

たとしても，人工生命やロボットをも生命として捉えることをわれわれに要求する。主観性は，時代や場所あるいは他の生命との関係性などによって変化するのであり，客観性はその変化に対する一定の機軸，あるいは羅針盤としての役割を果たす。つまり，生命とは何かという一つの基準を提示しているのである。生命を客観的に捉える態度は，科学・技術者に共通している。しかし，生命という存在を扱う場合には，主観を廃して客観であることはできないため，論理では割り切れない。したがって，生命科学・技術者はあくまでも，生命の客観的側面を記述することで，生命の全体像に迫る態度をとっていることを自覚し，かつ社会に対して説明する責任がある。客観的記述が生命のすべてであるような態度はとるべきではない。そのような態度は，自己の存在を記述できないという矛盾に陥ることにもなる。

6.4.3 論理と倫理は独立したものか

生命の論理は，ただ生命を観察しているだけでは見えないことが多く，ときに生命を傷つけるなどの摂動を与えなければ，その片鱗を見ることができない。例えば，高脂肪食の影響評価のために，動物の食事に脂肪を多く添加したり，女性の更年期障害のメカニズムを解析するために，哺乳動物の雌から卵巣を摘出したりする。最近では，特定の遺伝子を破壊したり，導入したりする。これらの実験操作の結果，生命システムに起きる応答を解析し，システムの論理を明らかにしていくのである。しかし，生命システムがブラック・ボックスであるために，これらの実験操作は論理的でない面を多分に含んでおり，倫理的な問題があると指摘されたときに，説明に窮する部分がある。

また，誰もが経験していることであるが，論理的に正しくても，受け入れられない主張は存在する。例えば「人口爆発を助長するので，出産は認めるべきではない」という主張である。論理的に生命を考える専門家が生命科学・技術者であるが，生命の法則を論理的に示しただけでは，社会に起きている生命に関する問題を緩和することはできないのである。

論理は言語的情報によって構築・表現される。論理自体には価値判断はな

く，倫理性は付帯しない。しかし，現実の人間存在は言語系だけが作動しているのではなく，身体を伴った存在であり，感覚情報からの入力などにより情動も生じている。情動は生存に直接的にかかわる価値判断を担っている。ヒトの脳は，脳幹や大脳辺縁系という本能および情動を司る中枢神経系が，ヒトに固有の大脳新皮質に覆われている。磁気共鳴断層撮影を用いた研究により，倫理的判断が大脳新皮質のみならず，情動の働きとも関連していることが示されている[13]。つまり，情動が生じる人間存在においては，論理だけで倫理的判断を行うことに対して，違和感が生じるのは当然のことなのである。生物を殺して解析するような実験の現場では，論理と倫理は結合せざるを得ない条件があるということである。論理と倫理の結合に関しては，日常性と異なっており，生命科学・技術者はこのことをしっかり意識しておかねばならない。つまり，一般人に対して，「科学的だから倫理的なんだ」という主張は理解されないということである。wet な生物を用いた実験を行わない dry な in silico 生物学では，感覚への入力が希薄なために，生命情報の倫理として「生命の倫理」を考える必要がある。

6.5 「生命の倫理」を実現するルール

6.5.1 ルールを作る

これまで述べてきたように，「生命の倫理」を考えることは，倫理的であることの必要条件ではあるが，十分条件ではない。なぜなら，倫理とは行為によって判定されるからである。では何をなせば「生命の倫理」が実現できることになるのだろうか。生命体が自由に行動すれば，衝突は避けられないであろう。同じ餌を求めて競合したり，同じ居住地を奪い合うことになるからである。倫理が秩序であるとすれば，この段階に倫理は存在しないと見なされる。

---

[13] GREENE, Joshua D., SOMMERVILLE, R. Brian, NYSTROM, Leigh E., DARLEY, John M. and DOHEN, Jonathan D.: "An fMRI Investigation of Emotional Engagement in Moral Judgment", Science, Vol. 293, No. 5537, pp. 2105-2108 (2001)

しかし，生命システムにおいては，ルール（秩序）は突然生み出されるのではなく，試行錯誤で動的に生み出されるのである．衝突を避けていたのでは，ルールは形成できない．生態学は，生命システムにとって共生が効率的な生存戦略（行為）であることを明らかにしている．共生とは，たがいの利益を考えた利他的な行動戦略のみを指しているのではない．共生する生命システムには病原体も含まれるし，多様な生命が衝突しながら存在することによって，時空間的に安定した秩序が形作られているのである．

「動物実験」というキーワードでインターネット検索を行うと，動物実験施設の概要を伝えているサイトに加えて，動物実験に反対する意見を表明しているサイトが数多く見出される．一方で，個人として動物実験反対の意見に対抗しているサイトはほとんど見出せない．ましてや，団体はイメージが傷つくことを恐れて「さわらぬ神にたたりなし」を決め込んでいる状況である．生命科学・技術者には，人を含む生命システムが健全さを保つような行為を導いてゆく専門家としての責任がある．したがって，動物実験に関する情報を公開し，衝突を恐れずに反対意見をもつ者との間で建設的な議論をしていくべきであろう．

行政や司法のシステムといった人間が考えた秩序は，人間というたった一つの種において生み出された秩序で，しかも耐用年数からいって洗練されているとはいい難い．その原因は，社会の秩序を人の脳が生み出しているからである．脳という細胞システムは，ヒトにおいて急速に発達し，ゲノムと比べると，進化的には試行錯誤の程度が少なく，洗練の程度は劣るといわざるを得ない．したがって，不完全なシステムを生み出したとしても何ら不思議ではないのである．

「生命の倫理」を実現するためには，脳の論理が考え出したルールよりも，ゲノムの振る舞いを反映する生命システムのルールに学ぶべきである．「短命のヒトクローン個体を作製してもよいか」という生命の倫理的問題で具体的に考えてみたい．私は，実験を行うための条件として，科学性・倫理性・社会性を考えたい．まず第1に，動物実験でクローン個体が短命であるかどうかを科

学的に確証することが必要である。実験は，動物に生じる苦痛を最大限に減らすことに努めた実験を行い[†14]，決して少数の事例から「短命に違いない」といった印象で議論を進めてはならない。たとえ，動物実験でクローン個体を作製する場合であっても，ゲノムの多様性を減じるための実験は行うべきではない。つまり，自然界にクローン個体を増やすことは禁ずるべきである。ひとたび，クローン個体の寿命に関して科学的検証がなされたならば，情報を開示した上で人間社会に適用すべきか，適用すべき条件は何かを議論する。これらのプロセスを経ない場合はヒトクローン個体の作製を行うべきではない。社会的な議論を進める際に注意すべきは，科学・技術の実現する価値は短期的には判断できない場合があることである。短命だからといってクローン個体作製が無用の技術とは限らないのである。「子供を手段化している」との批判はあり得るが，途上国では短命の可能性を認識していても子供を生んでいるし，手術は少しの延命可能性しか保証されていなくても実施されているのである。

6.5.2 生命システムの基本ルール

これまで地球上に登場した生命体の中で，人は最も複雑な情報処理をこなし，論理を理解・応用できる唯一の存在である。生命システムの論理を理解し操作する存在であるからには，生命操作の倫理を身につけておく必要がある。そうしなければ，生命システムに不可逆的なダメージを与えかねないからである。

「生命の倫理」を実践する前提として，生命システムの論理を明らかにしつつある人間の知性を尊重すべきである。知性の源は好奇心である。しかし，真に生命システムのことを考えれば，他の生命を傷つけ破壊し，人だけが繁栄す

[†14] 動物愛護に関する欧米の議論では，「動物の権利（animal right）」，あるいは動物の福祉（animal welfare）という言葉が使用されている。これは人間社会の権利，福祉の拡張で生み出された概念で，人に共感を得られる動物を対象とする傾向が強い。この文章も「動物の福祉に配慮した実験を行う」と表現できなくはない。しかし，動物実験を考えるときにも人の立場を重視する立場は，本章で展開している「生命の倫理」の立場とは微妙に異なるために，それらの言葉は用いないことにした。

る行為は許されないだろう。知性は尊重される必要はあっても,不完全であることを意識しておかなければならない。知性は進化の最終産物ではないのである。生命科学・技術者には,個人的心情を越えた科学・技術的観点から,生命システムの論理に基づいたルールを専門家として提示する責任がある。そのルールの基本は,ミクロには分子生物学が明らかにしたゲノム OS,マクロには生態学的法則である。

生命科学・技術者には,生命システムの秩序を守り,改変するためのルールを,専門用語ではなく一般的用語で説明する責務がある。私は「生命の倫理」を実現するために,以下のような原則を提案したい。

1) 人間は第1に尊重されるべきであるが,人間のみを尊重するのであってはならない。生命科学・技術者は,生命尊重に立つべきである。
2) 人間の生存と福祉を最大化するために,人間社会を左右する原則として,地球生態系の原則を組み込むべきである。生命科学・技術者は,生態学を基礎的素養として身につけなければならない。
3) 生物実験から得られる成果は個人の利益を最大化するのではなく,人類へ還元して最大化しなければならない。生物実験の実施に関する規則ならびにデータは,人類が共有する遺産であり,理念は人類普遍のものでなければならない。

6.5.3 安全性と社会性

現実の場面では,上に述べた倫理原則からさまざまなルールを導かなければならない。ここでは基本ルールとすべき二本柱として,安全性と社会性への配慮を提案したい。

生命科学・技術者としては,政治,経済,宗教など人間社会固有のルールとは独立に,生命原理の視点から安全性を真に科学的に評価することが最大の責務である[†15]。薬も摂りすぎれば毒になるように,安全評価に絶対という基準

[†15] 次ページの脚注を参照。

はなく，実験が生み出す利益が，危険性に対して大きくなければならない。ここでいう利益とは，薬などの短期的な物質的成果のみならず，知識の蓄積のような長期的・非物質的成果を含む広義の意味である。一方，危険性も，身体的危険性や生態学的危険性以外に，無知に由来する不安も含めた広義の意味においての危険性である。必要なことは，実験がもたらす結果を科学的に評価することである。

　教育システムを整備することも，間接的に安全性を確保することにつながる。研究者を養成する高等機関では，研究者として「知は力なり」という知識の基礎的性質を自覚させる責任がある。なぜなら，今や生命科学・技術が，人間社会のみならず地球生態系へきわめて大きな影響力を及ぼし得るからである。知には客観的実証力があり，うまく用いれば社会的に正の価値（自他ともに繁栄），悪用すれば負の価値（例えば，戦争や環境破壊）を実現する。負の価値についていえば，生命科学・技術者が社会との接点を失い，社会に多大な被害を及ぼした例として，関東軍防疫給水部（731部隊）やオウム真理教・科学技術省の例について学ぶ必要がある[16,17]。これらの負の価値実現に果たした専門家の役割は決定的といわざるを得ない。また，食品・化学・製薬分野の企業が起こした事故や事件から学ぶべき点が多い。科学・技術者が安全性への配慮を自覚するためには，倫理学よりも，科学・技術史や科学・技術者倫理の教育が有効と私は考える。

　社会性の面では，特に説明責任を重視したい。これにはいくつかのレベルが考えられる。まず最低限のレベルとして，学会・論文発表がある。実験成果を学会や論文へ発表することで個人が専門家として認知されることもあるが，こ

---

[15] 浅野茂隆，福島雅典："トランスレーショナルリサーチの展開"，最新医学，Vol. 58, No. 1, pp. 5-23, 最新医学社（2003）
　　誤解のないようにコメントしておきたいのだが，政治，経済，宗教は社会的議論において取り込むべき重要な要素である。しかし，生命科学・技術者の専門家としての責務という場合は，それらには影響をされない形での科学的判断が重要なのである。

[16] 常石敬一：七三一部隊，講談社（1995）

[17] 石倉俊治：オウムの生物化学兵器，読売新聞社（1996）

こで指摘したいのは，生物実験から得られる成果は個人のみへ還元されるものではなく，社会あるいは人類へ還元して最大化し，共有しなければならないということである。そのためには，少なくとも実験結果を，科学的批判の場にさらさなければならない。次に必要なのは，実験活動に関する情報の公開である。生命科学・技術の成果は，生命への介入を行って得た成果なので，結果だけで評価されるべきではなく，研究のプロセスの倫理性も問われなければならない。社会的問題が起きる原因の一つは，科学・技術者の社会と一般社会との間に意思の疎通がないことである[†18]。成果やプロセスの公開を通じて，生命科学・技術者が認識し，感じていることを一般人との間で共有することが重要である。結果として動物を殺したとしても，科学的知見も得られないような乱雑な殺し方をしたのと，最小限の侵襲で科学的仮説を検証すべく計画して殺したのでは，倫理的判断の次元は異なる。ちょうど人の手術において，適当にやって患者を死なせてしまったのと，もてる限りの力を出したが結果的に患者を死なせてしまったのでは，遺族の受け取り方が異なるのと同様である。生命科学・技術者は，生命科学実験が生命システムという歴史性，社会性の文脈で行われていることをつねに自覚しなければならない。

6.6 おわりに

最後に，生命科学・技術の運用に関して大きな責任のある諸専門家へのメッセージを述べて結びとしたい。

生命科学・技術者ならびにその教育者に対しては，「生命のすばらしさを明らかにし，それを語れる専門家であれ」というメッセージを送りたい。ゲノムの構造解析が進み，遺伝子の機能解析が加速する時代となった。これは生体を用いて機能を解析する必要性の増大を意味し，動物実験（特にヒトに近い動物の使用）が増える可能性を示唆している。私は実験動物を手段として用いても

[†18] 加藤和人："生命科学と社会"，Molecular Medicine 臨時増刊号「再生医学」，Vol. 40, pp. 344-349 (2003)

構わないと思う。問われるべきは，専門家としての態度であり，その結果得られた知見を生命システムとして活かすことである。

　行政関係者に対しては，バイオハザードやモラルハザードに十分配慮した規制を設定し，事故や事件が起きないようなリスク・マネージメント・システムを構築していただきたい。大きな事故，事件というものは頻繁に起きるものではないが，一度起きるとそれは社会的問題となり，世界全体に過剰な規制を行きわたらせる可能性がある。規制がない社会に健全な発展は期待できない。適度な規制があって初めて堅実な発展があると認識していただきたい。

7章

ロボット・セラピー・システム

7.1 はじめに

　日本が世界に誇る生産技術の一つにロボットがある。ロボット技術は産業用ロボットとして進歩し，自動化，省力化という生産性向上を製造業にもたらした。日本では，1980年が「ロボット普及元年」，1985年が「飛躍元年」と呼ばれ，産業用ロボットが自動車産業や電気機械産業を中心に発展し，現在，そのシェアは世界のトップを占めている。しかし，2000年度におけるわが国のロボット生産額は約6 400億円であり，産業規模としては決して大きくない。さらに産業用ロボットの用途をみると，プリント板に電子部品を搭載するマウンタに代表されるプリント板実装に関するものが突出している[†1]。マウンタは高精度，高速性を要求される精密機械であり，その動作は単調ではあるが，人間の能力を超える作業が要求される。すなわち，ロボットが人間に代わるというより，人間ができない分野にロボットは進出している。このようにロボットが人間に代わるという状況はいまだに出現せず，ロボット産業の規模も今一歩であった。1970年代の「ロボット創生期」における「ロボットが人間に置き換わったら，人間はどのように生活すればよいか」といった心配も杞憂のものとなっている[†2]。ロボット産業は長い間このような状況にあったが，20世紀の

[†1] 日本ロボット工業会："マニピュレータ，ロボットに関する企業実態調査報告書"（2001）
[†2] 吉田夏彦：ロボットの哲学，日本経営出版会（1971）

終わりにおけるペット・ロボット，ヒューマノイド・ロボット，手術ロボット，福祉ロボットなどの出現により大きく変貌しようとしている[†3]。経済産業省も「21世紀ロボットチャレンジプログラム」において，ロボット産業が2010年に市場規模4.5兆円，雇用規模約18万人と予想している。このような変革は人間，あるいは動物に代わるロボットを作りたいという夢をもち，挑戦を続けたロボット研究者の努力の賜物である。

この新しいロボットの潮流の中で，人間との共生を目指すパーソナル・ロボットに注目が集まっている。パーソナル・ロボットは製造に寄与する産業用ロボットに対抗する形で生まれた言葉であり，そこに含まれるロボットの範囲は広い。あえてその定義をするならば，生活の価値観や多様性といった人間の個別性を尊重して，その自己実現（生き甲斐，やり甲斐など）を支援し，人間に社会生活におけるゆとりや豊かさをもたらすロボットということになる[†4,†5]。パーソナル・ロボットは「鉄腕アトム」に魅せられて，この分野に踏み込んだロボット研究者にとっては長年の夢であったが，最近までは技術的な問題はさることながら，実用的なニーズも整っていなかった。しかしながら，日本をはじめ，先進諸国では，社会の高齢化の問題が重大なものとなってきた。日本では，図7.1に示すように2000年において，65歳以上の高齢者の全人口に占める割合は17.4％であり，高齢社会となって久しい。今後，日本が直面していくことになる超高齢社会（65歳以上の高齢者の全人口に占める割合が21％を超える社会）における高齢者の社会活動支援，生活支援を考えたとき，高齢者の生活の質QOL（quality of life）を維持し，向上することは重要な課題である。

人間にとって，周囲とのコミュニケーションが生活の質を決定する要因の重

[†3] 日本ロボット工業会："21世紀におけるロボット産業高度化のための課題と役割に関する調査研究報告書 ― ロボット産業の長期ビジョン ―"（2000）
[†4] 加藤一郎："リリスボット ― 生活支援ロボット ― の構想", 日本ロボット学会誌, Vol.11, No.5, pp.14-17（1993）
[†5] 日本ロボット工業会："パーソナルロボットの標準化に関する調査研究成果報告"（1999）

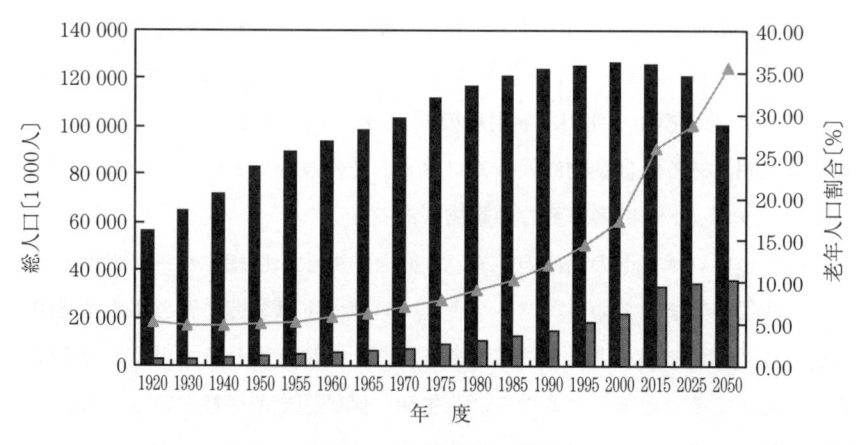

図 7.1　日本の人口推移
〔出典：総務省統計局『国勢調査報告』および国立社会保障・人口問題研究所『日本の将来推計人口』（平成14年1月推計）〕

要な部分を占めている．なぜならば，円滑なコミュニケーションは高齢者にその存在感，心の安らぎ，達成感など人間が本来，持続的に保持したいと願っている感情をもたせてくれるからである．そこで，超高齢社会において，パーソナル・ロボットは円滑なコミュニケーションを可能にする福祉・介護サービスの一つの手段として期待されている．産業用ロボットが精度，速度などという量を追求するのに対し，パーソナル・ロボットは安心，満足感などの質を追求する，新しいタイプの機械である．そして，パーソナル・ロボットはロボット産業の新たな飛躍の原動力になると考えられている．

このようにロボットの世界に新しい展開が始まろうとしている中で，「ロボット・セラピー」も誕生した．図7.2のように，高齢者がペット・ロボットと遊びながら喜んでいる様子や，小児患者がペット・ロボットと楽しそうに遊んでいる様子がたびたび報道されるようになってきた．高齢者や小児科病棟の入院患者がロボット，特にペット・ロボットと触れ合うことにより，生活の質（QOL）を高め，精神的な安らぎを得る，いわゆる癒しの効果をもたらすのが，「ロボット・セラピー」である．

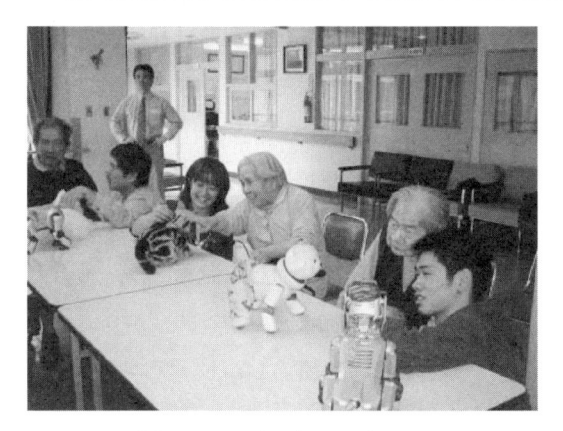

図 7.2　ロボット・セラピー

　ロボットの福祉・介護への応用を考えると，食事支援ロボット，移動支援ロボット（リフターなど），筋電義手に代表される補装具などの福祉ロボットが挙げられる．これらのロボットは産業用ロボットと同じく，明確な目的をもって，一つひとつの機能が特定して作られる．

　しかし，ロボット・セラピーに用いられるロボットの多くは，特に目的をもたない，エンターテインメントロボットともいわれるペット・ロボットである．ペット・ロボットの「お手をする」，「尻尾をふる」，「ゴロゴロ鳴く」，「ボールを追いかける」などの機能は犬やネコを模倣してロボットを作る過程で備わったもので，セラピーを目的に作り込んではいない．これらを組み合わさることで可愛らしさが出て，セラピー効果が結果として生まれていると考えられる．また，ロボット・セラピーは，高齢社会における介護マンパワー不足，介護者の負担などの課題に対する解決手段の一つとしても期待される．本章では，このようなロボット・セラピーに関し，現状と今後の展開について検討してみる．

7.2　ロボット・セラピーとアニマル・セラピー

　ロボット・セラピーを語るには，動物により人を慰め，精神的な問題を改善

しようとする「アニマル・セラピー」に触れなければならない。アニマル・セラピーの歴史は古く，ギリシャ時代にその存在を示す記録があるが，実践が本格的になったのは，欧米では1962年に発表された臨床心理学者のレビンソンの論文以降である。アニマル・セラピーは，人が動物との触れ合いを通じて精神的に休まることを治療に応用したもので，さまざまな人に対して，よい効果があるといわれている。高齢者施設における試みでは，施設入所者同士，施設入所者と施設員との相互作用の増加など，精神的ばかりでなく，肉体的にも効果があることが数多く報告されている。しかし，アニマル・セラピーに関する科学的な検証が議論されるようになったのは，1990年にアメリカ，イギリスなどの団体が中心になって「人と動物の相互作用国際学会（IAHAIO）」が設立されてからと歴史は新しい。このため，厳密な科学的評価に関する研究は少なく，アニマル・セラピーには効果があるという仮説のもとでの試みが多く，効果のメカニズムなどの研究は今後の課題となっている[6,7,8]。

　わが国では1986年から，社団法人日本動物病院福祉協会（JAHA）が，獣医師とボランティアが犬や猫などの小動物とともに高齢者施設や障害者施設などの福祉施設を訪問する，コンパニオン・アニマル・パートナーシップ・プログラム（CAPP）と呼ばれる活動を行っている。また，横浜市特別養護老人ホームさくら苑では，動物飼育型の試みを行い，目覚しい効果があったと報告している。アニマル・セラピーは高齢者ばかりでなく，大学生のうつ病にも有効であるとの報告もあるが，わが国ばかりでなく諸外国においても，超高齢社会を迎えようとする現在，アニマル・セラピーの応用分野としては高齢者福祉がもっとも重要な課題となっている。

　アニマル・セラピーには，①動物との接触による運動量の増加，生活の活性化，リラックスなどの生理的効果，②生き甲斐の発見，くつろぎ，精神的安定などの心理的効果，③言語活性化，人間関係の改善などの社会的効果の

---

[6] 林良博：検証アニマルセラピー，講談社（1999）
[7] 岩本隆茂，福井至：アニマル・セラピーの理論と実際，培風館（2001）
[8] 横山章光：アニマル・セラピーとは何か，日本放送出版協会（1996）

7.2 ロボット・セラピーとアニマル・セラピー

いのちの倫理学 — ロボットとアニマル・セラピーの歴史

	15世紀以前	15-19世紀	20世紀	21世紀
	・治療能力を有する神聖な動物(ギリシャ神話) ・医術の父ヒポクラテスの乗馬療法 ・精神病患者施設(イギリス18世紀) ・てんかん患者施設(ドイツ19世紀)	・細川半蔵頼直、日本最古の機械工形技術「からくり人学書「機巧図彙」(18世紀) ・時計技術の応用(18-19世紀)	・戦争負傷者(アメリカ陸軍1944) ・レビンソン論文(犬を用いた心理療法1962) ・デルタ協会設立(1977) ・人と動物の相互作用国際学会(IAHAIO)設立(1990) ・社団法人日本動物病院福祉協会(JAHA)設立(1978) ・コンパニオン・アニマル・パートナーシップ・プログラム開始(1986) ・ヒトと動物の関係学会設立(1995)	・ペット産業市場規模(日本):1兆円超/年 ・産業用ロボット市場規模(日本):6000億円/年 ・オムロン[ネコロ](2001) ・RAT/AAT調査研究会(2002) ・三菱重工業ヒューマノイドロボット[ワカマル](2003) ・ソニー4代目AIBO(2003)
			ラッダイト運動(機械排斥運動) カレル・チャペックがロボットという言葉を使う(チェコの劇作家1920) SF作家アイザック・アシモフ[ロボット三原則](1950) 手塚治虫[鉄腕アトム]連載開始(1952) 産業ロボット[ユニメート](アメリカ1962) 産業ロボット[バーサトラン](アメリカ1962) 早稲田大学人間型ロボット[WABOT-1](1973) ホンダ二足歩行ロボットP1(1993) ロボカップ第1回大会(1997) ソニー初代AIBO(1999) アザラシ型メンタルコミットロボット[パロ](1999) ホンダ二足歩行ロボット[ASIMO](2000) ソニー二足歩行ロボット[SDR-3X](2000) ATR知能映像通信研究所対話型ロボット[ロボビー](2000)	
		産業革命		IT革命

[参考文献] [RoBolution(ロボリューション)](日経BP社2001)
[アニマル・セラピーの理論と実践](樹風館2001)
[検証アニマルセラピー](講談社1999)

三つの効果があるといわれている。そして，これらの効果の総合作用として，通院回数の減少などの経済的効果をもたらすといわれる。しかし，その一方では動物飼育における衛生上の問題，しつけ不足による事故，ペットロスと一般に言われる動物の死に伴う精神的ダメージの問題などがある。これらの問題に関し，アメリカのデルタ協会（アニマル・セラピーに関し，最も熱心な活動を推進している団体の一つ）は，アニマル・セラピーはこれらの問題を上回る，よい効果をもたらしていると報告している[†9]。

　また，アニマル・セラピーを導入している横浜市さくら苑，京都府与謝の園のヒアリング調査で貴重な意見が得られたので述べておく。両施設ともにアニマル・セラピーの効果は大きく，動物がいないことが考えられないとのことである。さくら苑では誕生したての犬が死亡したとき，入所者に心配したようなペットロスの問題は発生せず（この場合永年飼っていたペットを失ったのではないので，必ずしもペットロスとはいえないが），逆に素直に子犬の死を悼むという，人間が本来有する"人間らしい"反応を示し，改めてアニマル・セラピーの効果を痛感したとの報告を受けた。

　なお，アニマル・セラピーという用語は学術的には認められていない。療法を伴い，医師などの専門職の存在，治療上の目標設定などを必要とするアニマル・アシステッド・セラピー（animal assisted therapy），日本語で動物介在療法と，動物と人が単に触れ合う活動であるアニマル・アシステッド・アクティビティ（animal assisted activities），日本語で動物介在活動の二つに分類することをデルタ協会は推奨している。しかし，わが国ではアニマル・セラピーと呼ぶことが一般的であり，明確に区別を必要とする場合を除き，総称してアニマル・セラピーと呼ばれることが多い[†10,†11]。

　アニマル・セラピーの応用分野は広いが，高齢社会に突入したわが国では高齢者の福祉・介護への適用が期待されている。そこで，アニマル・セラピーに

[†9]　横山：前掲書（1996）
[†10]　林：前掲書
[†11]　岩本，福井：前掲書

おける動物をペット・ロボットに置き換えられるかを検討してみる。動物介在療法に対応して、ロボットを用いる療法をロボット・アシステッド・セラピー (robot assisted therapy)、すなわちロボット介在療法と呼ぶ。さらに、動物介在活動に対応して、ロボットとの触れ合い活動をロボット・アシステッド・アクティビティ (robot assisted activities)、すなわちロボット介在活動と呼ぶ。そして、それらの総称をロボット・セラピーと呼ぶことにする。ロボット・セラピーもアニマル・セラピーもともに人間がロボットあるいは動物とコミュニケーション、インタラクション（相互作用）をとることにより、人間が本来有するいろいろな感情を誘発し、精神的に癒されることを狙っている。ロボットに動物と同等の機能があるならば、ロボット・セラピーにはかなりの効果が期待できる。アニマル・セラピーに関しては既にいろいろな報告があるので、それらに対応してロボット・セラピーを比較する。

表7.1に示すように、生理的、心理的効果として、ロボット・セラピーはアニマル・セラピーと同様なものが期待できる。経済効果としては、新しいロボット産業の創生を考えれば、アニマル・セラピー以上の効果があると考えられる。

表7.1 ロペット・セラピーとアニマル・セラピーの比較

項目	ロボット・セラピー	アニマル・セラピー
生理的効果	血圧、中性脂肪、コレステロール等の低下 活動（散歩）効果	
心理的効果	元気、くつろぎ、肯定的感情、心理的自立 達成感、ユーモア、親密、他人への受け入れ感 感情表出、注意持続などの効果	
社会的効果	会話（被験者同士、被験者と介在者） 施設員への協力	
経済効果	医療費削減ばかりでなく、新しい産業を創生する可能性大	医療費削減
安全面	設計で配慮可能	訓練要
相手への配慮	ロボットへの配慮は不要	動物ストレスへの配慮必須
ペットロス	考慮不要（？）	予防、回復などの精神的配慮が必須
感染症	感染症の心配がない	管理必須であり、病人への適用注意要

安全面ではアニマル・セラピーが個々の動物ごとの訓練が必要なのに比べ，ロボット・セラピーでは設計段階での配慮で対応でき，有利と考えられる。さらに，相手への配慮として，アニマル・セラピーでは動物のストレスが問題になるが，ロボット・セラピーではこのような問題はまったくない。また，ロボット・セラピーではペットロスの心配がないといわれることがあるが，逆に絆の点で動物に劣るとの意見もある。将来的にはロボットが壊れた場合などにおけるロボットロスも考慮すべきかもしれないので，この点に関しては差がないと考えるべきである。また，アニマル・セラピーで問題となる，特にわが国では一番の問題となる感染症に関し，ロボットにはその心配がなく，ロボット・セラピーのメリットはかなり高いものとなりそうである。日本におけるアニマル・セラピーの先駆者の一人である横山は，病院への動物導入の困難さとロボット導入の容易さを比較し，その差異に驚愕している[12]。

このようにロボット・セラピーには有利な点が多いと考えられるが，アニマル・セラピーに用いられる犬，猫は有史以来の人間の友であるのに比べ，ロボットは新しい人工生物であり，未知の部分も多くある。アニマル・セラピーの場合，海外では日本に比べ数多く推進されている。これは，動物は人間の下僕であり，人間に役立てるには訓練も惜しまないという西洋思想もその要因の一つであるといわれている。西洋が狩猟・牧畜社会であるのに比べ，日本は古代より農耕社会であり，農耕用の家畜を大切にする傾向が強かった。また，島国であったので動物性タンパク質を海産物に頼り，肉類を食用にすることが少なかった。さらに前世では動物であったかもしれないという輪廻思想が仏教によりもたらされ，一層，動物を大切に扱い，人間と同等に見る傾向が強くなったと考えられる[13]。このため，動物を訓練する例は警察犬，盲導犬などの特殊な場合に限られ，アニマル・セラピーの普及は今一歩の段階である。一方，日本で産業用ロボットが最も普及しているのは，人間以外のものを大切に扱い，

---

[12] 横山章光："ロボットを活用した精神医療の可能性"，最新精神医学，Vol.7, No.5, pp. 439-447 (2002)
[13] 林：前掲書

それを受け入れる民族性が一因かもしれないといわれている。ペット・ロボットは産業用ロボットに比べはるかに生物的であるので，日本ではペット・ロボットを新しい人工生物として受け入れ，ロボット・セラピーが普及する可能性は非常に高いと考えられる。

また，ロボット・セラピーのもう一つのメリットはプログラム可能なことである。アニマル・セラピーはロボット・セラピーに比べると歴史は長いが，動物のどこに効果があるか，効果を上げる方法は何かなど，効果のメカニズムに関する科学的な検討は不十分である。ロボットは動作モードを変化させることによる効果的な動作の探求，ロボットを介した被験者の状態（表情，発声など）の把握が可能であり，科学的検証が動物に比べ容易となる可能性がある。この分野の技術が開発されると，効果的な治療が可能となり，ロボット・アシステッド・セラピー，すなわちロボット介在療法の実現につながると考えられる。

7.3 ロボット・セラピーの事例

ロボット・セラピーへの期待は非常に高いが，まだ研究としては黎明期にあり，いろいろな試みが始まりつつある段階である。これらの試みはセラピーに適したロボットの開発を目指すものと，市販ロボットを用いた実践を通してロボット・セラピーのあり方を検討するものに大きく分けられる。これら二つの試みはそれぞれ重きを置く視点は異なるが，ともにロボット・セラピーの発展とその実現を目指している。本節ではこれらの二つの動向と今後の展開について述べる。

7.3.1 ロボットの開発

ロボットの開発に重きを置くものとして，柴田らのメンタルコミットロボットの研究がある。これは観察者である人間が，自律的に行動するロボットとのインタラクション（相互作用）を通じ，ロボットが感情を有していると解釈す

るようになるとの仮説に基づいている。ロボットは身体を有するため，コンピュータ画面などに比べて，主体である人間の受ける刺激ははるかに大きく，人間にさまざまな主観的解釈を誘発すると考えられる。柴田らは人間の主観的解釈を豊かにするため，どのような機能をロボットにもたせるかを，心理実験などを通じて検討した。その結果，視覚，聴覚に加え簡単な触覚を加えるだけで，人間の主観的解釈は複雑になり，さまざまな感情が生まれることを示した。

そして，ロボットから受ける情動変化が人間に精神的安定をもたらすと考え，メンタルコミットロボットと呼んだ。これらの検討に基づき開発されたのが図7.3に示すアザラシ型メンタルコミットロボット「パロ」である。パロは人間との触れ合いにおける心地よさを引き起こすための人工の毛皮を有し，毛皮とロボット本体の間にはインタラクションのための面触覚センサがつけられている。センサとしてはその他，視覚，聴覚を有し，上体，ヒレが動き，瞬きをするなどの機能があり，人間や環境からの刺激とロボットの内部状態によりさまざまな行動を生起する。

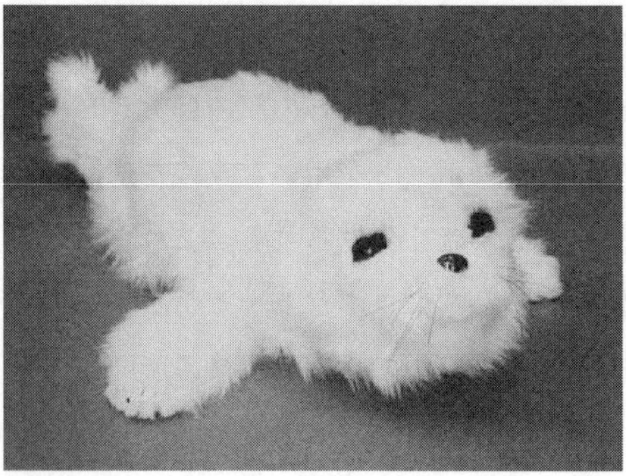

図7.3 アザラシ型メンタルコミットロボット「パロ」
〔産業技術総合研究所　柴田崇徳氏提供〕

パロによるセラピー効果を評価するため，小児科病棟と高齢者施設において実験が行われた。

その結果，顔の表情（フェイススケール）から被験者の気分を評価し，小児科病棟，高齢者施設ともに気分の向上が確認でき，セラピー効果が高いことを

報告している[†14,†15]。

そのほか，ロボットの開発に重きを置く研究として，山本らの独居老人のメンタルケアを目的とした対話ロボット[†16]，神田らの日常活動型ロボットの開発などがある[†17]。

7.3.2 ロボット・セラピーの実践

市販ロボットを用いたロボット・セラピーでは，セラピー用のロボットが存在しないこともあるが，セラピーを目的して製作されてはいない，エンターテインメントなどを謳い文句にするペット・ロボットが用いられている。そして，アニマル・セラピーの動物をペット・ロボットに置き換えられないか，あるいは新しいセラピーにならないかという観点に立ち，セラピー効果，実施方法などを検討している。図7.4にこれらの試みに用いられるペット・ロボットたちの例を示す。

セラピーに市販のペット・ロボットを用いる試みが始まったのは，1999年にソニー(株)からAIBO[†18]が発売されてからである。AIBOはすでに第4世代に入っているが，基本的には触覚，視覚，聴覚などの感覚を使い，人とのコミュニケーションや周囲の状況の判断を行い，喜び，悲しみ，怒り，驚きなどの感情を音（鳴き声）や光（目の色）や行動などで表現する。また，愛情欲，好奇心などの本能的欲求も有しており，これらが満足されるか否かで感情表現を変化させる機能がある。さらに誉められたり，叱られたりすることにより，

[†14] 柴田崇徳："人の心を癒すメンタルコミットロボット"，日本ロボット学会誌，Vol. 17, No. 7, pp. 29-32（1999）
[†15] 柴田崇徳，田島年浩，谷江和雄："人とロボットの身体的インタラクションにおける情緒的解釈"，日本機械学会ロボティクス・メカトロニクス講演会'99講演論文集（1999）
[†16] 山本浩司，水谷研治："高齢者コミュニケーション支援システムの開発"，日本ロボット学会誌，Vol. 18, No. 2, pp. 192-194（2000）
[†17] 神田嵩行，石黒浩，小野哲雄，今井倫太，中津良平："人間と相互作用する自律型ロボットRobovieの評価"，日本ロボット学会誌，Vol. 20, No. 3, pp. 315-323（2002）
[†18] AIBOはソニー(株)の登録商標

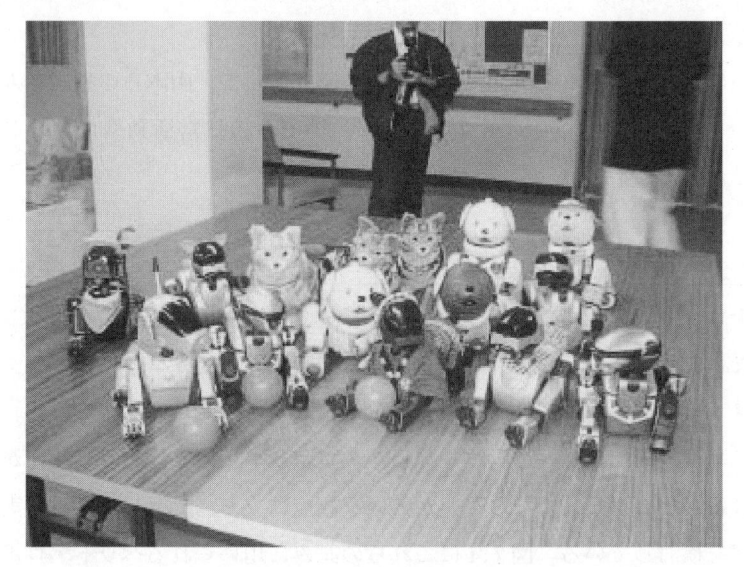

図7.4　ペット・ロボット

学習する能力などもある[19]。

ロボット・セラピーに用いられるもう一つのペット・ロボットは，2001年にオムロン(株)から発売されたネコロ（NeCoRo）[20] である。ネコロはAIBOと異なり，動き回ることはしないが，人工の毛皮で覆われ，本物の猫のような動作をする。なでたり，抱いたりすると目を細め，ゴロゴロと鳴き，満足している反応をしたり，急な大きな音に対し，目を大きくし驚いた様子を示す。また，ミャーンと鳴いて，人に甘えたいと欲求したりする。ネコロはAIBOと同じく，人とのコミュニケーションや環境に応じて自律的な行動を行うロボットである。

筆者らは2000年に，ペット・ロボットがアニマル・セラピーにおける動物の代替となる可能性，あるいはペット・ロボットを用いた新たなセラピーの実現を探るため，高齢者施設においてロボットに対する認知度，期待度に関する

---

[19]　藤田雅博："ペット型ロボットの感性表現"，日本ロボット学会誌，Vol. 17, No. 7, pp. 33-37（1999）

[20]　NeCoRo（ネコロ）はオムロン(株)の登録商標

表 7.2 MRI-QOL における価値観

価値観	ロボットに対する肯定的意見	ロボットに対する否定的意見
欲望充足派 気楽で健康な生活に重きを置く	動きが面白いロボットは一層楽しみを与えてくれ，ロボットがいるだけで孤独感がなくなる	ロボットがいても生活が変わるわけでもなく，高齢者の福祉・介護に何の効果もないことは明らかである
協同共楽派 他人とともに精力的に活動することに重きを置く	ロボットという共通の話題ができ，ロボットを通じた他人との接触の機会が増える	ロボットなどよりはもっと自然なものが社会的には役立ち，人間の社会性維持には，自然なものを生かすべきである
行動支配派 他人や社会のために奉仕することに重きを置く	ロボットが導入されれば，高齢者の社会活動を助けることが可能であり，一層の福祉・介護の充実が図れる	省人化より施設の近代化，充実，増設などが重要で，ロボットに過度な期待を持つのは危険である
努力進歩派 向上への不断の活動，努力に重きを置く	ロボットを介した他人との共同活動やロボットとの共同活動は，充実した社会生活を可能にする	生活を向上させるものはロボットではなく別にある
社会建設派 肉体的，躍動的な活動を重視する	ロボットとの共同活動を行うことにより，活動が活発化する	人間の活動を活発化させるのはロボットなどではなく別なものがあり，もっと内面的なものが人生では重要である
秩序社会派 建設的な社会生活に秩序正しく参加することに重きを置く	ロボットと共存することは，秩序正しい，安定した生活をもたらす	ロボットにも電源パワー不足，故障などの問題があり，ロボットなどいなくとも，満足できる生活ができている
穏健禁欲派 独立心をもち理想に向かい理性的に行動することに重きを置く	自律活動をするロボットが存在することで，それを見るだけでも，心の平静が保て，穏健な生活を送れる	人間は自分自身で困難を克服することで満足感を得ており，安易にロボットに頼るのは間違いである
達観瞑想派 自己認識，自己満足に重きを置く	ロボットがいることで，精神的な安定感があり，充実した生活ができる	人間はロボットの存在の有無に拘らず，自主的な生活が営める
受容緑陰派 自然の中に自己を融和させることに重きを置く	ロボットは一緒に屋外に出たり，歩き回ったりして，人間が外界と付き合うのを支援してくれる	人間はロボット程度の存在で，自己が左右されるほど単純ではない
慈愛同情派 他人への共感的愛に重きを置く	一緒に何かをやっている，一緒に楽しみや口惜しさを感じるなどといった，ロボットと感情を共有する喜びがある	人間はそんなに単純ではなく，ロボットに影響を受けないと考えたほうがよい
気楽個人派 瞑想的内面生活を重視する	ロボットのけなげさを見ると，人生とはこんなものかと思うことがあり，心が休まる思いがする	ロボットという機械から，人間の内面的な心の動きを感じるはずがない
享楽人生派 官能的に楽しむことに重きを置く	ロボットがいることで，思いがけない出来事が起きたりして，楽しみが増える	ロボットなどはいなくても，楽しいこと，面白いことは周囲に数多くあり，改めてロボットを頼りにすることはない
多彩柔軟派 多様性に重きを置く	ロボットとともに存在することにより，生活の幅が広がり，多様的な生活が営める	ロボットは役に立つというより，生活の邪魔をすると考えるべき，ロボットとの共生などはまったく考えられない

調査を行った。認知度，期待度については，三菱総合研究所が開発したMRI-QOL[21]に基づき，人間がロボットに抱く価値観の分析を試みた。MRI-QOLは人間の価値意識を13通りの価値観で説明したものであり，それに基づく価値観ごとに高齢者福祉・介護におけるロボットとの共生に対する肯定的な考え方と否定的な考え方を**表7.2**に示す。そして，ペット・ロボット（ソニー製AIBO）を用いて，数か所の高齢者施設において，ロボットとの触れ合い活動を試行し，表7.2に基づいてアンケート調査を行った。

　13通りの価値観におけるロボットとの共生に対する肯定的な考えから否定的な考えについて，7段階の評点（7：肯定的な考えに大賛成，6：肯定的な考えに賛成，5：肯定的な考えに大体賛成，4：どちらといえない，3：否定的な考えに大体賛成，2：否定的な考えに賛成，1：否定的な考えに大賛成）を質問紙法で回答してもらった。7か所，54名の協力による調査結果（全体平均）を**図7.5**に示す。図は価値観ごとにレーダーチャートで示したもので，多彩柔軟派は図示していないが，評点の全体平均は5.0である。

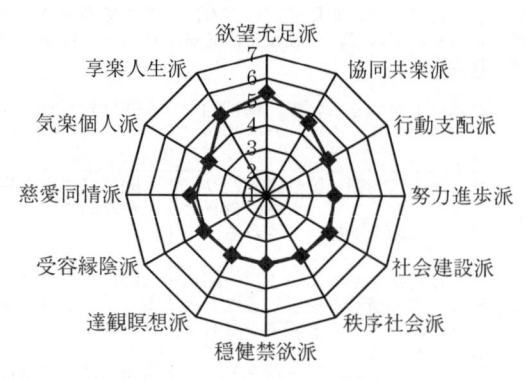

図7.5　MRI-QOL評価結果

　結果は欲望充足派，享楽人生派，協同共楽派，多彩柔軟派の四つの価値観において，肯定的な回答が得られ，特に欲望充足派においては54名中24名が評点6（肯定的な考えに賛成）以上であった。また，これら四つの価値観以外で

---

[21]　今井和男編：システム分析，日科技連（1977）

は，肯定とも否定ともいえないとの回答が約40%を占め，肯定，否定の回答はほぼ同数である．これらの結果より，人間（高齢者，あるいは高齢者に関連ある人）は，ロボットとの共生により，人生の楽しみ，喜びを享受することを期待していると考えられる[22,23]．

次いで，ロボットの有効性を評価するため，横山，永沼らと協力して特別養護老人ホームにおいてロボット介在活動を実施し，その状況と印象・効果と高齢者の生活環境・心身の状態を記録した．この活動は2002年7月から月1回の頻度で実施しており，十数名の高齢者に対し，同数のペット・ロボットとボランティアが1：1：1の関係で参加し，30分から1時間，高齢者がペット・ロボットとの触れ合いをする．活動の効果・印象を評価者の主観に基づいて5段階に評価し，評価者が被験者とロボットの介在者である場合と，評価者が施設員である場合について比較した．図7.6に評価結果をヒストグラムで示す．

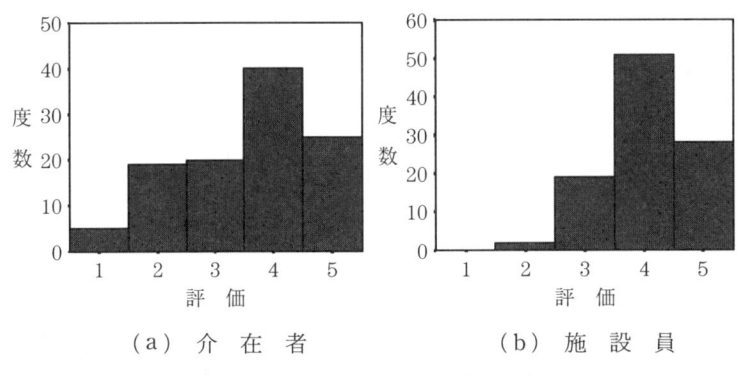

(a) 介 在 者　　　　(b) 施 設 員

図7.6　評価結果のヒストグラム分布

介在者と施設員の評価結果はともに活動の効果・印象としては相対的に高い評価値の分布を示し，評価値の平均も介在者3.6，施設員4.1である．また，

---

[22] 浜田利満，橋本智己，赤澤とし子，水川真："ペットロボットの福祉・介護への応用に関する検討"，第19回日本ロボット学会学術講演会，pp. 149-150（2001）

[23] 浜田利満，橋本智己，赤澤とし子，松本義雄："ロボット・セラピーの可能性に関する一考察"，日本感性工学会感性哲学部会編「感性哲学3」，pp. 92-109，東信堂（2003）

介在者と施設員の評価の分布には差がある．施設員は痴呆がある被験者に介在者より高い評価を与えているが，介在者は正常者に高い評価を与えることが主たる原因であった．介在者は活動の場においてのみ被験者と交流するので，その場の短い時間における反応から評価する．そのため，被験者の痴呆度に応じた対応が困難であり，痴呆のない被験者に高い評価を与えたと考えられる．一方，施設員は普段は反応の少ない痴呆がある被験者のわずかな表情等の変化を検知し，高い評価をしていると考えられる．これらの結果は8か月にわたり実施した活動，延べ109名のデータに基づくが，介在者と施設員の評価に差異が生じた点を除けば，全体としては，評価は介在者，施設員ともに高く，ロボット介在活動の有効性は高いことを示している[24,25]．

その他の高齢者へのロボット・セラピーの試みとして，金森らのものがある．金森はロボットAIBOを用い，QOL，孤独感などを評価するとともに，精神的ストレスの変化の指標として唾液中のクロモグラニンを評価している．症例数は少ないが，ロボットを用いた心理社会療法の可能性が高いと報告している[26]．また，ここで用いられた唾液による評価は医師の資格なしに検体を採取でき，ロボット・セラピーばかりでなくアニマル・セラピーにおいても検討に値する評価方法と考えられる．

7.3.3 今後の展開

ロボット・セラピーの応用分野は，現段階の事例としては高齢者の福祉・介護が多いが，小児科病棟，無菌室，ICU（集中治療室），さらには精神医療，リハビリテーションなどの分野での検討が進んでいる．アニマル・セラピーの先駆者の一人である横山は小児科病棟において，動物の代わりにペット・ロボ

---

[24] 浜田，橋本，赤澤，松本：前掲書
[25] 浜田利満，橋本智己，赤澤とし子，松本義雄，鈴木健太郎，庄司宗史，横山章光："RAA/AAAの評価方法の提案"，計測自動制御学会システムインテグレーション部門講演会SI 2002, pp. 395-396（2002）
[26] 金森雅夫，鈴木みずえ，田中操："ペット型ロボットによる高齢者のQuality of Life維持・向上の試み"，日本老齢医学会雑誌，Vol. 39, No. 2, pp. 214-218（2002）

ットを用いる試みを行い，良好な結果を得て，本格的にロボット・セラピーの分野に入っていった[†27]。彼は，動物には人間の五感に働きかける動き，触り，匂い，鳴き声などの「刺激」の効果があり，また散歩や餌やりなどにより日常のリズムが整い，リラックスするなどの「安定」の効果もあり，それらの程よい融合がアニマル・セラピーにおける癒し効果をもたらしているという。そして，現段階ではペット・ロボットには「刺激」はあるが，「安定」に関しては動物に及んでいないと述べる。しかし，ロボットが進化し，動物の代替にとどまらず，ロボット独自の効果が生まれる可能性に言及し，ロボットの進出に対応し，人間を豊かにする精神科学，心理学などの分野からの探求の重要性を示唆している[†28]。そのほか，小児科病棟へのロボット・セラピーの応用としては木村らの研究があり，試行段階からロボットの病棟常駐による本格的セラピー，すなわちロボット・アシステッド・セラピーへ移行しようとしている[†29]。

　ペット・ロボットがエンターテインメントを目的として誕生して5年しか経過していないが，これらのペット・ロボットは当初のメーカの予想とは異なり，セラピーという別の分野で着実に普及しつつある。ここで紹介した事例は，いずれもロボット・セラピーの可能性が高いことを示すが，十分な科学的検証によるものではない。なぜならば，セラピーの効果が「喜び」とか「幸福感」をさすため，個人により捉え方も異なる上，このような主観的な心の動きを科学的に検証することがきわめて難しいからである。まさにアニマル・セラピーと同じ悩みをもつことになった。このような課題に対しては，データの積み重ねが大切であり，できるだけ広く客観的なデータを集めることが重要である。科学的裏づけがないまま，ロボットはよさそうだと独走することだけは避けなければならない。

[†27] 横山章光，玉井伸哉，太田清利，高橋早苗，長谷川妙子，赤西芳樹，中村和彦，太田光明："小児病棟における4足歩行ロボット（AIBO）によるRAA（ロボット介在活動）の試行"，ヒトと動物の関係学会第7回学術大会予稿集，p. 40（2001）
[†28] 横山：前掲書（2002）
[†29] 木村龍平，永沼充，寺田貢："小児科病棟におけるRAAの試み"，計測自動制御学会システムインテグレーション部門講演会SI 2002, pp. 391-392（2002）

また，ロボット・セラピーの試行には，人間が被験者として関与することになる。このため施設の協力なしには活動は不可能であり，種々のデータ収集については事前に施設の了解を得た上で実施している。しかし，ロボット・セラピーが普及していくためには，留意しなければならない倫理上の課題が多くある。ロボット・セラピーに関する研究会として，2002年4月に計測自動制御学会システムインテグレーション部門 RAT/AAT（ロボット・アシステッド・セラピー/アニマル・アシステッド・セラピー）調査研究会（2004年1月より，ロボット・セラピー部会と改称）がアニマル・セラピーの知見を生かしながら，ロボット・セラピーを発展させようという趣旨で発足した[30]。現在，この研究会では工学ばかりでなく，医学，獣医学，心理学，経済学など広い分野からの情報交換をする勉強会，ロボット介在活動の開催などを行うとともに，ロボット・セラピー実践のためのガイドラインの検討を進めている。このような取り組みが着実に進められることが，ロボット・セラピーの発展には不可欠であると考える。

7.4　お わ り に
── 人間とロボットの共生社会を目指して

　ペット・ロボットのオーナー（所有者）に「ロボットはあなたにとって何ですか」との質問をしてみると，「家族の一員」，「ペット」などの回答がほとんどである[31]。また，高齢者とペット・ロボットとの触れ合い活動を通じて，ロボットが遊び相手となることもわかってきた。これらの結果はペット・ロボットが人間にとってパートナー（伴侶）になる可能性が高いことを示しており，人間とロボットとの共生を考えなければならないことを示唆している。人

---

[30]　浜田利満，横山章光，柴田崇徳："ロボット・セラピーの展開"，計測と制御，Vol. 42, No. 9, pp. 756-762（2003）

[31]　橋本智己，横山章光，佐藤香，金児恵，橿淵めぐみ，鈴木健太郎："RAA/RAT 向けロボットのイメージ"，計測自動制御学会システムインテグレーション部門講演会 SI 2002, pp. 397-398（2002）

間とロボットの共生が実現すると，人間はロボットと共有の「場」をもち，無意識にコミュニケーションをとることができるようになる．人間がロボットと共有の場をもつとはどのようなものかを，ロボット・セラピーの観点から考えてみる．

ロボット・セラピーにおける人間とロボットのかかわりには**図7.7**に示す四つの形態が考えられる．

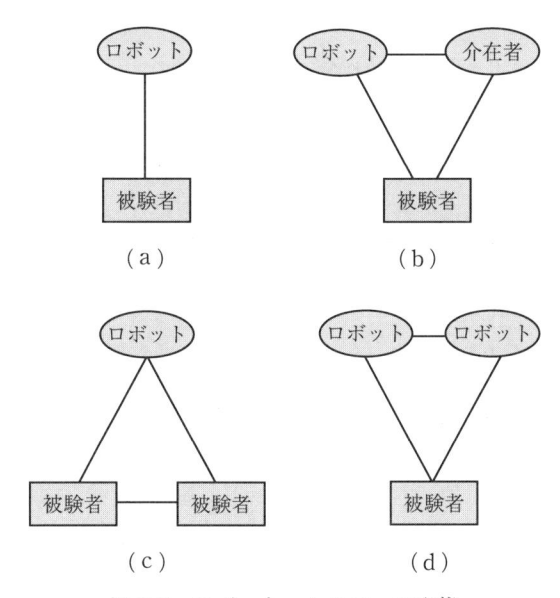

図7.7　ロボット・セラピーの形態

図(a)の形態はロボットと被験者が1：1に存在する形態で，独居老人支援のためロボットを応用しようとする試みなどに相当する．ロボットを動物に置き換えると，ペットを飼育し，1：1で触れ合っているような，ペット飼育の一つの典型的な場合になる．

図(b)の形態は現段階において最も一般的なもので，被験者に対し，ペット・ロボットと介在者が対応するものである．この形態はアニマル・セラピーにおいても通常行われており，被験者が動物とコミュニケーションをとるのを介在者が支援したり，被験者と介在者（医師，療法士，看護師などの場合が多

い）がコミュニケーションをとるのに動物を利用するのに相当する．また，ペット飼育において，家族がペットという共通の話題でコミュニケーションをとるのにも類似する．

　図（c）の形態は図（b）の形態で介在者が被験者に置き換わったもので，基本的には同じである．しかし，ロボット・セラピーを実践していく上において，図（c）の形態は介在者，ロボットの削減という効果をもたらし，意味ある形態である．この形態は図（b）の家族的な場から，より広いグループ的な場となった形態である．ロボットとの触れ合い活動において，すでにこのような形態を実施することがあるが，現状では図（b）に比べ一般的ではない．ロボットが現状では動物に比べなじみが薄い上，機能的に動物に劣るため，初めてロボットに触れた被験者にとって介在者の存在がより重要になっているためであると考えられる．

　図（d）の形態は介在者がロボットになったような場合であり，複数のロボット同士がたがいにコミュニケーションをとり，さらに被験者ともコミュニケーションをとるような状況である．同一種類のロボットにおいてさえもロボット同士のコミュニケーションの例はほとんどなく，この形態の実現にはまだ時間を要すると思われる．家でペット・ロボットと遊んでいた高齢者が，ペット・ロボットを連れて散歩に行こうとしたとき，別なヒューマノイド（人間型）・ロボットがお伴をしながら案内していくような場合がこの形態に相当する．このようなことが実現できれば，高齢者が社会とつながる機会は高まり，癒しの効果を一層促進すると思われる．しかし，外出支援ロボットを現状の都市で動かそうとすると，道路状況への対応，障害物回避等々，多くの機能をロボットに具備しなければならない．ロボットの機能向上もさることながら，ロボットが移動しやすい道路の整備など，社会的インフラ面からのアプローチも必要になる．社会的なインフラ整備となると，単にロボットのことばかり考えているわけにはいかず，社会全体からの取り組みが重要になると考えられる．

　人間とロボットのかかわりの形態には上述のようにいろいろなものがあるが，いずれも人間はロボットと共有の場をもつことになる．というより，共有

7.4 おわりに

の場があるからこそ，人間とロボットの共生が可能になり，セラピー効果が生まれてくるのではないかと考えられる．また，セラピー効果の質を考えると，図（a）から図（d）になるに従い，被験者の社会参加が深まり，社会性維持などの社会的効果の割合が増加していく．ここで，ロボット・セラピーの方向について考えてみよう．

保健医療の分野では「キュア（cure）」から「ケア（care）」へといわれている．また，健康日本21「21世紀における国民健康作り運動」では，疾病対策として健診による早期発見などの「二次予防」ばかりでなく，健康を管理し，疾病の発病を予防する「一次予防」の重視などが叫ばれている．さらに，自然環境や社会環境整備などの「0次予防」にも言及されている．健康に関し，世界保健機構 WHO はその憲章前文に，Health is a state of complete physical, mental and social well-being and not merely the absence of disease or infirmity. （昭和26年官報掲載の訳：健康は完全な肉体的，精神的及び社会的福祉の状態であり，単に疾病又は病弱の存在しないことではない）と記し，さらに1998年の執行理事会において，以下のように，dynamic と spiritual を加えることを議論した．Health is a dynamic state of complete physical, mental, spiritual and social well-being and not merely the absence of disease or infirmity. これらの動向は，人にとって単に長生きできればいいのではなく，生き生きとした，満足いく，豊かな生活を追求できることが大切であることを訴えている．このような流れに対し，ロボット・セラピーは解決策の一つになり得るのではないだろうか．健康は生きがいをもつばかりでなく，社会的に良好な状態にあることが重要である．ロボット・セラピーの発展には，人間を社会的に良好な状態に向かわすよう働きかけられるかが鍵になると思う．図（d）のような形態を考慮したロボット開発，社会的インフラ整備が行われれば，人間の社会参加を促進し，良好な社会的状態を生むことになる．また，この形態におけるロボットは人間にとって信頼できる存在となるので，他の形態においても能力を発揮できることに疑いの余地はない．図（d）のような形態はまだ実現していないが，ロボットの新しい流れの広がり，ロボット・

セラピーの進展状況を見ると，これらが現実のものとなるのも遠いことではないと思われる。

このようにロボット・セラピーを見ると，期待度が高く，その先は夢があふれているかのように思える。しかし，7.3節の最後にも述べたが，現段階では倫理上の問題への対応はまだ不十分といわざるを得ない。ロボット・セラピーはまだ医療の域には至っていないが，人間とのかかわりが重要な要素となるので，先端医療と同じく倫理的な問題を有している。そのため，ロボット技術の開発，社会インフラ整備などの技術的な課題ばかりでなく，その倫理上の対応を確立することが不可欠である。

ロボット・セラピーにおける倫理上の問題を見ると，医療，あるいはアニマル・セラピーに準ずればいいと考えるのは問題があると思われる。先にロボットはプログラム可能であるので，効果の科学的検証が容易になる可能性があると述べた。すなわち，被験者の状態を把握し，それを無線で外部へ送信する，あるいはロボットのメモリに記憶することは容易に実現できる。ロボットのメモリから情報を読み出し，いろいろな解析が可能である。一方，アニマル・セラピーにおいて動物もロボットと同様に人間と対峙し，人間の動作，反応を見たり，聞いたりするが，その状況は介在者が知るのみで，その場にいなかった第三者がその状況を知ることはない。また，状況を記憶している動物の脳から，その情報を取り出す手段は存在しない。ロボットは移動機能を有するところにも特長があり，被験者が知らない間に接近し，被験者の状況を記憶していくことも可能である。これらのロボットの特長はロボット・セラピーに期待される機能ではあるが，この特長を悪用し人権侵害を犯すようなことになれば，ロボット・セラピーどころの話ではなくなる。このような問題は，ロボット・セラピーに限ったことではなく，人間生活に入り込んでくるパーソナル・ロボットにはつねにつきまとう問題である。

例えば，最近，掃除ロボットが本格的に市場に登場してきたが，ロボットが障害物を回避し，ごみを探索するために視覚機能が具備されたならば，簡単に個人の生活の様子をも視覚機能を用いて記憶することができてしまう。このよ

うな問題にどのように対処できるだろうか。

　現在のところ，このような悪用に対する有効な対策は存在しない。20世紀から21世紀にかけてのIT革命は，科学技術計算を必要とする一部の人たちのものであったコンピュータを，家庭にも入り込ませ，その社会的重みを限り知れないものとした。ITは産業革命以来の大きな社会変革をもたらしたといえる。しかし，個人情報の保護，あるいはハッカー，ウイルス対策など，完全には克服できていない問題があるが，その有益性のため，ITを捨て去ることはできない。ロボットもITに負けない社会変革をもたらす可能性を秘めており，ITと同じく，未解決な課題を有しながら発展していくかもしれない。しかし，ロボット技術を真に人間社会のものにするには，ロボット技術がもつ問題を明らかにするとともに，ロボット技術がもたらす社会変革がどのようなものか，人間にとっていかに有益なものかをしっかりと説明しなければならない。筆者の反省でもあるが，残念ながら，このような議論が十分なされていないのが現状である。ロボット開発者も，ロボット・セラピーの推進者もこのような視点に立ち，どのような社会変革を目指しているのかをつねに念頭に置いて，研究・開発を進めていって欲しいと心から望み，本章を終わりたい。

8章
生命システムと供養

8.1 はじめに —— まず臨終をならふて[†1]

　まず「いのち」という言葉について，考えることから始めよう。「いのち」という言葉は「い（息）」の「ち（霊）」からなっている。息（いき）は息吹（い・ぶき）ともいわれ，「生き」に通じる。「ち」は「みづち」や「いかづち」に見られるように霊格を表し，「たま・し・ひ」の「ひ」と同意である。「いのち」は「息」（＝「生き」）の根本原理である。

　「息」＝「生き」はサンスクリット語でも同じで，漢訳経典で「生，命，生命，身命」などと訳されるプラーナ（prāṇa）は，「呼吸」（しかも，おもに出息＝息吹）を意味し，同時に「活力，生命力の徴，個人の本体にして宇宙精神」などをさした。ちなみにドイツ語の「呼吸する」を意味する動詞 atmen は，サンスクリット語のアートマン（ātman：宇宙の根本原理と等しい個人の本体）と語源を同じくする。

　一方，英語やドイツ語の「生きる」を意味する言葉は「存続」を意味するゲルマン語に由来するらしい。「存続」の原理がいのちだということになると，「停止」が死である。生死はひと続きの現象であって，生のない死，死のない生はない。

　さて，星は生き物だろうか？　—— この質問の答えが，「しかり」であるこ

[†1] cf. 日蓮「先に臨終の事を習て後に他事を習べし」（「妙法尼御前御返事」定本 301）

8.1 はじめに

とを視覚的に証明してくれたものに，ハッブル望遠鏡から送られてきた1枚の画像がある。「巨大星雲 NGC 3603」と名づけられた一葉の写真中には，右上の「暗黒星雲」から，時計回りに，星のゆりかごである「巨大ガス柱」，幼年期の星である「原始星グロビュール」，壮年の「スター・バースト・クラスタ」，左上に晩年最後の輝きである「青色超巨星」が収められ，さながら，星の一生の姿を一望する思いがする[†2]（図 8.1）。

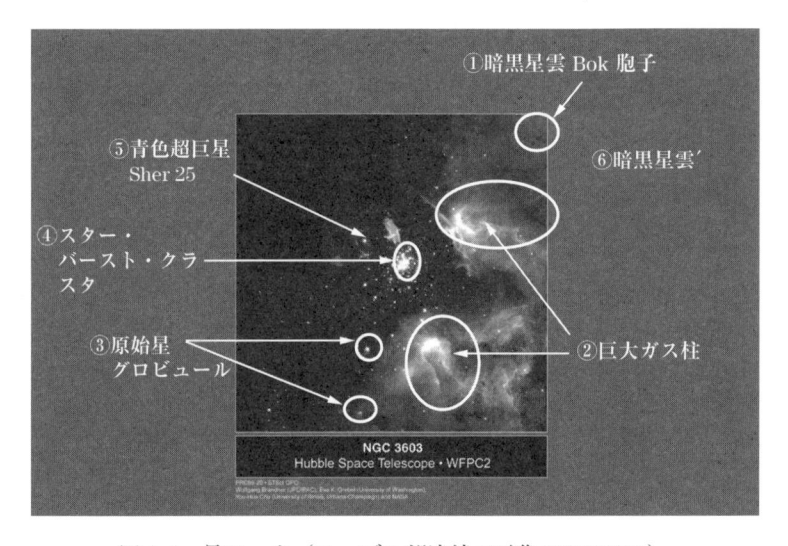

図 8.1　星の一生（ハッブル望遠鏡の画像 NGC 3603）

〔Alleshttp, David L.,： Stellar Life Cycle in Giant Galactric Nebula NGC 3603, http://fire.biol.wwu.edu/trent/alles/Stellar_Life_Cycle.pdf より〕

星というものは，内部で水素をヘリウムに変えるというメタボリズムをもっている。すべての水素がヘリウムに交換されると星は死ぬ。それまでは，まさに星は生きているのである。そして，死ぬときに星は，それ以前には宇宙空間に存在しなかったものを放出しながら，再び暗黒星雲に戻り，新しいいのちが宇宙に誕生するのを助けてきた。つまり，星は誕生のときと，死滅のときをも

[†2] James LOVELOCK も望遠鏡で他の惑星を観察分析して地球を一個の生命体と見る「ガイア仮説」に達した。

ち,中間は「生存」のときであると考えられるのである。

このような研究がなされるはるか昔,中国天台の妙楽大師湛然(たんねん)(711-782)は,その著作『金剛錍(ぺい)』において,「1本の草にも木にも1個の石礫にも塵一つにも,一々に仏性がある……草木は生じたり滅したりする。塵,石ころも劫(こう)の時を経れば無くなってしまう」[†3]と論じた。ここでいわれる仏性は,目覚めたもの(=仏)となる可能性をいう。石にも塵にも仏性があるということは,それらが理論上は生ある存在であると考えられていることがわかる[†4]。湛然が,塵,石ころも劫の時を経れば無くなってしまうことから1個の石礫にも塵一つにも一々にいのちがあると考えたような,存在の消滅・終焉があることを見据えるところから生を考えようという態度は,仏教には伝統的なものであった。

論書(経の注釈書)として有名な『俱舎論(ぐしゃろん)』において体系化されている仏教の宇宙論にはこのように記されている:宇宙は①壊劫(えごう)(消滅して行く時期),②空劫(くうごう)(消滅した状態が続く時期),③成劫(じょうごう)(生成して行く時期),④住劫(じゅうごう)(存在し続ける時期)という四つの段階を一周期とする変化を永遠に繰り返す。どの段階も20劫からなり,4段階を一周するには80劫かかる[†5]。

ここで面白いのは,宇宙のサイクルをいうのに「創造」「生成」からではなく,「消滅」から始めているところである。このように『俱舎論』はまず眼前に存在しているものの消滅から宇宙の生涯を説いているのである。

このように宗教が,いのちの終りを初めに考えてそこから生を説き始めるの

[†3] 「一草一木 一礫一塵 各一佛性 …… 草木有生有滅 塵礫隨劫有無」大正藏 46.784 b 21-23

[†4] ヴェルナツキー(Vladimir Ivanovich VERNADSKY)(1863-1945)は「生きている物質は特別な種類の岩石である」と語った。彼は,岩石は動きが最も緩慢な生命の一部で,山も海も大気も非常に動きの緩慢な生物であると考えた。VERNADSKII, V. I.,: Biosphere(初版 1926,英訳 1986)(復刻版:The Biosphere, Springer Verlag New York (1997)) しかし,彼が岩石を生命体の一部であると考えたことは当時の生物学者と地質学者の両方を怒らせることになった。KELLY, Kevin: Out of Control, pp. 80-81 (1994)(邦訳 「複雑系」を超えて―システムを永久進化させる9つの法則,アスキー出版局 (1999));

[†5] Abhidharmakoṣabhāṣa, pp. 164-179,『俱舎論』大正藏 11.7 c;124 c

に対し，生命現象を専門に研究してきた学問である生物学や医学は，20世紀の後半まで死を研究対象にしてこなかったといわれる[†6]。細胞のプログラム死システムが提唱されたり，さらに1990年代になってプログラム死を引き起こす遺伝子が発見されたことにより，初めて生物学者や医学者の目を死のメカニズムに向けさせた[†7]。

「生命」の倫理を論じる本書の8章で「供養」を取り上げるのは，死から生を語ってみたいと考えたからである。この章で扱う「供養」は，日本において，人間以外の存在が生存を終えたときに行われる葬送の儀礼である。

以下まず，「生命倫理」という概念の誕生，および20世紀になって明らかにされた生命のシステムとの関連について述べておこう。

8.2　生命倫理と生命システム

8.2.1　「生命倫理」の変遷

1971年，bioethics（生命倫理）という術語を初めて使用したV. R. ポッター（1911-2001）は，この倫理が自然科学と人文科学という「二つの文化」の架橋となることを願った[†8]。自然環境の有限性に気づいた彼は，人間の生存は

[†6] 例えば「もし宇宙人が地球に来て生物学の教科書を読んだとしたら，地球上の生物は決して死なないのではないかと信じるにちがいない。わたくしたちの教科書には細胞がどのように成長し，エネルギーを使って分裂するのかについては詳しく述べられているが，細胞がどのように死に至るのか，その過程については何も書かれていないから」（SATTAUR, Omar : New Scientist, 7 November 1985）。また免疫学者の多田富雄は「人間の生死を扱う医学でも，死の医学というのはなかった。医学にとって，死は敗北であり，あってはならないものであった」と述べている（『生命の意味論』，p.80，新潮社（1997））。

[†7] 法学もまた死を扱わなかった。死の定義を与える法規は1997年10月16日以前日本に存在していなかった。「臓器の移植に関する法律」（平成9年7月16日　法律第104号10月16日施行）の第6条2で脳死したものの身体の定義がなされ，それによって得られる脳死の定義が，わが国の法律史上初めての法規による死（死の一部であるが）の定義となった。

[†8] POTTER, Van Rensselar : Bioethics : Bridge to the Future, Englewood Cliffs, N. J. (ed.) : Prentice-Hall (1971)，邦訳『バイオエシックス　生存の科学』，ダイヤモンド社（1974）

生物学（生態学）の知識に基づいた倫理の創造にかかっていると考え，このめざすべき倫理に bioethics（生命倫理）という名をつけたのであった。

　それから 30 余年が経過した今，「生命倫理」という言葉で理解されるものは多様になった。その中で最もよく用いられるものは「医の倫理」としての生命倫理である[†9]。医療にかかわる生命倫理は，わたくしたちにとって切実な，人間が人間の生命とどうかかわるか，という問題を取り扱う倫理である[†10]。本書の 1〜5 章ではこうした医療倫理が中心論題である。

　一方，本書の 6 章で大上泰弘は，現代の生命科学・技術の倫理を旧来の人間の枠組みをもった倫理学で論じることができなくなっていることを指摘した（6.3.1 項）。さらに彼は，生命科学・技術者はミクロにはゲノム OS，マクロには生態学的法則という論理に基づいた倫理をもつことを提案した（6.5.2 項）。冒頭で述べたポッターの bioethics が意味したところも，大上のいう「生命の倫理」の主張も，ともに議論の対象を人間の生命から，人間を含む生命体全体のいのちに広げたものである。ポッターはがんの研究に携わってきた医学者であり，大上は生物化学の専門家である。しかるに，彼らのいう「生命倫理」は，エコロジーに関する知に基づく倫理としての「生存の倫理」であり，これを求めようというのは自然科学者の側から差し出された，新しい倫理への招待であるともいえる。そのような生命倫理構築の素地として，本章では人間が環境世界の存在と応接する作法，いのちのまんだらの中での振る舞いの作法を考えたい。

　なお，ここでいう「環境世界の存在」の中には，浜田利満が 7 章「ロボッ

[†9] 医の倫理としての生命倫理の成立については例えば，土屋貴志："「bioethics」から「生命倫理学へ」―米国における bioethics の成立と日本への導入―"，p. 14, 加藤尚武, 加茂直樹編：生命倫理学を学ぶ人のために，世界思想社（1998）

[†10] 1975-1999 の医療にかかわる生命倫理的な新聞記事を収集したものとして次の資料は貴重である。正木晴彦："資料『生と死を巡る環境』―生命観はこの 4 半世紀でどう変わったか―"，長崎大学総合環境研究，第 1 巻，第 2 号（1999）
　臓器提供に関する仏教の見解を扱ったものとして：岡田真美子："捨身と生命倫理"，印度學佛教學研究，第 48 巻，第 2 號, pp. 995-1000（2000）

ト・セラピー・システム」で扱っている「ロボット」も含まれることを忘れてはならない。ロボットのいのちをどう考えるか。これは，特にわが国では今後必ず取り組むべき課題になることだろう。こうしたいのちについては 8.6 節で触れる。実はこのような広範ないのちについて考えて初めて，わが国で行われている「供養」の意味は明らかになるのである。

8.2.2 生命システムと生物

　上述したごとく，新しい倫理が必要とされる背景には，現代科学の発見があった。生命体の 99.9％以上が炭素，水素，酸素，窒素で構成されており，あらゆる生物は化学のレベルでは本質的に同じであるということが明らかになり，また今日地球上に生きている数百万種の生物だけでなく，地球の歴史全体にわたって存在したありとあらゆる生物はたった一つの始原細胞にたどりつくと考えられるようになった[†11]。さらにいえば，わたくしたち人間および一切の地球の生きとし生けるもののみならず，岩石も，地球も元をたどればみな，宇宙のガスと塵なのである。

　一方，20 世紀の生命科学・技術は，地球上のあらゆる生き物が DNA という物質を共通にして生きているということを明らかにした[†12]。すべての生き物は等しく DNA を基礎とし，生き物の多様性は DNA の変異と環境の相互作用から生まれたものである。生き物のシステムの現れは多様であるが，いのちのシステムは単純であるといえる[†13]。

　この DNA を根幹とした生物の分子システムの解明は，われわれ人間が特別な生物ではなく，多くの生物と同様の生命のシステムで動く生き物であることを示したという点で画期的であった。人が特別な生きもので，人が「可愛い」

[†11] ショップ：失われた化石記録　光合成の謎を解く，p. 107 および pp. 156-157, 講談社（1998）（SCHOPF, J. William：Cradle of Life — Discovery of the Missing Precambrian Fossil Record）
[†12] 本庶佑，中村桂子：『生命の未来を語る　シリーズ健康と食を問い直す生物学』中の本庶の言葉, p. 14, 岩波書店（2003）
[†13] ショップ：前掲書, p. 155

と思う存在だけを人の位置に引き上げ「人道的に扱う」という倫理ではもはや埒(らち)が明かない。人間が特別な生き物でない以上，人間も生物界一般のルールに従わざるを得ず，そのルールが生命ネットワークの論理なのである†14。

8.3　縁——いのちのネットワーク

8.3.1　五蘊説と縁起の理法

8.2節で述べたように，近代科学はようやく20世紀の終わりになって，人間とそれをとりまく環境世界のいのちが同じ物質で構成され，同様の生命システムをもつことを証明したが，このことは仏教では「五蘊(うん)説」としてなじみ深いものであった。五蘊とは五種の群をいう。われわれも環境世界もあらゆる存在は同じ五つの構成要素（色受想行識）が縁によって集合して形成されているものである，というのが五蘊説である。

人が他の存在とまったく異なる特殊な存在でないことは，わが国では既に古くから感性的に把握され，古典文学や，宗教的文献の中で繰り返し説かれていたことであった。最澄（766-822）に仮託された『天台法華宗牛頭法門要纂』には「あるがままのさとった世界にあっては人と草の区別はない」†15 とあり，また道元（1200-1253）は「山ヲ身心トセリ」†16（山を自己の身心としている）とか「全宇宙界が人の本体である」†17 と述べている。この類の言葉はまったく枚挙にいとまない。

---

†14　ゲノム学者の中村桂子も，人間が地球上に登場したときにはすでに生命系のもつ論理はあった，と述べている。（本庶，中村：前掲書，p.8）。なお「生態学」という術語はイメージの湧きにくい言葉であるので，ここでは 'ecology' を，Rachel CARSON の言葉を借りて「生命ネットワーク」と訳す。

†15　眞如界内　無人草之殊，『日本思想大系9　天台本覚論』，p.329，岩波書店（1973）

†16　『正法眼藏第二十九　山水經』大久保道舟編『道元禪師全集　上巻』，p.265，筑摩書房（1969）（卷十七　大正藏82巻65 c 20）

†17　盡十方界　眞實人體『正法眼藏第四十三　諸法實相』，前掲書，p.371（卷五十　同上 190 b 14-15）出典は『景徳傳燈録卷二十一』の長沙景岑の言葉（大正藏51巻372 c 4-5）

人を特別の存在と見ない文化の源流を探ってゆくと，中国で仏教伝来前にすでに，『荘子』に「悠久の天地とわたしは並存していて，万物とわたしは一つになる」[18]や「万物はことごとく同じであり，そのような万物の中にあっておたがいにつつみあっている」[19]という記述があることに気づく。ついで老荘の思想を受けつつ仏教を受容したころの俊才僧肇（384-414）は，著作『肇論』の中で，明らかに上の「斉物論」の影響を受けたと思われる「天地とわたしは共通の根源をもち，万物とわたしは同一の存在である」[20]という言葉を残した。8.1節で述べた天台僧湛然の説はこのような中国の古い伝統に添ったものであろう。修行者たちは，ものごとをありのままに見るという努力を重ねて「あらゆるものは共通のいのちの現れとしてこの世界に存在している」という境地を感得することを目ざした。

また日本では浄土真宗を中心に「自然法爾」（おのずから一切の存在が真実の姿で現れ出でている）という術語も用いられた。環境世界と自己を切り離さず，自己は環境世界と共なるいのちを生きていると自覚することを表す言葉である[21]。

自己と共なる無辺際のいのちの個々の現れである諸々の存在は，「縁起の理法」[22]によって結ばれている。インド仏教が編み出し，広くアジアに広がった「縁起の理法」こそは，生命ネットワークの論理に重なるものだろう。

8.3.2　不殺生戒 ── インド・仏教の生命倫理

人間を特別な存在とするのではなく，生命の網の目の中にある一存在として認識することは，人間以外の存在のいのちを自らの身と同じように大切にする

---

[18]　天地與我竝生　而萬物與我爲
[19]　萬物盡然　而以是相蘊　斉物論第二
[20]　天地與我同根　萬物與我一體　大正藏 45 巻 159 b 28
[21]　類似のものに「諸法實相」がある。もともとインドでは「諸法の実相（すべての存在の真実の姿）」を表す語であった「諸法実相」は，中国天台以来「諸法は実相である（＝あらゆる存在［の現れ］はそのまま宇宙の真実の姿である）」と読みならわされて重んじられるようになった。
[22]　Aに縁ってBが起こり，Bに縁ってCが起こり，それぞれが相互に関連しあって存在するということわり

ことにつながる。古くからあった「不殺生戒」はこのような認識の上に成り立っている。さりながら，インドの叙事詩マハーバーラタにはこのような言葉が残されている：

『不殺生』と昔の人はいっていますが，いい気なものです。この世で一体誰が（他の）生命を傷つけないで（生きていられま）しょうか。よく考えて見れば，この世では不殺生の実践者など一人もいません。」[†23]

　古代インドではこの不都合をどう処理していたのだろうか。インド学者原實は，この謎を精緻な文献学的研究によって解いた。まず，インドの「戒（śīla）」は他律的なものではない。自ら「〜しまい」とつつしむことをいう。不殺生戒は「生き物を傷つけまい」とつつしむことである。原によれば，「（生きてゆくための差し迫った）必要もないのに濫りに（vṛthā）生き物を傷つけることが罪」とされるのだという[†24]。仏教の不殺生戒もこれをそっくり受け継いでいる。わたくしたち人間には，自らの行いが「濫りに」他のいのちを損なっていないかどうかを見きわめることがつねに要求されているのである。

8.4 供養について

8.4.1 「供養」の原語

　ドイツの仏教哲学者にして環境学者であるシュミットハウゼンは，つねに殺生をしなければ生きてゆけない哀しい生の現実を「不快な真実」と呼んだ[†25]。また大上は「同じ生命体として生命が絶たれるときに生じる信号の意味に痛みを感じざるを得ない」と述べている（本書の6.4.2項参照）。この生存の哀しみ，こころの痛みと折り合いをつけ，自らのために無駄にいのちが失われることを戒めるために考え出された仕掛けが，ここで扱う「供養」である。

　漢訳語「供養」の意味するところは広く，原語も一通りではない。聖なる存

[†23] Mbh. 3.205　原實の訳による「不殺生考」『国際仏教学大学院大学紀要第1号』(1998)
[†24] 原：前掲書，pp. 20-22　「濫りに」に関連する用例を網羅的に集めてある。
[†25] the uncomfortable truth（Lambert SCHMITHAUSEN）

在への花などの御供えという意味での「供養」(pūjā)，布施という意味での「供養」(dāna)，托鉢者にする施しである「供養」(piṇḍapāta)，奉仕作業をするという意味での「供養」(upasthāna) etc. という具合である。そして本章で論じられる「供養」は，特に自分のためにいのちを終えたものに対する手向けの儀式のことをさす。

『法華経』中によく見られる「供養」の原語の一つに，sat-√kṛ, satkāraがある。この sat-は「正しく」，√kṛ は「する」「行う」で sat-√kṛ は「正しく行う」，「ふさわしい行いをする」ことをいう。この言葉は「重んじる」「尊重する」(guru-√kṛ) と並んで用いられることが多く，「敬意をはらって，相手にふさわしい行いをなすこと」という意味で用いられている。この sat-√kṛ には叙事詩時代に「荼毘に付す」という意味で使われた例がある。

いのちの倫理学

サンスクリット語の「善い」

サンスクリット語の形容詞で「善い」を意味する言葉は複数あるが，そのうち頻繁に用いられるものに sat がある。sat は，英語の be 動詞，ドイツ語の sein 動詞にあたる √as の現在分詞である。したがってサンスクリット語の「善い」はもともと being「〜であること」というだけのことである。この不思議な形容詞 sat「善い」は，同時に「正しい」をも意味する。sat に否定辞 a-がついた asat は「悪い」であり「不正な」である。つまり「存在している」という言葉が「善い」ということを表し，同時に「正しい」のである。

このように現成しているその現れが「善」でありそのまま「正」であると肯定する態度は，「真実」を意味する言葉にも反映されている。サンスクリット語で真実は satya サティヤといい，見ての通りこれはさきほどの sat から派生した名詞である。いまひとつ真実を意味するものに tathatā がある。この言葉は tathā という副詞と抽象女性名詞をつくる接尾辞 -tā からできている。tathā は「そのように」「ありのまま」というだけの意味である。漢訳者はこの tathatā という言葉に，実に巧みな訳語を作り出した。まず全体の意味をとって「眞」とし，これに tathā の元の意味「如し」をつけて「眞如」という訳をあてたのである。西田幾多郎の『善の研究』などにちりばめられた「眞如」は難解そうに見えるが，元をただせば「そのようであること」「あるがままであること」というだけの意味である。

ベートリンク/ロートの『サンスクリット大辞典』はこの用例を「あるものに（遺体を火葬にすることなどによって）最後の敬意を払う」と説明している[26]。葬礼を意味するこの言葉が本章で取り上げる「供養」の語源であろうとわたくしは考えている。

8.4.2　あ の 世 送 り

　8.4.1項で述べた葬礼という意味での「供養」は，仏教に限定される儀礼ではない。わが国では，「供養」という術語が仏教によってもたらされるはるか昔から継続的に行われてきた作礼であると考えられる。貝殻や骨などを丁寧に並べて，海の幸をあの世に送り返した場であるといわれる貝塚が，そのよい例である。アイヌの人々が行ってきたイヨマンテ（クマ送り）の祭りも死者に礼を尽くすための丁寧な葬送儀礼である。クマはあの世から食料（ミ）や衣料（毛皮）をミアンゲとして人間にもってきてくれる客人（マラプト）である。このクマを大切に育て上げていよいよ殺すときが来ると，彼らは酒やサケやさまざまなものをもたせて，村人一同でぐるりと取り囲んであの世に送る儀式をする。

　葬送の供養儀礼だけでなく，供養墓もある。浜松のウナギ塚，高野山奥の院のシロアリ塚，築地波除神社の活魚塚，讃岐国分寺の蜂供養塚[27]をはじめ，日本には多くの動物供養の塚がそれの殺傷を生業とする人々によって作られている（図8.2）。なかでも驚くのは，長門市向岸寺の鯨墓である。1679年以来今に至るまで，鯨漁にたずさわる人々が毎年捕獲した鯨の法要を続けているのである。それらの鯨には漏れなく戒名がつけられ，過去帳がしつらえられて，克明な捕獲資料とともに記録されている[28]。

---

[26]　BOETHLINGK/ROTH : Sanskrit Woerterbuch, Vol. **VII**, p. 628 : jmd. die letzte Ehre erweisen (durch Verbrennung des Leichnams u. s. w.).

[27]　昭和55年にできた供養碑には，「訪花小天使　無尽大自然」と彫られている。供養式は2月8日に行われる。

[28]　中村生雄：祭祀と供犠 ― 日本人の自然観・動物観, pp. 220-221, 法藏館（2001）；通鯨唄というものがあって手をすり合わせて感謝する様子が報道されたこともある。

8.4 供養について

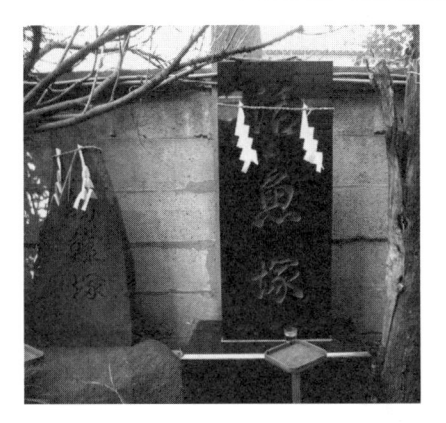

築地の波除神社にある活魚塚。2003年3月30日桑子敏雄氏撮影。活魚塚の左は鮫鱶塚。すし塚（東京都鮨商環境衛生同業者組合1972年建立）併設

図 8.2 供 養 碑

いのちのネットワークの中で，自己のいのちを長らえるためには他のいのちを奪わなければならない。供養は，もともと自分の生存を助けた他のいのちの消滅を悲しみ，感謝の気持ちを抱きつつあの世の生存へと送り出す儀礼であった。鯨の供養といい，クマ祭りといい，その厳粛な敬意の込め方を見るに，受益者の罪滅ぼしの行いにとどまらず，8.4.1項で述べた相手へのsatkāra（供養：敬意を払って相手にふさわしい行いを捧げる）の所作であることが感じられる。

遊牧民族が大切に育ててきた動物を食料にするときに，神に「犠牲」として捧げる祭りをすることを「超自然の神の権限を導入して遂行する免責儀礼」であるとし，これを「動物殺しの罪責感を解消する文化システム」の一つである「供犠の文化」と呼ぶむきもある[29]。しかし「犠牲」という形をとった「送り」を「供儀の文化」として特化し，「責任逃れ」とか「気持ちのごまかし」というニュアンスが感じられる「免責」「罪責感を解消するシステム」という

---

[29] 中村，前掲書，pp. 235-236

言葉をもって説明することには些か(いささ)抵抗を感じる。まず屠殺者は，なるべく犠牲となる動物が痛みを感じない方法でそのいのちを終わらせる努力をしている（残酷といわれるのはむしろ苦痛を与える殺し方をすることである）[†30]。そしてただ単純に屠殺して食に供するのではなく，犠牲として神に捧げるま・つ・り・をした後に，彼らは神のお下がりとして肉を戴くという手順を踏んで自らの生存を助けてくれた環境世界のいのちに対して敬意を表しているのが「供犠の文化」である。犠牲として神に捧げるま・つ・り・は，ふさわしい葬送行為すなわち

いのちの倫理学

「よし」「あし」と「ただしい」「よこしま」

日本語の「よい」「わるい」という言葉の履歴ついて考えてみると，古くは「えし」「あし」があり，後に「よし」「よろし」「わろし」「あし」という順に程度が表現されるようになったことがわかる。ただし，これらの言葉は倫理的な善悪を表す言葉というよりは，価値の高低（上等下等)，優劣をさすものであった。

これに対して，倫理的な正，不正を表しているやまとことばは「ただ（正）し」⇔「よこしま（邪）」である。この「よこしま」は「よこさま」（横様）の母音交代形で，この対概念に「たてさま」があった。「たてさま」は「たたさま」に転化した。「ただし」の「ただ」（直，唯，只）は「たた」（縦，経）と同じであろう。また上代，罪咎・災厄を指した「まが（禍）」とそれに対する「なほ（直）」という言葉もある。「まが」は曲で，ゆがみを意味し，「なほ」（直）は曲った，間違った状態がまっすぐに正しく戻されたことをいう。インドの場合と同じで，さわりなくすんなりと当たり前である事物のあり様が「ただしい」状態であると考えられる。

「たて」や「なほ」は，すくすくと伸びるさまを思わせ，「まが」や「よこ」は生育が妨げられる様子を表しているようである。今風にいえば，「たて」「なほ」は持続可能性を表す概念である。日常的には「ただしい」という言葉は，社会の構成員中の多数派に有利であると考えられている価値を権威づける形容詞であるが，生命倫理的に「ただしい」というのは「いのちのまんだらの持続性」を保つものに付される言葉であるといえないであろうか。

[†30] 彼らにとって残酷なのは動物を食用のために殺すことではなく，動物に不必要な苦痛を与えることである。cf. 鯖田豊之：肉食の思想　ヨーロッパ精神の再発見，pp. 55-56，中央公論社（1966）

「供養」であり，神のお下がりは分配される「お供養」であると考えれば「供犠の文化」も「供養の文化」に包摂されるものであるといえよう。

8.5　実験動物供養と器物供養

8.5.1　実験動物供養

　幼い頃，飼っていた金魚が死んだり，虫が死んだりしたとき庭に埋めた記憶のある人は多いだろう。成人になって，もっと大型のペットの葬儀をしたり，墓を求めたりする人がかなり存在するのか，ウェブのページにはさまざまな宗教施設の情報が寄せられている。このような個人的な供養ではなく，8.4.2項で述べたようなものよりはもっとオフィシャルに，組織的に行われている動物供養がある。病院および研究機関で行われる実験動物供養である。中村元は『日本人の思惟方法』の中で「（日本では）最も進んでいる医学者たちでさえも，実験のために殺した動物のために慰霊祭を行う。西洋にはこういう習俗は存在しない」と述べている[†31]。

　わが国では，「実験動物慰霊祭」，「実験動物追悼式」，「実験動物感謝式」など呼び方にバリエーションがあり，僧侶，神職が祈念することの有無，焼香・献花の有無，慰霊碑への供物の有無などの違いはあるものの，その趣旨と，作礼はほぼ同じである。実験動物供養儀礼中で最も大切な部分は，参加者がいのちを落とした実験動物に対して黙禱を捧げ，自らの実験を振り返って実験動物のいのちを大切に研究をしたかどうかを自らに問うて確認し，今後もそのいのちを無駄にしまいと自戒するところである（図8.3）。この実験動物供養が単に形式的，免罪符的な儀式でなく，実際に動物実験に携わる生命科学・技術者たちのこころを慰め，いのちを大切にするという自覚を高めていることは，ウェブ上数多く見られる掲示板書き込みによっても明らかである。

　実験動物供養の始まりがいつであったかは定かではない。九州大学仏教青年

[†31] 『中村元選集〔決定版〕第3巻　東洋人の思惟方法III』，p. 27，春秋社（1989；初版1962）

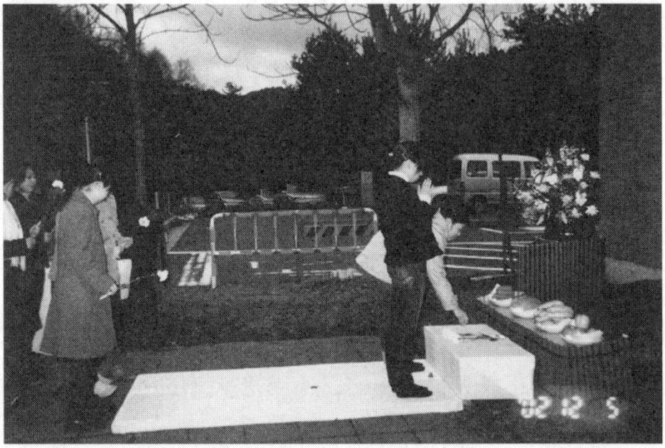

8章　生命システムと供養

兵庫県立姫路工業大学理学部の実験動物追悼式。献花して手を合わせる学生たち。津田基之教授らに取材協力いただいた。2002年12月5日撮影

図8.3　実験動物供養

会（略称：九大仏青）の活動日誌を紐解くと「大正六年（1917年）10月10日 動物祭。於：博多万行寺。本会主催，協賛：看護婦若葉会。同日挙行の解剖祭の後初めて行う」という記述に遭遇する。九大仏青はこれを第一回実験動物慰霊祭とし，以後毎年慰霊祭を挙行している。また，昭和に入って理化学研究所が行った「学用動物」慰霊の式典の記録もある[†32]。戦前の慰霊碑・供養碑としては，1927年世田谷区の旧陸軍獣医学校内に実験動物・軍用動物慰霊のため建立された「動物供養之碑」（1963年両国回向院に移築）や，旧陸軍登戸研究所（現明治大学生田校舎）に立てられた毒物や特殊兵器開発の犠牲になった実験動物の慰霊碑を見ることができる。

実験動物供養は，過去のものになるどころか，近年になってますます盛んになってきている。その原因として考えられるのは，一つには1970年代に起こったピーター・シンガーなどに代表される動物権利運動の高まりが日本にも影響を与えたということがある。この外的な要因のほかに，内的な要因もある。

[†32] 渡辺海旭「動物供養祭宣疏（1932年11月12日）」。吉田嘉雄編『仏教慶弔文例辞典』所収，pp. 244-245，国書刊行会（1996）。なお同書には下関鮮魚問屋組合主催の鱗介群霊追福法会表白（1931年8月18日），魚霊祭宣疏（1936年5月28日），林兼商店の鯨供養宣疏（1938年4月19日）も収録されている。

8.5 実験動物供養と器物供養

生物学研究が進んで，今まで知られていた以上に動物の認知能力が高いことが明らかになってくるにつれて，動物実験を行なう研究者自身がこころの痛みを感じることが増してきたというものである。

さて，海外の希少な実験動物慰霊祭の例としては韓国のものがある。日本の厚生労働省にあたる韓国食品医薬品安全庁（Korea Food and Drug Administration）は省庁発足以来初めて，1998年11月7日に庁舎内にある国立毒物学研究所において実験動物慰霊祭を行った[†33]。この慰霊祭はKFDAの前身，国立保健院（The National Institute of Health 1959年発足）から続いている行事で，その当時は担当部署で行われていた。また国立毒物学研究所の前身，国立保健安全研究院（The National Institute of Safety Research）では発足以来（1988年）機関単位の行事として毎年実施されてきた。この研究所内には日本占領下の1929年に作られたと推定されている，高さ1mほどの動物慰霊碑もある。慰霊祭はその前で行なわれる。ゾ・ゾンジク実験動物資源室長はこう語っている：「実験動物を育てるのは，わが子を大きくするのと同じです。たとえ人のようには話せなくても，実験動物のいのちはわたくしたちのいのちと変わらず貴重なものです。彼らも感情をもっています。でも，（実験のために命を奪うのは）仕方のないことなのです」[†34]。

こうして東アジアの研究者たちはこころの痛みを感じながら慰霊祭を行っているのであるが，他地域の人々の目には不思議な行為に映るらしい。香港の英文経済週刊誌 Far Eastern Economic Review 1998年12月17日号にはKFDAの慰霊祭の模様を伝えた新聞報道を読んだ者の手による「なんとおもしろいこと」というコラムが載せられた[†35]。

[†33] KFDAに対するメール調査は学部指導生であった松野寿子によるものである。メールの韓国語の通訳，および朝鮮日報の調査は，合田博子環境人間学部教授のところで学んでいた留学生，高秀榮氏が行ってくださった。ここに記して両氏に感謝する次第である。
[†34] 「"人類のために犠牲になった動物"/食品医薬品安全庁 実験動物慰霊祭」『韓国日報』1998.11.7（社会面）企画連載14面
[†35] 次ページの脚注を参照。

8.5.2　器物供養とエコシステム

　動物供養が珍しいと考える海外の人たちには想像もつかないであろう供養が日本にはある。それが〈物の葬送〉，器物供養である[36]。

　近年，青森の巨大縄文遺跡三内丸山遺跡から土器だけをきちんと並べて葬った土器の塚，土器の墓が見つかった。写真を見ると，貝塚の貝そっくりに土器の破片だけが並んでいる。考古学者らは縄文の人々が，使った土器もあの世に送ることをしていたと考えた[37]。

　このような〈物の葬送〉を「器物供養」と呼ぶ。そしてわたくしたちは現代でもなお，さまざまな器物供養を行っているのである。なかでも最も伝統があるのは，針供養である。折れた釘，曲がった釘を豆腐やこんにゃくに刺して供養する。『人倫訓蒙図彙』(編者未詳 元禄三1690)[38] には最澄が都の寅卯の間に針を納めて地鎮を行ったのが起こりであると書かれている。

　このほか人形供養（和歌山県淡島明神，上野寛永寺その他多数）を別として，包丁供養，無縁チョコレート供養（2月22日東京護国寺），鉛筆供養（大和郡山市西芳寺），鋏供養（8月3日東京増上寺聖鋏観音塚1981年建立），パチンコ台供養（8月8日東京浅草寺），入れ歯供養（10月8日岡山妙興寺），印

---

[35]　この FEER のコラムを読んだ武田科学振興財団理事長 内林政夫氏は「動物慰霊祭」という題の随想を書いた（日本経済新聞2000年2月9日夕刊，「あすへの話題」）これが大上泰弘氏の目に留まり，氏から情報を得て，わたくしは韓国に実験動物慰霊祭があることを初めて知った

[36]　もののいのち論については岡田真美子："日本的感性：「もったいない」—ソフト・ゼロエミッションへの挑戦"，感性哲学 1，pp. 37-55，(社)日本感性工学会感性哲学部会，東信堂 (2001)，および"東アジア的環境思想としての悉有仏性論"，木村清孝博士還暦記念論集，pp. 355-370，春秋社 (2002)。その他，以前の画期的な研究としては宮本正尊："「草木國土悉皆成佛」の佛性論的意義とその作者"，印度學佛教學研究，pp. 262-291，日本印度學佛教學會 (1961)，中国のものであれば，福永光司："一切衆生と草木国土—仏性論の中国的展開"，中国の哲学・宗教・芸術，pp. 94-113，人文書院 (1988)（初出：1981『仏教史学研究』，**23**-2，仏教史学会)。ただし福永は上記の宮本の成果を参照していない。

[37]　梅原猛："日本人の精神の故郷"，梅原猛/安田喜憲 編著『縄文文明の発見 驚異の三内丸山遺跡』，p. 25，PHP研究所 (1995)

[38]　田中ちた子，田中初夫：人倫訓蒙図彙（家政学文献集成 続編江戸期9），pp. 271-272，渡辺書店 (1969)；朝倉治彦：人倫訓蒙図彙，平凡社 (1990)

章供養（10月22日広島国清寺，静岡見付天神その他），茶筅供養（11月23日奈良當麻寺中之坊），帯供養など，新しく始まったと考えられる供養も少なくない。このうち筆者の身近で起こった「入れ歯供養」に触れておきたい。

自宅のそばにある歯科医院に「入れ歯供養箱」と書かれた白い箱が置かれた。「ご不要になった入れ歯をお入れください」という但し書きがある。院長に聞いてみると，新しい入れ歯を作ったとき，かなりの人が不要になった古い入れ歯を処分することができないようなので設置した，という。患者たちは，もはや自分の身体の一部となっていた入れ歯を捨てるに忍びなく，自宅の箪笥(たんす)の中などに保存しているのである。しかし供養箱を置くようになって，患者たちは安心して不要になった入れ歯を投入して帰るようになったのだそうである。

これを聞いて，わが国の生命観や古くからある器物供養の習慣についての論文[39]を紹介したところ，これも何かの縁であるから寺で入れ歯供養をしてもらえないかと頼まれた。こうして，宗門でも聞いたことのない入れ歯供養式をすることになった。式の日は，「い」ち・「れ」い・「は」ちで10月8日にしたいということであった。院長が参加を呼びかけたのは近隣の若い医師たちと，医院で働くこれまたごく若い技工士たちであった。住職が婦人講の人々に聞いたところ，果たして彼女たちも入れ歯を箪笥にしまっていたので，みんないっしょに参ることになった。こうして，自宅にしまわれていた入れ歯をもった高齢者たちと，若い医師たちが集まって，開山以来初めての入れ歯供養式が2002年10月8日に行われ（図8.4），2003年以降も継続されることになった。

「……経に曰く，仏の身には三十二相あり，口には四十の歯を含み，方白にして，斉平(さいびょう)に，甘露の法を以って，衆を率い給う。この故に七宝ありと。また曰く，一色一香 無非中道 草木国土 悉皆成仏 と。」

この日のために住職が起草した「入れ歯供養祭祈願文」の一部である。一同，三方(さんぼう)に高く盛られた使用済み入れ歯を恭しく拝み，法要が終了した後，発

---

[39] 岡田真美子："日本的感性：「もったいない」― ソフト・ゼロエミッションへの挑戦"，感性哲学1，pp.37-55，東晋堂（2001）

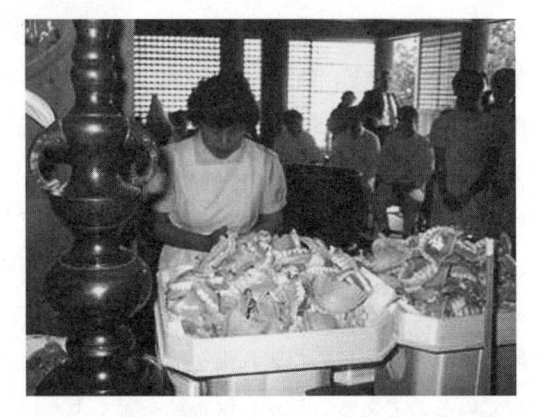

図 8.4 入れ歯供養式（2002 年 10 月 8 日撮影）

願人である院長はこのような挨拶をした：「歯科医療に携わるものとして，自ら作った歯の最期にいたるまで責任をもち，物のいのちを大切にする日本人の感性を尊んで入れ歯供養式をお願いしました」．

実は，この院長はプロテスタント信者で，アジアの国々に歯ブラシを届けるボランティア活動などもしている人であった．寺で法要をすることに抵抗はなかったのかと尋ねたところ，「物のいのちを大切にし，そのいのちが終わったとき，生前の働きに感謝をささげることが供養であるなら，これは宗派を超えて行ってもよいことなのではないでしょうか」と彼は答えた．

この入れ歯供養は将来，義歯材料の資源循環にも貢献するであろうと考えられる．義歯を回収することによってレアメタルを回収することができる．パソコン供養もまた同じである．これらは地下資源保護を促すことにつながると同時に回収された義歯やパソコンは，また新しいいのちに生まれ変わることができる．もったい（物の本体，物のいのち）を大切にする，という倫理に基づく器物供養は，エコシステム（いのちの循環）に貢献する行為でもある．

8.6 おわりに —— いのちの遠近法

これまで見てきたように，日本のエコパラダイム（生命システムパラダイ

ム）では，人間も動物も植物も微生物もそして物も，あらゆる存在はそれなりのいのちをもつものと見なされ，そのいのちの上下を問うことはせず，供養することが行われてきた。いいかえれば，いのちの尊さ，存在の価値に一般的なランク付けがあるのではなく，自分との距離，関係性によって銘々にとっての「いのちの大切さ」が量られているのである。同じ家に住む飼い犬は同居の家族であるし，自分が使ってきた義歯は身体の一部に等しい。美容師にとっての鋏，調理師にとっての包丁は彼らの仕事仲間である。これがわたくしたちの「いのちの遠近法」である。

このような生命観に照らせば，わたくしたちがロボット，人工生命を「生命なき機械」から「いのちあるもの」にアップグレードすることになんの躊躇もないであろうことは容易に想像されるであろう。7章で浜田は，ロボットとの共生に関するアンケート調査の結果から「人間は，ロボットと共生することに関し，人生の楽しみ，喜びを享受することを期待している」と述べている。わが国ではすでに，浜田が書いているようにペット・ロボットは飼い犬と同じに家族の一員である。ヒューマノイド（人型）・ロボットは人と同じように倫理をもつことを求められ，判断し行動するだけでなく，情報保護のため記憶を失う機能も賦与されることだろう。労働力としてばかりではなく心の友としての働きも求められよう[†40]。artificial being（人工的な存在）である21世紀のロボットたちは，あらかじめ与えられたプログラムに従って特定の目的を遂行するばかりでなく，自分の環境世界と相互作用しながら新たな目標を自ら創出することになる。その意味でそれら人工生命はcreature（生きもの）である。

人工生命の研究者クリストファー・ラングトン（1948-）は「生命とは振る舞いである」といった。彼の研究会による生命の定義には例えばコンピュータウイルスも当てはまる。コンピュータウイルスは自己複製を作るパターンであ

[†40] レイ・ブラッドベリ（1920-）の「第五号ロボットGBS」（『とうに夜半を過ぎて』）で知的なロボット「バーナード・ショー先生」は若き宇宙飛行士ウィリスとこう会話する：「生命とは不思議なものではないか。物質とエネルギー。そう，知性と意思とに姿を変えた物質とエネルギーだ」「それがわれわれの本質なのですね，先生」

り，コンピュータのメタボリズムサイクル（CPUサイクル）を手に入れる。死ぬことも，進化することもできる[41]。生命の定義は揺らいでいる[42]。

また，コンピュータウイルスのスープ Tierra を作ったトーマス・S. レイの言葉「わたしは生命をコンピュータにダウンロードしたいのではない。コンピュータを生命にアップロードしたいのだ」[43] は，先端科学者たちの感性が，物のいのちを認め，パソコン供養を行うわたくしたちの日本的生命観に限りなく近くなってきていることを感じさせる。

ネットワークした有機体にはそれ自身のいのちが創発する。ネットワークを形成した瞬間が誕生で，ネットワークが解消した時点が死である。生存から死に至る間の変化を進行させているさまざまな作用に対して，ネットワークした存在はその時々の感性を働かせて「生きている」。しかも厳密な意味で，完全に孤立して存在しているものはない。すべて縁によって結ばれているから，存在はみなそれぞれのネットワークを形成し，いのちをもち，それらにはそれぞれの感性が生まれる。人が環境存在と接するときには脳から創発した感性を働かせるように，昆虫が環境存在と接するときにはキノコ体（ヒトの脳にあたる器官）から感性を創出する。巣穴が乾くことを防ぐためうまい具合に木の葉で入り口を塞ぐミミズは，ミミズの感性をもっている。まだ今，人がそれらの存在のもつ言葉，すなわちそれらの感性が発するメッセージのコードを理解することができないだけである。21世紀の生存の科学・技術はこの言葉を読み解いてゆくことだろう。

ヒトにしても人個体としての感性があるだけでなく，ヒト内部に多重の感性，多重のいのちが存在している。身体各部，細胞，遺伝子の感性があり，いのちがあるからである。わたくしたちは感知することができないが，身体の内

---

[41] KELLY：前掲書，p. 346
[42] 今までの一般的な生命の定義に合わない生き物が世の中には存在している。ラバは自己再生産を行わないし，ヘルペスウィルスには代謝がない。また免疫学者多田富雄はタンパク質を中心とする従来の生命の定義を「ものたりない」と語る。
[43] KELLY：前掲書，p. 350

部でも活発な「会話」が交わされている．ホルモン，サイトカインなどの細胞間情報伝達分子によって細胞たちは情報交換し，自ら行動様式を選択しているのである．わたくしたちは，自らの内なる存在のもつ感性が発するメッセージに耳を傾けなければならない．そして同時に自らをとりまく環境の発するメッセージにも耳を傾ける必要がある．存在するものとその環境は一段上のネットワークをみるとき，二つであって一つなのである．このことを知った上で，縁あって，自らの生存を助けてくれた他の存在に感謝し，濫りに他の存在のいのちを傷つけることはしまい，と絶えず自らに誓うこと（自戒）は，わたくしたちが生存してゆく上で欠くべからざる作法である．供養は，この誓戒を促して生命システムの生存ネットワークを守るとき，単なる自己免責のシステムであることを超えて真の生命倫理的な意味を有するものとなるのである．

9章 誰が遺伝子を誤解しているか

本章では，「遺伝子」または「ゲノム」という概念の流通の仕方の一側面を見ることで，科学的な概念の社会的広がりに伴う知識のギャップとはどのようなものかを考える。

9.1 これは誤解なのだろうか

2000年10月13日発行のマガジンハウス社の女性週刊誌『an・an』は，「遺伝子が決める，あなたの運命」という特集記事を掲載した。『an・an』は公称発行部数50〜60万部の，若年女性向けの週刊誌である。もともと1970年代にファッション誌としてスタートしたが，現在では恋愛，美容，占い，健康など，ターゲット層の関心をひきそうな幅広いテーマを毎号特集という形式で扱う雑誌へと変化している。この「遺伝子記事」もそういった特集の一つであり，途中にはさまれている広告を含めて全部で78ページに及んでいる。15週後の翌年2月2日号にも「「恋する遺伝子」を生かせばあなたの恋愛はきっとうまくいく」という特集を掲載したところを見ると，少なくとも企画として大失敗ではなかったものと想像される。

西暦2000年というのは，6月にヒトゲノム解読終了の最初の宣言が，「セレラ社」と「国際ヒトゲノムコンソーシアム」の双方から同時に発表された年である（ただし論文によるまとまった報告は翌年）。この終了宣言のニュースは多数のメディアが伝えたので，それまであまり一般には馴染みのなかった「ゲノム」という語もある程度市民権を得たであろう。新聞や雑誌には，ヒトゲノ

ム計画に関する解説が掲載された。したがって，2000年の秋というのは「ゲノムブーム」，「遺伝子ブーム」ともいうべき旬の時期であった（図9.1）[†1]。このように，10月13日号の特集は，ある意味では「すばやく流行をキャッチ」したといえる。

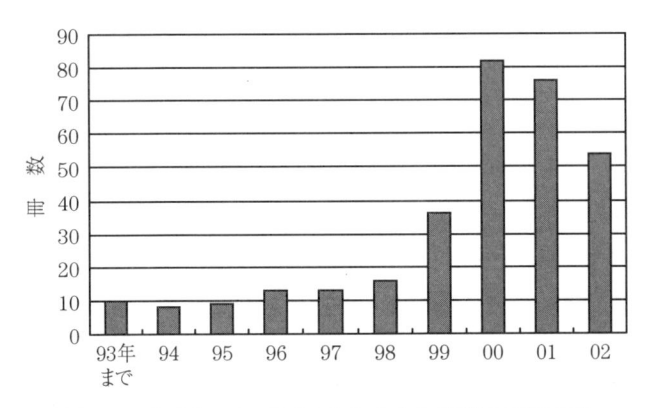

図9.1 タイトルに「ゲノム」を含む書籍の発刊点数

この特集の記事全体を貫いている調子として読み取ることができるのは，特集の表題にあるように遺伝子という言葉を「運命」と関連づけることである。例えば「恋愛能力も運命の男も生まれる前から決まっている？」，「性格を左右し，さらには恋愛の行方も握る？」といった表現が用いられる。医学博士による「性格も才能も遺伝子でわかってしまう（中略）そんな世の中になるかもしれない」という（無責任な）発言も引かれている。このように「遺伝子」は，自らの内部にあって自らの将来を決め，「運命」を支配するものとされる。したがって自己の将来における「決定された部分」を見定めようというのが，遺伝子を鍵として語られるさまざまなことがらの一つの基調になる。ここには，遺伝子が体質や性格などの人間の内的要素にかかわるものばかりではなく，その人に生じる「出来事」までを支配するという，遺伝決定論の拡張を見て取る

[†1] 国立国会図書館データベースにおいて，和書のタイトル中に「ゲノム」を含むものを「ワード検索」で探したところ，発行年別に図9.1のような数がヒットした。1996年から徐々に増え始めて，1999年以降定着したと見ることができる。また近年少し減少気味である。

ことができる。

　記事のうち大きな割合を占めるのは,「遺伝子診断テスト」とでもいうべき簡単なチェックテストである。読者はそれぞれのテストに答えていくことによって数種類のタイプに分類され,自分のもっている遺伝子のタイプを認識することができるようになっている。こういったテストは3種類あって,それぞれ「性格遺伝子」,「恋愛遺伝子」,「才能遺伝子」(と呼ばれるもの)に対応したものになっている。

　この「遺伝子診断テスト」の実際の内容は,生物学的テストというよりは心理学的(あるいは精神分析的な)自己分析あるいは職業適性検査に近いものである。それは「本当の自分」探しの様相を帯びており,ときには占いと紙一重の部分も見られる。今ここに存在している自分は必ずしも本来の自分ではなく,どこかに「本当の自分」がいるはずだという考え方は,若年層である読者には受け入れられやすいものと考えられるが,その「本当の自分」が「遺伝子に刻み込まれ,あらかじめ決定されている私」と同一視されるところに特徴があるといえるだろう。あるいは,まだ出会っていない可能性のある「本当の自分」を,遺伝子という言葉を鍵にして見出そうとしているともいえる。いずれにしても「本当の自分」(あるいは「理想の自分」)を表すのに,遺伝子という用語が都合よく拝借されている。本来の自分は遺伝子をストレートに反映した自分であり,そうなっていないのはそこからの逸脱ということになる。

　同様のテスト「六つの遺伝子タイプでわかる,彼の本音,彼の本性」もまた,男性の行動パターンを分類し,それを六つの「遺伝子タイプ」と(呼ぶ必要はまったくないのに)呼び,それぞれのタイプの男性の本来の姿を理解しようとするものである。自己ではなく他者(といっても男性に限られるのであるが)理解のために,「遺伝子」のタイプという考え方が用いられる。生物学者へのインタビューを断片的に利用しながら構成される「知っていますか？　女と男の遺伝子の違い」は,生物学的性差と文化的性差をあまり深刻に区別することなく,男女間の違いを生物学的なものに還元しようとする,よくある手の読み物になっている。

9.1 これは誤解なのだろうか

ただし，こういった遺伝子支配の運命論も，悲観的宿命論には陥らないようになっている．特集の出だしの部分に「運命を好転させるための第一歩として，この一冊を参考に」，「この一冊を読み込めば，運命までが好転するはずですよ」とあるように，この運命は必ずしも変化させようのない宿命ではないことが強調される．むしろ将来を知ることによって将来に備えるというポジティブな使用が薦められる．

『an・an』特集における遺伝子概念は，このように「運命」，「本当の自分探し」，「他者理解」への関心にからめとられ誘導されたものになっている．これは明らかに「本来」の概念の拡張あるいはそこからの逸脱を含んでいるといえるだろう．ミスリーディングな部分も多数見られる．おそらく，専門家が読んで個々の記述を誤りであるということは，たやすいに違いない．例えば「DNA」あるいは「遺伝子」の語の用法の間違いをあちこちに見出せるであろう．

こういった理解は「誤解」と呼ぶべきものなのだろうか，あるいは「不十分な理解」なのだろうか．本章は，こういった独自に解釈された（あるいは歪められたともいえる）遺伝子概念の捉え方について，それらを単なる誤解以上のものとすることによって重要な示唆を得ることができると考える．そのことを，他のメディアにおける遺伝子あるいはゲノムという語の流通をあわせて見ながら考えていきたい．その際，とりわけ「ゲノム＝設計図」という比喩に注目する．遺伝子という概念の中に運命論を見ようとする態度，まだ見つかっていないが確かに存在するに違いない生まれもった遺伝子という「本当の自分」探しへの傾倒，他者の行動を腑に落ちるものとして理解しようとするときに納得を得る装置としての「遺伝子」という考え方．こういった考え方は，より広く共有されている遺伝子イメージからさほどずれたものにはなっていないことを見ることができる．

9.2 設計図の比喩

　ゲノムおよび遺伝子を語るときにしばしば用いられる「設計図」の比喩は，広く共有されているイメージであると考えられる。これについて考察しながら，科学的概念の社会的な広がりについて検討したい。実際「人間の設計図」，「生命の設計図」といういい方がよくなされるということは，多くの人がすでに気づいていることであろう。こういった表現が示しているのは，おおよそ60兆個あるといわれる人間の細胞には，ゲノムといわれる遺伝子のセットがそれぞれ入っており，それは人間の身体の設計図とでもいうべきものであるという見方である。この「遺伝子＝設計図」あるいは「ゲノム＝設計図」という比喩は，どこに由来するのだろうか。誰が作り出し，どのように広まったものだろうか。

　まず，新聞やテレビなどのマスメディアがそういったイメージの広がりに貢献していることは疑いがない。

　朝日新聞は，2003年4月15日朝刊の第1面で「ヒトゲノム解読完了　日本など宣言」と見出しを打って，ゲノム解読に大きな区切りがついた（と宣言された）ことを伝えたが，この際に「人の遺伝情報は人体の設計図ともいえ，細胞の核にあるDNAに刻まれている」と説明している。同日の毎日新聞も，第1面で「精度の高い「人間の設計図」の完成は，病気の診断や治療，新薬の開発に大きく貢献すると期待される」と伝えている。いわゆる三大紙の残りの一つである読売新聞だけは，米軍のイラク全土掌握のニュースに第1面のほぼすべてを譲ったものの，第2面で同じニュースを伝え，「ヒトゲノムは人間の生命活動の設計図で……」と説明を加えている。

　また毎日新聞は，日本人のノーベル化学賞受賞について触れた2002年10月9日の新聞記事でタンパク質を説明する際においても「ゲノムが生物の設計図だとすれば，タンパク質は設計図に基づいて作られた部品だ」と述べている。「子どもが親と顔や体つきが似ているのは親から子どもに体を作る設計図が受

9.2 設計図の比喩

け継がれているからです。人間の設計図はデオキシリボ核酸（DNA）という身体の中の物質にあります。（中略）この並び順がヒトゲノムです」（ふりがなを略した）と述べるのは『毎日小学生新聞』（2003年4月16日）である。以上のような例からもわかるように，ゲノム＝設計図という比喩は，報道において普通に用いられる標準的な表現になっているといってよいであろう[†2]。

また，この10年の間に日本で出版された一般向けの生物学，遺伝学関連書のタイトルには，例えば『ゲノム＝人間の設計図をよむ』（講談社（1993）），『かたちの進化の設計図（ゲノムから進化を考える）』（岩波書店（1997）），『ヒトゲノム＝生命の設計図を読む』（岩波書店（2001）），『ゲノム（東京大学公開講座）命の設計図』（東京大学出版会（2003）本書については後述）といったものがある。いずれも，ゲノムという単語と設計図という表現をならべて使用している。ゲノムという語のわかりにくさを補うために「設計図」という表現をタイトルの中に混ぜ込んだものではないかと推測される。

さらに実際に遺伝子やゲノムについて語られた本をのぞいてみると，こういった設計図の比喩が重要であることがわかる。生命科学や医学などの専門家（研究者）が一般向けの書物において設計図という比喩を（しかも直喩ではなく暗喩という形で）用いることがしばしば見られるのである。例えば，『ヒトゲノムの未来　解き明かされた生命の設計図』（徳間書店（2002））は（翻訳であるが）「我々は今や，その歴史上に初めて，ヒトという存在をつくり上げるための完全な設計図を見ている」（p.8）と述べる。『ゲノムサイエンス―生命の全体像の解明をめざして』（榊佳之他，共立出版（1999））は「ゲノムは生命の基本設計図である」（p.2681）と述べる。『生命の暗号　あなたの遺伝子が目覚めるとき』（村上和雄，サンマーク出版（1997））は，書き出しの部分で「人間は自分の体の設計図を解読する技術を手にしたのです」（p.1）という表現を用いる。榊は東京大学医科学研究所附属ヒトゲノム解析センター教授，理化学研究所ゲノム科学総合研究センターゲノム領域構造・機能研究グループプ

[†2] 長野敬："生命科学史"（大島泰郎 編：先端技術と倫理，実教出版（2002）所収）は，設計図の比喩の氾濫について指摘している（p.239）。

ロジェクトリーダーで，日本のヒトゲノム研究の代表者，村上は酵素の遺伝子解析の先駆けとなる世界的な仕事をした生化学者である。

この文章を書いている時点での最も新しい関連書物の一つである『ゲノム（東京大学公開講座）命の設計図』（東京大学出版会（2003））に至っては，タイトルに設計図の語を用いているばかりか，講演録を集めた共著であるこの著

いのちの倫理学

遺伝決定論

遺伝子によって生命の性質（の多く）があらかじめ決定づけられているという考え方が遺伝決定論である。とりわけヒト＝人間の遺伝子研究は，遺伝決定論によってうながされてきたという歴史がある。そこで大きな役割を担ったのは「優生学」であった。1865 年にメンデルがエンドウマメの実験に基づいて発表した遺伝の法則は 19 世紀中にはあまり顧みられなかった。それにもかかわらずイギリスの科学者ゴールトンが『人間の能力の発達とその研究』（1883 年）において「血統を改良する科学」を「優生学（eugenics）」と名づけるなど，人間の遺伝的な性質に対する人々の関心は高く，20 世紀になって遺伝子概念が科学者の間に広がっていくと，ますます人間の性質を遺伝学的に解釈しようという流れが進む。「精神障害者」への強制断種や移民政策などの社会政策が，科学的な根拠が希薄なまま実施される。こういった優生学の流行は 1970 年頃にいったん収束するものの，現代においては強制的・集団主義的優生学に代わって自発的・個人的優生学，すなわち自分の意志に基づいて自分の子孫の性質にこだわろうとする見方が生まれている（松原洋子：“優生学の歴史”，廣野喜幸 他編：生命科学の近現代史，勁草書房（2002）所収））。

ところが現在では，遺伝子に関する研究が進めば進むほど遺伝決定論的な見方が覆されるということが起こっている。それは，生物のさまざまな形質がそれらに対応するたったそれぞれ一つの遺伝子によって決定づけられるわけではなく，もっと複雑な生化学的過程の関与によっているという事態が明らかになっているからである。生物の遺伝子がある形質の「原因となっている」といういい方，あるいは遺伝子がある形質を生み出すように「作用している」といったいい方は，どちらも単純すぎると見なされるようになってきている。あるいは「○○の遺伝子」という表現にも，しばしば疑問がもたれている。ヒトゲノム計画の始まりにおいては，遺伝子を読み解くことの意味が過大に評価されることもあったが，現在では遺伝子と形質の間を架橋することはそれほど簡単ではないと認識されるようになってきている。

書の，全部で 8 名いる著者のうち 4 名までが，「設計図」の語を書き記している[†3]。

このように，マスコミや一般の出版物において遺伝子（というよりむしろその集まりであるゲノム）を「設計図」とする呼び方は，広く流通しているものである。

以上のような報道や啓蒙的著作における表現は，ヒトゲノム計画がマスコミの話題になり，ゲノムという単語が市民権を得る 1990 年代後半になってからのものである。しかし，それ以前から設計図の比喩はもちろん存在していた。『生命のストラテジー』（松原謙一，中村桂子，岩波書店（1990））は「それぞれの設計図には，これまでに説明してきた意味での遺伝子がたくさん配置されている」（p. 35)，『遺伝子のふしぎ』（石館三枝子，新日本出版社（1994））は「DNA はいわば生物の設計図であり，それに従って個々の生物に特有のタンパク質が作られてくるという」(p. 3) といったいい方をしている。ただ，やはり「設計図」の比喩の氾濫は「ゲノムブーム」以降のものであると考えられる。

比喩はものごとをわかりやすくするために用いられるものであり，したがって専門家による説明に用いられているといっても，多くの場合非専門家に向けられたものであるといえるだろう。そもそも専門家ではない人が専門家ではない人に向けて書く科学報道のような場合には，さらにそういった表現が用いられる。イメージの生産と消費は，そのたびに繰り返されていくことになる。このイメージは，当然専門家内部のものではない。しかし，専門家がそのイメージ形成に寄与していないわけでもない。むしろ専門家が積極的にこういったイメージの形成を後押ししているのは，すでに見た通りである。結果としてみれば，専門家と非専門家の間にたがいの理解のルートを作ろうとしたときに出て

[†3] ただし著者のうち廣野だけは，設計図の比喩を避け別の比喩を用いている。同様に，松原謙一：遺伝子とゲノム ―何が見えてくるか―，岩波書店（2002）は「遺伝情報の実体は「生命の設計図」ではなく「生命の手筈書き」なのです」(p. 14) と述べており，設計図という比喩をむしろあえて避けようとするケースも出てきている。

きたものが，この「設計図」の比喩であったといえるであろう。それはいわば，共有されるイメージともいえるものである。

しかし，この「設計図」という見方は，本当にものごとを正しく表現したものなのだろうか。もちろん，この表現が単なる譬え話にすぎないことは忘れてはならない。したがって，そういったいい方が正しいか間違っているか決着をつけようとすることには意味がない。しかし，この譬え話はどこまで通用するのだろうか，どんな思想を含んでいるのだろうか。そう問うことならば可能である。また，後で述べるように私たちの社会において遺伝子に関連するさまざまな見解の対立が生じているのだとすれば，そうすることには意味があるに違いない。

9.3 「ゲノム＝設計図」という見方はどのようなものか

そもそも設計図とは何だろう。この言葉から，私たちは何をイメージするだろうか。

設計は建築やエンジニアリングに必須のものであり，日々多数の設計図面が描かれている。したがって「設計図」という言葉には，そういった建築物や工業製品のイメージがあるかも知れない。しかし，大規模な建築物や複雑なプラントや工業用機械でなく，玩具店で売っているプラモデルのキットを想像してみてもよいだろう。そこにも，小さいながら設計図はある。いずれにしても，それはできあがりの形をいくつかの（現代の計算機の画像描画力を借りれば3次元図面としても可能であるが）2次元の図として描いたものである。私たちは設計図から，できあがるべき製品の寸法，部品構成，部品の位置関係などを知ることができる。設計者はできあがりの姿を精密に図面で表現し，それによって製品全体がもつ意味を表現しようとする。設計図とは，設計者が，製品の全体的なイメージを読み手に伝える媒体としての働きをするものである。

それに対して，ゲノム[†4]とは何だろうか。それは，生物（例えば人間）の

[†4] 次ページの脚注を参照。

9.3 「ゲノム＝設計図」という見方はどのようなものか

身体を作り上げている数万種類にもおよぶタンパク質の構造を記した暗号であるということができる。ゲノムには，それぞれのタンパク質に対応した遺伝子が存在している。遺伝子は，DNA（デオキシリボ核酸）という物質からできており，この分子の中には，A（アデニン），G（グアニン），C（シトシン），T（チミン）という4種類の塩基が列をなして並んでいる。その配列の中にタンパク質の種類を示す指示が記されているというものである。ゲノムの解読といういい方は，（とりあえず）この配列の読み取りのことであると理解されてきた。

では，ゲノムと設計図はどこが似ているのだろうか。設計図は現物のミニチュアでありながら，現物に関する多数の情報が詰め込まれている。ゲノムも同様にミクロな存在でありながら，その中に生命体の可能性が書き込まれていると考えることはできる。設計図を描き換えると完成品が違ってくるように，ゲノムを操作することでできあがる生物の性質を変えることができる。このように考えればゲノムと設計図の平行性は明らかであり，ゲノムが設計図に譬えられるのもよく理解できることである。

しかし，大きな違いも存在している。ゲノムに遺伝暗号の形で記されているタンパク質の種類は，設計図でいうところの部品に当たるであろう。しかし，設計図には部品の種類だけではなく，配置や組み合わせについての情報が記されている。それに対して，ゲノムにおける塩基の配列を読んだだけでは，できてくるタンパク質の種類以上のことはわからない。タンパク質という生命の部品のリストから，どのような製品ができるのかを正確に予測することはできない（逆に，どのような製品が「できない」かについては，いえることもある）。それは，演奏に用いられる楽器の一覧を見ただけでは，どのような音楽が出て

---

†4 「ヒトゲノム解析の完了」まで遺伝情報を示すとされたゲノムという言葉が一般に意味していたのは塩基の一次配列にすぎなかった（ここではそういった概念を扱う）が，その後変容しつつある。科学的知識の発達によって科学的概念そのものが大きく変わっていくことはしばしばある。例えば，PORTIN, P.: "Historical Development of the Concept of the Gene", Journal of Medicine and Philosophy, Vol. 27, No. 3, pp. 257～286 (2002)。

くるのか想像はできないのと同じである（逆に，どのような音楽が演奏「できない」かについては，いえることもある）。すなわち同じようにミニチュアでありながら，「決定性」という点で，塩基の配列というゲノム情報は，設計図に対して劣ったものになっている。

次に，設計図の場合，設計図面には読者が存在するが，ゲノムに関してはそうではないという点を挙げることができる。設計図の読み手は，その全体を見通し，完成体を頭の中で思い浮かべることが可能である。ゲノムの場合は，そういった知的存在者は考えられない（もしそういった存在があるとしたら，それは「神」と呼ばれなければならないだろうが，ここでは「神のみが知る」ことは，「人間は知らない」という意味であると考えたい）。設計図の場合は，それが示す製品や建物ができあがってしまえばそれで終わりだが，生物は時間の流れの中で変化し続ける。いつまでも「完成」することはなく，死という終わりを迎えるだけである。これからできる「何か」についてあらかじめ知ることができるという「予言性」において，ゲノムは設計図に及ばない。

さらに，設計図が存在する限り，設計図通り作られた正しい機械，建築物，土木建造物と，そうでない正しくない機械，建築物，土木建造物を区別することができることになる。というのも，できたものを設計図と照らし合わせてみて，それが設計図通りになっているか否かを確かめることができるからである。設計図は一つの「正解」としての性格をもつことになり，そこからある程度以上逸脱しているものは間違っているとされることになる。それに対して，ゲノムという設計図を基にしてできあがった生物（人間）の性質は遺伝と環境という双方に関係しているため，ゲノムのみを基にした「規範性」というものは考えにくい。

以上のことをまとめると次のようになるだろう。遺伝子およびゲノムは，厳密にいえば決定的でも，予言的でも，規範的でもない。それにもかかわらずそれが設計図に譬えられることで，決定的，予言的，規範的であるという点が強調されることになる。そういう役割を設計図の比喩は果たしていると予想することができる。

9.4 専門家にとっての設計図の意味

　ここまで，遺伝子やゲノムについて語られるさまざまなところで設計図の比喩が用いられることを見てきた。ところで，こういった共有される設計図のイメージは，生命科学研究の専門家自身にとってどのような意味をもち得るであろうか。

　まず第1に注意しておく必要があることは，ゲノムを設計図と呼ぶべきか否かといった，結論の出ない，漠然とした，あるいは定義の問題にすぎないともいえる問いは，自然科学の専門家にとって必ずしも関心の対象にはならないということである。この問題について論じることは，それが専門家内部で評価される業績には直接つながらないという意味で，無意味である。もちろん専門家が個人として，専門家集団の公的関心とは離れてそういった考察をすることは可能であるし，またそういった考察が何らかの新しいアイディアにつながることもあり得る。しかし，基本的には厳密な結果を出さなければならない自然科学において，アナロジーの重要性は二次的なものとされる。

　それにもかかわらず，設計図というアナロジーは専門家自身にとって二つの意味で重要であると考えられる。

　一つの意味は，科学方法論的なものである。抽象的で大仰ないい方になってしまうが，そもそも自然科学というものが自然界における因果性を追究する知的営為であるかぎり，何らかの決定論的な仮説なしにはすまされないものだからである。こういった観点からすれば，科学研究者が生命の性質を決めている決定要因としての「設計図」という見方を作業仮説としてとるのは，決して理由のないことではない。つまり，ある生き物のある性質を支配している何らかの物質的な要因があると仮定し，それが何であるか明らかにしようとすることは（結果としてあまり重要なものが見つからないことはあるとしても）できないわけではないのである。そして，現実にそういった方法が，これまでつねにではないけれど成果につながってきた。

どんな性質も遺伝子だけによって決定されるとはいい難い。しかし，高等学校の理科の教科書（これも共有イメージ形成に重要な寄与をすると考えられる）は，見事に決定論的な結果を出すメンデルの実験という事例を，初歩的な遺伝研究の模範例として取り上げる。自然科学において入門的でかつ見事な研究事例とは，因果関係が疑問の余地なく明確に証明される事例である。だからこそ，決定論的なニュアンスのある設計図という比喩は，それがすべてではないことを意識した上で方法として採用するには有効なものである。

もう一つの意味は，研究の成果と関連する。そもそも現代の自然科学研究は，純粋に知的な営みであるとは考えられていない。新しい知識を得ることは確かに大切であるが，それに加えて何らかの実用的な成果が上がることが重要視される。そうでなければ，国家や企業による支援の対象とはなりにくい。少なくともゲノム研究のような，それまでの生命科学研究と比べれば巨額の資金を使用する研究を支援する正当化はできない。

こういった状況においては，遺伝子あるいはゲノムの研究が，ゲノム情報をもとにして創薬を短期間で行おうというゲノム創薬，個人の遺伝情報を知ることで副作用と有効性を見きわめて治療方法を考えるいわゆるオーダーメイド医療につながるということが強調されるであろう。実際にどれだけ有効であるかという点については疑問の声もまったくないわけではないが，それでもそういった成果を主張しなければ，研究の正当性を確保できない。その際に，（すでに述べたように）予言的である設計図の比喩は有効となるであろう[†5]。

9.5　科学的概念の社会的広がり

次に，ここまで述べてきたことを，科学的概念の社会的な広がりという観点から考えてみたい。

[†5] 科学者が遺伝決定論的な強調を行うのは，自らの研究の価値を高めようとする意図に基づいており，本当は価値がないことを知りながらあえてそうしているという見方もないわけではない（ルース・ハッバード：遺伝子万能神話をぶっとばせ，東京書籍（2000））。

9.5 科学的概念の社会的広がり

　本来科学的概念とはどのようなものだろうか。科学的概念（「専門用語」）は専門家によってその輪郭が形作られる。こういった概念は，ある程度厳密に定義づけられ，それに適った形で用いるように求められる。もちろんさまざまなずれや解釈の多様性は存在するであろうし，そのことがさらなる科学の発展につながるということもあり得る。しかし，それでも専門家集団の内部で流通する場合には，専門用語が誤って用いられることに対して警戒心が働くのが普通である。

　ところが，専門用語の流通は専門家集団の内部にとどまっているばかりではない。専門家自身が，一般向けあるいは入門のための書籍において，そういった概念の解説を行う。さらにそういった解説を受け，専門家以外の多くの人々もその概念を用いるようになる。すなわちそれぞれの人が，それぞれの文脈で，専門用語を受け入れて，それに関係することを語るようになるのである。専門家によって生産された知識が，より広い社会的文脈で消費されるという事態が生じているといってよいだろう。そこでは本来の専門用語の意味からの大きな逸脱や新たな解釈が生じることもある[†6]。

　以上の説明では，専門家と非専門家を単純に二分して考えたが，実際はそれほど簡単ではないだろう。同じ概念についての理解も，専門分野が異なれば違ってくる場合がある。ある分野の専門家は別の分野の非専門家でもある。専門用語の拡散とそれによる意味づけの変化は，複雑なプロセスとなるであろう。

　さて，前節までで述べてきたことはゲノム＝設計図という，わかりやすい

[†6] 本章が主題にしている「遺伝子」概念に関しても，すでに多様な文化論的な考察がなされている。例えば『DNA伝説』（NELKIN, D., LINDEE, M. S.: The DNA mystique — the gene as a cultural icon（邦訳はネルキン，D.，リンディー，M. S.：DNA伝説　文化のイコンとしての遺伝子，紀伊國屋書店（1997）））は，現代アメリカ社会におけるDNAあるいは遺伝子にかかわる言説を分析して，遺伝子本質主義（人間の自我を遺伝子とイコールで結ぶ考え方）があらゆる場面に浸透していることを示した。もちろんそういった本質主義の普及を批判する著作も多数存在し，遺伝決定論をめぐる論争は，専門家レベルで存在すると同時に，非専門家レベルでも存在するものになっている。また，KELLER, E. F.: The Century of the Gene, Harvard University Press (2000)（邦訳はケラー：遺伝子の新世紀，青土社（2001））は，本章が問題にするような認識のずれを専門家の側からの理解として描いている。

けれども意図しない解釈を招きかねないイメージ（9.3節）が，実際に啓蒙的な場面において提示されていることであり（9.2節），またそもそも専門家にとっても意味のあるものでもある（9.4節）ということであった。さらにこのようなイメージが非専門家の関心にフィットした場合には，より浸透の度合いを深めるであろう。いったん，そのような非専門家に対する受けのよさが認知されたイメージは，専門家および非専門家によって再生産されていくことになるであろう。こうして同一のイメージがさまざまな人々に共有されることになるが，その意味するところには大きなずれが生じてくるに違いない。

　ここで最初（9.1節）に取り上げた雑誌記事に戻って考えてみよう。そこでは，「運命」，「本当の自分探し」，「他者理解」という観点から「遺伝子」概念が解釈されていることを見た。9.2節で取り上げた設計図の比喩の強調する方向性という観点から今一度これを見直してみると，そういった解釈はそれと矛盾したものではなく，むしろそれに沿ったものになっていることがわかるであろう。自分の履歴や現状から遺伝子を見抜くことによって「運命」を知ろうとするというやり方は，現在の自己のあり方が遺伝子に決定されているということと，将来の自己のあり方が遺伝子から予言し得るということを前提としている。遺伝子を頼りにした「本当の自分探し」には，遺伝子そのものの反映である本来の自己という規範的な要素を見て取ることが可能である。他者理解にも，遺伝子を見抜くことで相手の本質を理解しようとする決定論を見て取ることができる。これらの記事自体は，基本的には誰も本気で信じているわけではなく，遊びで行われる「決めつけ」にすぎないであろう。だが，その決めつけをもっともらしくするために登場するのが遺伝子であるということは，遺伝子概念がどのような期待を担わされているのかを明らかにしてくれる[†7]。

　そこには比較的定型的なイメージ，すなわち共有される設計図というイメージが見られる。こういったイメージは，専門家によって形成されたガチガチの

[†7] 『an・an』誌上において科学的解説がまったくなされていないわけではない。「ヒトゲノムって何？」と題されたコーナーには「設計図」という表現も登場する。

9.5 科学的概念の社会的広がり

知識ではなく，非専門家と専門家が共有可能な，比較的柔らかい種類のものである。

他方で，こういった設計図という共有イメージの比喩を下敷きにしながら，非専門家がその特殊な関心にしたがって，能動的に遺伝子概念を解釈し直すと新しい見方が生まれる。専門家による解説をそのまま，あるいは不十分に捉えるというだけではなく，むしろ自分たちの解釈による積極的な捉え直しが起こっているのである。非専門家が何か科学的な概念について理解しようとするとき，まず白紙の状態で科学的な理解を得るところからことが始まるということなどあり得ない。むしろそれまですでにあった知識体系の中にはまるように，遺伝子という概念が咀嚼されて，飲み込まれ，消化されていく。それが，非専門家が専門用語を取り込む普通の形なのではないだろうか。

以上のような考察は，科学的概念の社会的広がり，とりわけ専門家の知識と非専門家の知識の関係についての私たちの理解にどのような示唆を与えるだろうか。

これまでしばしば，科学的概念の広がりについては暗黙のうちに図9.2（a）のように捉えられてきたと考えられる。これは知識には上流と下流があり，専門家から非専門家のほうへと流れていくという考え方である。この知識の一方向伝達モデルの考え方は次のように整理できる。

（1） 専門的な概念に関する知識は，そもそもは専門家がもっている。
（2） その知識は，より非専門的な集団または個人へと伝わっていく。

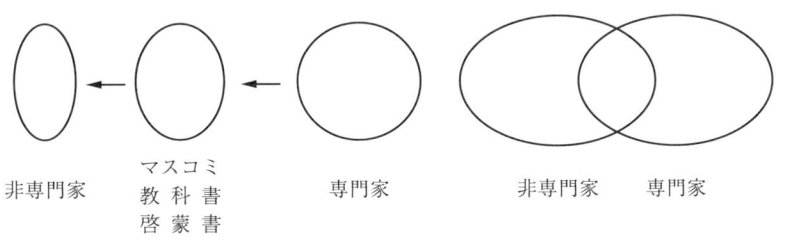

（a） 一方向的知識伝達モデル　　（b） 知識の双方向モデル

図9.2

（3）その過程で知識は，薄められていくと同時に歪められていく。

このような考え方に基づけば，望ましい知識の伝達とは，できるだけ知識を薄めず正しく伝えることとなる。

それに対して図（b）のような知識の双方向モデルを考えることができる。それぞれの円は共有される知識の集合を表しており，その円には対応する人の集合（専門家集団などのグループ）があると考えられる。本来はこういった集合が多数存在すると考えられるが，ここでは簡単に専門家集団と非専門家集団の二つにとどめた。集合の交わりは共有される知識を示し，交わらない部分はその集合に固有な知識を示す。それぞれの知識集合は相互作用しあい，たがいにたがいを変化させていく。知識内容の境界線越境も生じる。共有部分の多寡が知識面で見た集合の近接の度合いを示す。それはその集合に対応するグループの近さとも関連するであろう。このモデルは次のような点で図（a）と対照的である。

（1）知識はさまざまなグループにおいて形成される。

（2）知識の伝達は双方向的である。

（3）その過程で知識が変容し，ずれが生じる。

（4）知識全体の中から科学的知識だけをくっきりと切り出すことはできない。

本章で述べてきたことは，共有イメージの存在と非専門家による能動的な解釈の存在であった。こういったことを理解しようとするならば，図（a）の図式では不十分であることがわかる。というのも，知識の流れを一方向的に考えると相互作用から生まれる共有イメージの発生が説明できず，非専門家の知識は専門家の知識から何かをマイナスしただけのものと捉えると，能動的な解釈の入り込む余地が残らないからである[8]。

それに対して，図（b）の図式では知識の集合の交わりの部分に共有されるイメージを考えることができる。たがいの知識集合から他方への流入があると見なせば，知識の流れを一方向的なものと捉えないですむ。グループ間のよきコ

---

[8] 次ページの脚注を参照。

いのちの倫理学

科学の公衆理解（PUS, public understanding of science）

専門家および行政は，市民の科学理解を進めることに関して，従来 public acceptance（PA＝「ぴーえー」と発音するようだ）という表現を用いてきた。そういった「受容」といういい方の背後にある見方は，科学技術の発展とその意味に関して適切な判断を下すのは，責任をもって科学技術を推進する軸となる政府または産業界または専門家の集団としての学会であり，社会や市民はそういった指針に従って科学技術を受容する存在であるというものである。つまり，専門家と非専門家の間には「知識勾配」が存在して，専門家の知識が非専門家の方向へと流れていくという考え方である。

しかし，非専門家における知識の欠如を専門家が埋めるというこういった考え方は知識の「欠如モデル」と呼ばれ，批判にさらされるようになってきている。というのも，ある地域の住民，ある地域で特定の作物を育てる農民，家庭の食生活に責任をもつ主夫（婦）といったさまざまな非専門家集団は，彼らに関与してくる「ローカルな知識」については専門家を越えるものをもっているということが認識されるようになっているからである。すなわち，非専門家といっても単なる受け身の存在ではないと考えられるようになってきているのである。

したがって，PA に代わる考え方の枠組みが求められることになる。そして，非専門家，市民もまた積極的，能動的に科学技術を理解し，意思決定に参加していくべきであるという考え方，それに基づいた活動，およびそういったシステムについての研究等が PUS と呼ばれる（なお，PUM（public understanding of medicine という言葉もある）（週刊医学会新聞，2543（2003 年 7 月 14 日），pp. 2-3））。

また，こういう新しい考え方に基づけば，科学ジャーナリスト，遺伝カウンセラー，看護師といった，専門家と非専門家を仲介する役割を果たすことが期待される（と同時にそういった人々の集まり自体がまた固有の価値観をもつような）人々の存在意義も違ったように理解されることになろう。

[†8] ここで詳述する余裕はないが，図 9.2(a) の図式のような理解が妥当でないことは多くの研究が示している。例えば PABE（Public Perceptions of Agricultural Biotechnologies in Europe）（欧州における農業バイオテクノロジーに関する一般市民の認知）最終報告書（http://www.lancs.ac.uk/depts/ieppp/pabe/docs.htm）を参照。日本語で読めるものとしては，平川秀幸による抜粋（http://www.cs.kyoto-wu.ac.jp/~hirakawa/GMO/pabe10myths.html）がある。他に同様の示唆を与えるものに BUCCHI, M.: Biotech remains unloved by the more informed, Nature, Vol. 416, No. 6878, p. 261（2002）がある。

ミュニケーションとは，まずたがいの知識の異同について知ることになる。それは，知識を裏づける関心背景に注目することにもつながるであろう。

9.6 おわりに

　現在，遺伝子をめぐるさまざまな論争が存在している。遺伝子操作を加えた穀物や野菜（遺伝子組換え作物）を野外で育てること（あるいは人間が食べること）は危険を伴う不安なことなのか，それとも十分に管理，検査すればそれほど危険だとは考えられないことなのか。集団の遺伝子を網羅的に調査しデータベース化することは重大なプライバシーの侵害や個人の抑圧につながる大問題なのか，それとも国民の健康管理に寄与する有益なことなのか。遺伝子治療は夢の根本的治療なのか，それとも未知の危険と隣り合わせの無謀な試みなのか。

　こういった対立が生じる理由の一つは，生命科学や医学にかかわる専門家と，そういった学問についてよく知らない非専門家の間で認識に違いがあるからであると見ることができる。一般的にいって，専門家は研究や開発を積極的に進めようとするが，それに対してテクノロジーに不安をもち，慎重になり，ときには反対の声を上げるのは（多くの場合）非専門家だからである。もちろん，こういった対立図式が簡単に描けるほど事態は単純ではない。また，専門家と非専門家の間に生じている問題は，知識や価値観といった認識の違いというより，置かれている社会的な立場の違いに由来するものであるという見方も全面的に正しいと認めなければならない。したがって，認識上のギャップ以外の側面が問題であることもまたいうまでもない。しかし，ここでは遺伝子を巡る認識上の共通性と隔たりに注目してきた。それは，そのことが上記のような対立構造のもつれを少しでも解きほぐすための，少なくとも一つの手がかりになるかも知れないと考えるからである。PUS（→前ページ囲み記事を参照）を考えるよい材料になるものと思われる。

10章

医療空間と合意形成

10.1 はじめに

　現代の医療システムが抱えるさまざまな問題を解決するための方法として「合意形成」について考察することが本章の目的である。ここでいう「合意形成」とは，人々の多様な価値観を認めながら，それぞれの立場の根底にある価値を掘り起こし，情報を共有して，おたがいに納得できる解決策を見出してゆくプロセスである[†1]。

　現代医療特有の諸問題は，遺伝子組換え技術が代表するように，生命に関する科学技術がめざましい進歩を遂げたことにその発生の起源をもつ。また電子カルテの開発は，情報技術の進歩が従来型の情報共有システムにとって代わりつつあることを示している。すなわち，複雑な医療環境の変動が既存の制度や組織，あるいは技術では対応の困難な事態を生み出しているのである。というのは，既存の制度や組織を支えてきた基本的な理念が，環境の変化に対応できなくなっているからである。そこで，急激な状況の変動に対応するためには，既存の制度・組織を変更する必要がある。制度や組織が何らかの理念のもとで構成されていることを考えれば，この変更は，旧制度を支えてきた考え方を変えなければならないということを意味している。

　環境変動に対応するための方法の一つが，多様な利害関係者の意見を踏まえ

[†1]　「合意形成」の定義は，特定非営利活動法人 合意形成マネジメント協会によるものである。

た合意形成のプロセスによって新しい理念を形成することである。新しい理念を作り出し，それを制度化する過程に合意形成を組み込もうとする試みは，まちづくりや河川整備などの領域で多数存在するが，本章での目的はこうした方向を医療システムに応用するための理論的な根拠を与えることである。

理論的な根拠づけということでいえば，合意形成プロセスの手続きにとって最も重要なことは，多数決を極力回避しなければならないということである。本章では，一見民主的に見える多数決原理をなぜ避けるべきであるということについての理論的な根拠を示し，医療にかかわる合意形成がどのようなプロセスをとるべきであるのかという問いに答えたいと思う。

本章の道筋を簡単に述べるならば，まず，医療にかかわる合意形成の原理を考察するために，「価値構造」の枠組みを導入する。この枠組みの導入によって医療のビジョンにかかわる合意形成を例にして，合意形成プロセスは多数決原理を極力避けるべきであるということの理論的根拠を示す。次に，環境の変動に対応し得るような医療の理念構築のためには，特定のコンセプトに基づく議論ではなく，感性ベースの議論を採用すべきであるという点について論じる。特定のコンセプトに基づく議論は，与えられた現象（ここでは医療にかかわるさまざまな現象）を既存の枠組みで捉えることで，新たな発想の芽を摘んでしまう恐れをもつからである。これに対し，感性の本質を理解することで，感性ベースの議論が有効に働くことを示す。この議論の過程は，現象の意味解釈のための新たな枠組みを創造するというプロセスであり，その創造的活動によって，今まで存在しなかった新しい理念の構築が可能になる。第三に，合意形成の理論的基礎について明らかにし，最後に，合意形成がとるべき手法についてのいくつかの特色を明らかにする。

10.2 「価値構造」と合意形成

「価値構造」とは
① 社会をとりまく環境の変動

② 環境の変動にさらされる制度・組織
③ 制度・組織内の価値規範に基づいて意思決定する個人

の3要素の関係を構造化した問題考察の枠組みである[†2]。価値構造によって環境の変動が引き起こす問題とそれを解決するために必要な新しい制度理念の構築およびその実現プロセス，そして，変革すべき組織・制度の中での個人の役割を明らかにすることができる（**図10.1**）。

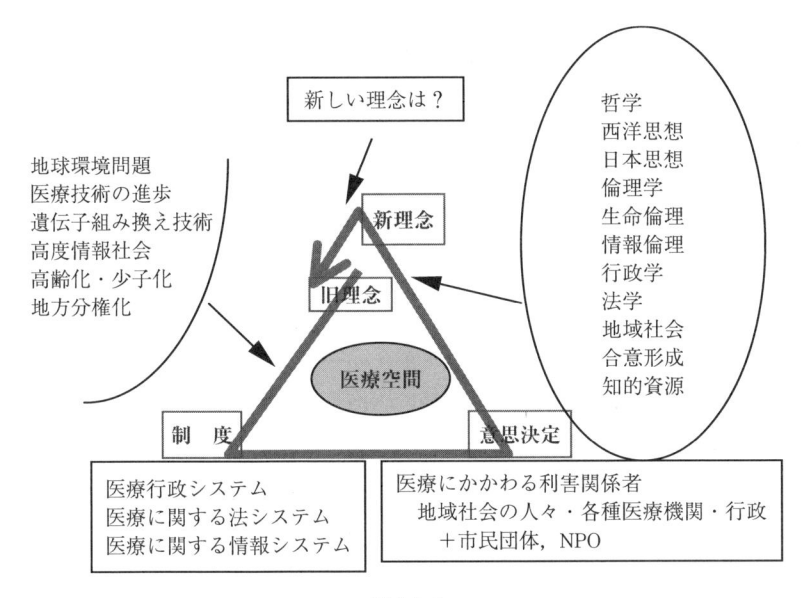

図10.1

　まず，医療をめぐる価値構造の3要素について考察してみよう。すでに述べたように，現代医療をとりまく環境の大きな変動要因の一つは，科学技術の急速な進歩である。科学技術というとき，先端的医療技術の進歩はいうまでもないが，生命科学全般，さらに情報にかかわる科学技術もまた大きく関係している。例えば臓器移植の技術は医療技術の一例であるが，遺伝子治療は遺伝子科学や情報科学と深く連動し，また電子カルテに関する技術は情報科学に基づく技術である。これらもまた現代医療を大きく変える要因となっている。

[†2] 桑子敏雄 編：環境と国土の価値構造，東信堂（2002）第1章を参照。

自然環境の変動も医療をめぐる大きな要因の一つである。環境の悪化によって生じるさまざまな疾病は現代医療の大きな課題となっている。科学技術が生み出した内分泌攪乱物質いわゆる環境ホルモンによる生体への影響，さまざまなアレルギー，BSEやSARSなど新しいウイルスの出現もまた人間の環境への働きかけが深く関係していると考えられている。

日本では，先進諸国のように，高齢化・少子化が進んでいることも医療システムに大きな影響を与えつつある。医療費負担の問題や介護費用の問題などは，世代間の公平の問題とも並んで，医療システムの抱える大きな問題である。地域医療では，高齢者の増加と少子化が進み，高齢者による病院のサロン化，小児科医の減少による労働過多なども大きな社会問題になっている。さらに中山間地では，地域の消滅そのものも今後予想される事態である。

さらに，行政システムの改革も医療システムの対応を要求している。20世紀から21世紀にかけて進められている地方分権化の推進のもとでは，地域医療の再編が不可避になっているからである。効率的な医療サービスの提供はどのようにすれば可能になるのか，奥地の医療のために道路整備が必要とされるならば，医療の問題は，社会インフラの整備の問題とも直結し，医療厚生行政だけの問題ではなく，道路行政の問題とも切り離せない問題となっている。

医療をめぐるさまざまな環境の変動要因から制度・組織に目を移すならば，環境の変動への対応に苦慮する制度・組織の姿が現れてくる。制度・組織とは，医療行政システムであり，その中には医療にかかわる法制度や具体的な行政組織，医療行政に関係するさまざまな団体，診療所，保健所，病院などが含まれている。

医療組織を情報の観点から見るならば，情報化の進展によって医療情報だけでなく，さまざまな情報のあり方が制度・組織の運営に影響を与えていることがわかる。組織の社会的責任としてのアカウンタビリティの実現では，インターネットの果たす役割が大きいが，行政や病院に要請される情報の開示の課題は21世紀初頭では十分には行われていない。

医療にかかわる人々（医療にかかわる利害関係者）は，医療制度・組織の内

部で価値判断し，また意思決定する人々である．医療にかかわる最も中心的な利害関係者は，患者と医療者であるが，そのほかにも医療システムにかかわる多くの人々が存在する．患者といっても現実に罹患している人々もあるいは可能的に罹患する人々（これはすべての人々といってもよい）が利害関係者と見なされなければならない．また，医療者には，医師，看護師，保健師，あるいは病院の医療スタッフなどが含まれる．さらに，医療システムを支える国の厚生行政担当者，地方自治体の厚生行政担当者も重要な利害関係者である．これらの人々は既存の価値規範（ルール）のもとで自らの行為を選択し，価値判断し，意思決定する．

　医療にかかわる人々の振る舞いは，変動する環境と既存の制度に組み込まれた価値規範の両方から規制されている．既存の制度で意思決定する行政官は，既存のルールに基づいて対応せざるを得ない．というのは，行政システムに要請される安定性は，前例に基づいて意思決定することにその根拠をもつからである．したがって，既存のルールへの依存は非難されるべきことではない．しかし，環境の変動に対して既存のルールが対応できなくなっているときには，既存ルールへの無条件的な依存によって意思決定し，行為を選択することは，状況に対する不適切な対応を引き起こす．例えばBSEの問題のようにそれ以前のような対応のペースでは，手遅れになるようなケースも増えている．迅速な対応という点においても，環境の変動は制度・組織に前例を踏襲する時間的余裕を許さず，短時間の意思決定を求めることが多い．

　制度・組織内で既存のルールに従って意思決定していた個人が，このままでは環境の変動に適切に対応できないと判断したとき，その人は，既存ルールから逸脱する．その逸脱はルールの許容範囲外のこともある．そのときには，既存のルールがもはや新しい状況に対応できないものと判断され，新しい制度が求められる．そこで必要となるのが新しい制度のための理念の形成である．旧制度にもそれを支える理念が存在していたのだが，その理念が新しい時代に対応できなくなっているからである．そこで新しい理念の形成が求められるのである．

　医療でいえば，新しい理念の構築を求めるのは，医療にかかわる利害関係者

である。各種医療機関に所属する人々や行政担当者，そして，患者，さらに医療費負担者などがその主要な利害関係者であるが，現代社会では，医療をめぐる問題には，そのほかに，さまざまな利害関係者の存在を無視することができない。医療や介護にかかわる企業やNPOもまたそのような利害関係者として重要な役割を果たしつつある。これらの利害関係者は，変動する環境と既存のルールのもとで自らの意思決定を行うのであるが，既存のルールでは適切な対応が不可能であると判断するとき，新しいルールを要請する行動へ移る。

　医療にかかわる利害関係者として，さまざまな人々がそれぞれの立場，視点から医療に対してさまざまな判断を下す。それらの判断は，相互に異なり，あるいは対立し，あるいは争論へと至ることもある。特に新しい理念の構築とその制度化の過程では，こうした対立や争論が生じることはめずらしくない。多様な意見の存在から紛争や争論に落ち込んでしまうのか，あるいは無駄な議論を繰り返しながら結論を先送りするのか，それともそれを新しい理念形成に一歩を踏み出せるのか，大きな環境の変動に立っている人々は選択に迫られる。

　従来の制度の欠陥を克服し，新しい環境の変動に適切に対応できるような新しい理念を形成するときには，その理念を表現する新しいキーワードが必要となる。このキーワードは，従来のルールとは異なる表現をもつであろう。適切な理念の表現は，新しい制度を動かす強力なインセンティブを与えるから，理念の表現の発見は，新しい制度構築のために本質的な課題である。では，限られた語彙の中からどのようにすれば，新しい理念の表現を見出すことができるのだろうか。

　新しい理念の発見は，とりわけ利害関係者が多様化している現代社会においては重要な課題である。急激な環境の変動や多様な価値観，多様な価値意識の対立に対応できる理念形成の手法とはどのようなものであろうか。合意形成の手法において最も重要な点は，「多数決原理を回避すること」である。その理由を次に述べることにしよう。

　既存の制度が新しい環境の変動に対応できなくなっているときにも，多くの人々は既存のルールに従って価値判断する。既存のルールでは対応できないと

10.2 「価値構造」と合意形成

感じる人々は少数である．まして既存のルールとは異なるルールの必要性を感じ取り，既存のルールから逸脱し，新しいルールの形成を志す人々はごく少数であろう．このような状況では，多数決原理は新しい理念の形成に阻害要因として機能する．

多くの場合，多数者は既存のルールに従って価値判断し，意思決定する人々である．危機を感じ取り，新しいルールの形成を不可欠なものと考える人々は少数であるから，このような状況において多数決で問題を解決しようとすると，新たな発想の芽が摘まれてしまう．この点が多数決を回避すべき第1の理由である．

多数決を回避すべき第2の理由は，多数決を採用しようとする場合には，問題に対してイエスかノーか，○か×かという二者択一の選択を迫られることである．この選択は，勝者と敗者を生み出す．しかし，変動する状況への対応では，新たな理念の形成とその実現プロセスは，論争の場ですでに明らかになっているわけではない．むしろ，既存のルールでは事態に対応できないと「感じている」というのが実情であろう．この「感じている状態」に明晰に言語的表現が与えられているとは限らない．むしろ新しい理念の形成は，どのような言語表現がふさわしいかという問題に対して答えることを要求する．このような状況の中で，二者択一的な問いの設定は，問題の本質そのものを隠蔽してしまうのである．問題は，イエスかノーかという問いの形では答えられない問題が出現してきているということである．二者択一的な問いを迫ることによって，状況の変動に誠実に対応しようとする人々の問題意識は議論の場から放逐されてしまう．

事態が根本的に変化しようとしているとき，特に価値観の大きな変動を伴うような環境の変動の場においては，多数決は問題の解決ではなく，逆に，問題の隠蔽か，あるいは問題の重大化を引き起こす．既存のルールに固執する人々と新しいルールを模索する人々との間の確執である．多数決を用いると，敗北した人々に大きな心理的な痛手を残すからである．二つのグループの間には，相互不信が生じ，ある場合には憎しみすら生じる．こうなると組織は内部告発

のリスクを背負うことになる。

　異なった意見の存在を踏まえて，急激に変動する環境へ対応するためには，さまざまな意見の存在をむしろ問題解決への資源として捉え，合意の形成によって，新しい理念の形成とその実現へのプロセスを構築することが必要である。

　多様な意見の存在は，医療システムにかかわる多様な利害関係者の存在を合意形成の基礎として認識することである。利害関係者の立場は，医師であったり，看護師であったり，医療スタッフであったり，医療厚生行政の担当者であったり，あるいは患者であったりする。これらの人々は，それぞれの立場を拘束するルールのもとで価値判断し，意思決定している。そのルールとは，法的なルールであったり，倫理的なルールであったり，あるいは日常的な社会規範であったりする。法的なルールとは，社会的な規範として成文化され，あるいは慣習的に規範として社会的に承認されているルールである。倫理的ルールとは，個人の内面的な規範として価値判断と意思決定を規制しているルールである。ただし，生命科学の急激な発展によって，法的なルールと倫理的なルールとの境界はあいまいになってきている。また社会的なルールとは，例えば，列に割り込んではならないとか，きちんとあいさつをするなどの日常的な規範も含む。

　個人は，さまざまなルールに従って，価値判断を行い，意思決定するのであるが，個人を拘束するルールは，しばしばその立場を拘束している。個人は，立場上の規範に基づく価値判断を採用せざるを得ない場合も多いのである。組織に属する個人としては，組織の規範に従わざるを得ないのであるが，しばしば個人としての価値判断が組織の価値規範と食い違ってくることも多い。そのような食い違いをどう合意形成に反映させるかが課題である。あるいは，すでに述べたように，既存のルールに無条件に従えない人々の心情は，しばしば「既存のルールに違和感を覚える」といった状態である[†3]。このときの「感じ」

[†3] 日本の戦後民主主義教育では，多数決が絶対的な決定手段として子供たちに教えられてきた。しかし，多数決はつねに多数者を勝利者にし，少数者を敗者にする。またあいまいな立場を許容しない。いじめの対象となったのがしばしば「ぐずぐずしている」，「優柔な」，「どっちつかずの」子供たちであることは，少数者とあいまいな立場を許容しない戦後教育の影響があるのではないかという仮説を説得力のあるものにするように思われる。

は，直面する状況の本質を理解する合理的な枠組みやコンセプトが存在しないことから発生する．事態に向き合う態度として，コンセプト対感性という対比が生じるのである．

10.3　感性的な創造性の尊重

「既存のルールに違和感を覚える」という感覚は，状況の変化を捉える枠組みが不在であることから発生する．状況を知覚する能力としての感性を次のような対比によって理解することにしよう．

図10.2(a)は北海道の川である．1980年代に大きな水害があって，その後の整備事業で親水護岸を採用した．この河川空間を支配したのは，「治水」と「親水」という二つのコンセプトである．治水を実効性あるものにするために堅固なコンクリート護岸が採用されたが，河川を市民生活から隔絶する三面張りのカミソリ護岸ではなく，遊歩道をつけて親水性をもたせる護岸が採用された．この河川の風景は，まさしく「治水」と「親水」という二つのコンセプトによって再編された空間であり，この意味で概念化された空間ということができる．残念ながらこの事業によって，河川空間のもつ豊かな意味がまったく考慮されていないことは，この風景の前に立つ者には明らかである．そこには魚捕りをする子供たちの姿も，魚を餌にする鳥の姿も，あるいは魚が生息する岸

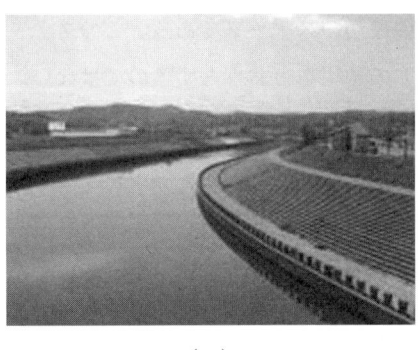

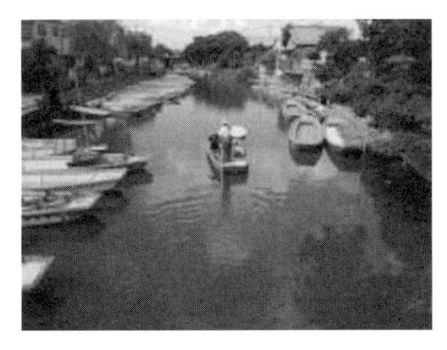

(a)　　　　　　　　　　(b)

図10.2

辺も，あるいはトンボや水生昆虫の姿も，さらには岸辺の植物も見ることができない。豊かなはずの河川空間は見事にたった二つのコンセプトによって支配されてしまったのである。と同時に，この風景に見えるのは，そうした二つのコンセプトによって空間を再編した行政の思想であり，またその思想によって事業を行ったコンサルタントや土建業者の行為である。コンセプトとともにそれらの行為がこの空間に刻まれた履歴として残されている。

他方，図（b）は，九州柳川の堀割の風景である。1980年代にヘドロで埋まった堀割の埋め立て計画が発表されたとき，当時柳川市役所の職員であった広松伝は，「堀割を埋めたら柳川は死んでしまう」と感じ，保存運動を展開した。広松が堀割の価値を感じとったのは，彼に既存のコンセプトがあったからではない。彼はヘドロに埋まってしまった堀割に何かを感じとり，それが保存すべきものであることを確信したのである。広松は晩年，感性の重要性を強調している。

ある風景に向き合ったとき，どのような態度をとるかということが問題である。水害の風景とヘドロに埋まった堀割という二つの風景に直面したのが，コンセプトによる態度と感性による態度であった。コンセプトによる態度によって空間が再編されれば，そのコンセプトによって保存される価値以外の価値は排除されてしまう。これに対し，感性による態度は，空間の中に潜む価値を導き出そうとする。それは既存のコンセプトの適用ではなく，逆に風景の中にある価値をコンセプト化しようとする試みの最初のステップである。このステップでは，感性の働きは，既存のコンセプトの適用を行おうとするのではない。既存のコンセプトの適用は，コンセプトの合理的な使用であり，これはむしろ合理的な理性の働きである。感性はコンセプトの不在の領域で働くのである。すでに存在する概念に則った働きではなく，いまだ存在しないコンセプトを生み出そうとする働きである。この感性の創造的な役割こそ，既存のコンセプトでは対応できない環境の変動に対して，新しい理念を形成しようとする運動の原動力である。

すでに述べたように，既存の制度や組織が環境の変動にさらされていると

き，新しい理念の形成に向かう合意形成では，多数決は極力避けなければならない．なぜなら，新たな理念の形成はつねに少数者から発議されるのに対し，既存の制度や組織の上で価値判断する人々は多数者となっているからである．新しい理念の形成は，既存の制度や組織に組み込まれた価値規範では対応できない状況の出現によってうながされる．既存の価値規範で対応できないということは，既存のコンセプトでは評価できないということである．まだ存在しない新しい理念を表現する新たな言葉の発見という作業がここでの重要な課題であるから，この点でも多数決は避けなければならない．イエスかノーかという問いによっては答えることのできないのがこの新理念の形成なのである．なぜなら，新理念の探求は，既存のコンセプトの評価ではなく，まだ意識化されていないキーワードの発見という手続きをとるからである．このキーワードは，あいまいでぼんやりとしたイメージの輪郭を明確にしてゆくというプロセスなしには，見出すことができない．つまり，イエスかノーかという明確な線引きによって排除されてしまう領域にこそ，新しい理念形成の種子が隠れているのである．この種子を発見するのは，既存のコンセプトや規範に則った思考ではなく，問題の所在がどこにあるかを感じ取る能力である．この能力は，制度や組織とそこに置かれた自己自身，そしてその両者を包む環境の全体に目を向け，そして，それらの関係性を捉える能力である．わたしは，感性を「環境と身体的自己との相関を捉える能力」と考えているが，ここでの創造的な発見の力をもつのが感性である[4]．

　現代的な医療の場面でもさまざまな環境の変動とそれに影響を受ける制度や組織，そして，それに属する個々の人々の関係が問われている．医療行為は，患者と医療者，医療スタッフの間で行われる．そこでは，相互の心理的な関係や感情的な関係もまた重要なファクターとなる．そうした関係の中で価値判断と意思決定を支える制度とそのコンセプトもまた環境の変動に適切に対応しなければならない．すでに存在するコンセプトではなく，新しい状況に対応する

---

[4] 桑子敏雄：感性の哲学，NHK出版 (2000)

ためには何が必要かを状況そのものの中から見出してゆく能力が問われているのである。この能力は既存のコンセプトを駆使する能力ではなく，状況の中に新しい価値を感じ取る能力である。

　そこで合意形成プロセスでは，既存のコンセプトやルールにとらわれない自由な発想が重要であり，一人ひとりの感性の働く余地を十分に与える必要がある。明確な言葉にならない状態やあいまいな言葉づかいの中に新しい発想が隠れている可能性があることを認識しなければならない。「何となく……だ」「……のような気がする」といった意見を大切にし，そのような発言の根拠を問い進める過程で，本質的な議論を引き出すような話し合いの進行が求められる。したがって，合意形成を進める上での話し合いにおける進行役の役割はきわめて重要である。単なる妥協的合意ではなく，創造的合意に向けた議論の導き手になることが必要なのである。

　複雑に変化する問題状況に対し，新しい制度のための理念形成には，問題の状況に対する適切な認識が必要である。このとき重要なのが，すでに述べたように既存のコンセプトにとらわれることなく状況を認識する能力である。あるいは自らの立場にとらわれることなく問題を正面から捉えることのできる能力である。しかし，このような作業を一人で行うことは限りなく困難である。そこでさまざまな立場に立つ人々のまなざしを結集し，環境の変動とそれに対応できない制度・組織の状況をどう見るかということについて，意見を集めることが必要になる。ここでは，問題に対するさまざまな視線を複合することが重要である。合意形成のプロセスは，問題に対する視線の複合ということなしに進めることは困難である。

　風景に対する態度の例から合意形成に対する態度を導いたが，風景へのまなざしを問題そのものへのまなざしと捉えることで，医療システム全体に対する視線を「医療空間」に対する視線として再解釈することができる。医療が人間の身体を対象とする行為であり，身体は空間的な存在であるから，医療全体が空間的な行為である。医療システムは，国際的な視野に置かれることもあり，国内的な関心のもとで議論されることもあるが，つねに空間的な観点から考察

することができる。医療機関としての病院や診療所は，患者の身体を診察する空間であり，また患者を治療する空間である。この医療空間にさまざまな法システムや医療制度，さらには，利害関係者の人事に関するシステム，さらに医療機器などが組み込まれ，診察室や病棟などの空間的施設が関係する。医療システム全体を医療空間へのまなざしという観点から捉えるならば，環境の変動は，医療空間の安定性を揺るがすものであり，新しい医療理念の形成は，医療空間の再編の理念を形成することとして理解される。このように考えると，医療にかかわる合意形成の問題を医療空間の再編にかかわる合意形成として理解することができる。

10.4　社会的合意の基礎

　医療システムの合意形成において重要なのは，合意形成の二領域を区別することである。法や行政制度などを改革するような場合の合意形成は，その利害関係者が特定の人々に限定されることがない。そこでわたしはこのような社会に開かれた合意形成を「社会的合意形成」と呼ぶ。社会的合意形成では，特定の利害関係者ではなく，当該事業によって影響を被る可能性をもつすべての利害関係者を視野に入れる必要がある。すなわち，社会的合意形成とは，すべての利害関係者が適切な手続きに基づく話し合いによって紛争を回避し，かつ，よりよい成果を得るためのプロセスである。社会的合意形成で重要なのは，広く意見を求めることであり，できるだけ多くの人々の意見を決定に反映させることである。したがって，この意味での社会的合意形成では，手続きの開始時点が非常に重要になる。決定のための会議の開催をどのようにするのか，参加メンバーをどのように選出するのか，会議の期間はどのくらいかなど，さまざまな課題を適切にこなさなければならない。この手続きがうまくいかないと重要な利害関係者が排除され，のちに「寝耳に水」や「蚊帳の外に置かれた」といった批判が生じることになる。

　社会的合意形成が広く社会に開かれた合意形成プロセスであるのに対し，行

政機関や病院，あるいは，そうした機関の中のさまざまな部署での合意形成は，限定された利害関係者間の合意形成であるから，社会的合意形成ではなく，グループ内合意形成と呼ぶべきである。ここでの合意形成は，特定の利害によって組織されているグループ内での意見の対立を克服し，よりよい解決策を見出すための話し合いのプロセスである。グループは，ゆるく組織されている場合もあり，また堅固な官僚組織の一部であることもある。それぞれのグループの性格に従って合意形成プロセスがデザインされる。社会的合意形成との違いは，その招集プロセスが比較的簡単であることである。

医療システムの領域では，社会的合意形成とグループ内合意形成との関係をしっかりと見きわめておくことが重要である。例えば病院での合意形成は，社会的な文脈から独立した組織として行われるわけではない。病院での合意は，社会的な合意の影響を受け，また，病院での合意形成はその影響力を病院外にも及ぼしうるからである。

では，二つの合意形成はどのような利害関係者の参加に基づいて行われるのだろうか。医療空間を構成する利害関係者には，さまざまな人々を挙げることができる。まず，医療行為を行う人々と医療行為を受ける人々との区別が存在する。医療者とは主として医師であり，医療行為を受ける人々は患者である。医師と患者の関係が医療空間での医療行為の中心に位置することは，例えば医療行為の倫理の中心的課題としてインフォームド・コンセントがあることから明らかである。しかし，医療空間は医師と患者だけで構成されているわけではない。そのほかにもさまざまな人々がそこにかかわっている。医療空間再編のプロセスは，それらの利害関係者全体の関心事である。特に医療システム全体が社会的関心のもとで議論される場合には，医療空間は開かれた社会的合意形成の対象となる。

社会的合意形成の場合，考えられる利害関係者を列挙するならば，まず医療関係者として，医師，看護師，保健師，助産師などがあり，そのほかに，栄養士，管理栄養士なども含め，さまざまな病院スタッフが含まれている。医療空間を支えるものとして厚生医療システムがある以上，そこには国の医療行政担

当者，地方自治体の医療行政担当者が含まれるであろう。さらに，介護の問題を視野に置くならば，ボランティアやNPOなどにかかわっている人々も当然そのような利害関係者とみなすことができる。

　医療空間でのグループ内合意形成は，上に述べたさまざまな人々のうち特定の利害関係によって限定された集団内での合意形成である。このような集団での合意形成では，それらの集団を構成するメンバーの意見だけが考慮されがちである。しかし，すでに述べたように，医療空間は，決して特定の限定された空間の内部で自足するわけではない。つねにより大きな空間との関係性の中に位置するものとして理解されなければならない。そこで，限定された医療空間で行われる合意形成においても，社会的合意形成に対する深い関心を参加者がつねにもち続ける必要がある。と同時に，グループ・組織内での創造的合意形成能力の涵養が求められる。すなわち，社会的合意形成とグループ内合意形成の二領域での合意形成のプロセス・デザインとプロセス・マネジメント能力の総合的開発が求められるのである。

10.5　医療空間での合意形成の手法

　合意形成の手法として，ここでは三つの概念を導入しよう。①「場」，②「立場」，③「現場」の三つである。この三つの概念を念頭に置くことによって，合意形成の基本的構造を示すことができる。

　「場」とは，「学びの場」，「憩いの場」，「遊び場」，「生活の場」，「場の雰囲気」，「場がしらける」などと日常的に表現される「場」である。「場」とは，行為や意識によって意味や文脈や機能を与えられた空間である。例えば，公園として設計された空間であっても，子供たちの姿がなく，誰も遊んでいないならば，そこは「遊び場」になっていない。空間を設計しても，それが場として機能していない場合も見られるのである。医療空間の合意形成では，医療の場として医療空間を捉えることが重要である。医療のために設計された空間，例えば病院が医療の場としてきちんと機能しているかどうかということが問題で

ある。あるいは医療の場を機能させるための行政システムが医療行政の場としてきちんと機能しているかどうかを問うことが重要である。ある空間がどのような場として機能しているかを見ることが重要であり、そのような場を見分けることのできる視線が求められる。例えば、病院の待合室が高齢者の語らいの場になっているという状況はよく見られることであるが、これは医療の場としての機能を損なうこともあり得る。医療の場として、その空間にどのような意味、文脈、機能をもたせればよいかということは、医療空間の設計において重要な課題である。

次に「立場」の概念について考えてみよう。医療空間を場として捉えるのは、さまざまなまなざしであるが、利害関係者のまなざしは、しばしばその立場によって拘束されている。多様な価値の存在は、一定の立場から捉えることにより、一面的にしか理解されないことも多い。すなわち、立場の違いが意見の違いになり、その違いが意見の対立をもたらすこともあるからである。特に立場がその背景に堅固な価値観を伴うとき、意見の違いは対立や紛争のもととなる。ある宗教団体が子供への輸血を宗教教義上の理由から拒否するという事態は、医療行為の選択に価値観が大きな影響を与えている例である。価値観の違いを伴う意見の対立を合意へ導くことはきわめて困難な作業であるが、重要なのは、合意形成のプロセスにおいて、価値観や立場の違いが合意の形成にどのような影響を与えるかを利害関係者間できちんと共有しておくことである。多様な価値の存在を承認し、紛争を回避して同意に至ることができるか、それとも自分の立場に固執し、多様な価値の存在を否定して、対立や紛争に陥ってしまうのか、その分かれ目にあるのが、「立場」についてどう考えるかということである。

第三の概念は、「現場」ということである。現場とは、人々の活動が行われている当の場である。すでに述べたように、状況から新しいコンセプトを見出すためのステップを開始する能力が感性である。感性とは現場に立って全体を見る能力であるといってもよい。医療空間の全体に対してまなざしを向け、その空間の意味や文脈、機能について視線をもつことが現場に立つということで

ある。このことは，特定の既存のコンセプトによって状況を整理し，分析し，理解することとは，逆の方向を向いている。既存の枠組みに縛られないから，既存の枠で議論している人々には理解できないこともある。しかし，だからこそ，既存のコンセプトとは異なった新しい理念形成への力をもち得るのである。

　以上の三点を融合するならば，医療空間での創造的合意形成では，医療空間の場としての多様性を現場に立って認識し，立場を超えて考え，立場を踏まえて意思決定することが重要である。このようなプロセスにおいては，例えば地域医療空間では，次のようなビジョンを考えることができるであろう。すなわち，日本の地域は高齢化，少子化によって過疎化がますます進み，医療の問題もさまざまな形で現れてくると考えられるが，特に地域の産業との関係が緊密になってくる。そこで，例えば，「医・食・農・環境一体」といった理念が考えられるであろう。こうした理念の形成には，医療空間が医療空間で自足せず，地域の農業空間や地域社会，自然環境や文化などの関連領域と深い関係をもっているということを認識することが重要である。そこで，医療と関係する領域も含めて，医療ではどのような場が機能しているのか，あるいは過去に機能していたかを，この空間にかかわるすべての人々から探り出さなければならない。これは「場の掘り起こし」と呼ぶことができる。

　以上のように，合意形成プロセスでは，少数意見を尊重して多数決を回避し，コンセプト化されていない状況を現場として創造的な感性を働かせることが必要である。そのような少数意見の中から新しい発想が生まれてくる。あるいは，まだ言葉になっていない「感じ」のレベルから新しい理念の形成へ導くプロセスを構築することができる。ただ，このプロセスを効率的に行うためには，話し合いを推進するためのチームを必要とする。すなわち推進役チームによる適切な合意形成のプロセス・デザイン，プロセス・マネジメントが求められる。このデザインとマネジメントによって初めて創造的な理念形成が可能になるといってよい。

　では，推進役チームは，どのような手法によって，合意形成を適切な方向に

導くことができるのだろうか。ここでは，その概略をスケッチしてみよう。

　まず，重要なのは，多様な立場や視線をもった利害関係者が協働するための場を設計することである。また，それぞれの参加者の背景を確認しておくこともその場の設計には必要不可欠である。すなわち，参加者の立場の確認作業である。また，話し合いを抽象的な議論で終始させないために，参加者が現場での経験を踏まえて発言するように進行することも重要な点である。

　次に話し合いを進めるにあたって，適切なスケジューリングや効率的な時間配分，多数意見や少数意見，さらには，明確に意見をもてないでいる人々についての情報を共有すべきである。意見を明確にもっていない人々に対しては，その理由を把握することが重要である。意見を表明しないといっても，その理由はさまざまであり得るからである。問題の認識が不十分な場合，意見はあるがその意見を公にすることに支障がある場合，表現が見つからなくて発言できない場合，立場上明確にできない場合などである。これらは，意見の多様性，視線の多様性という合意形成の基礎をなすものであるにもかかわらず，話し合いの場では表明されないことで忘れ去られてしまう可能性をもつ。創造的な合意形成では，多様な意見は対立の根源ではなく，むしろよりよい解決策のための資源と捉えなければならない。

　最後に，合意形成のプロセスにとって重要なのは，話し合いの参加者のそれぞれに，プロセスへ参加しているのだという明確な意識をもってもらうことが重要である。単に結論に意見が反映されるということではなく，結論に至るプロセスに参加しているという意識が合意の成否に大きくかかわっているからである。そのとき，参加者は，合意の成果に「納得する」のである。合意形成とは，多様な意見をもとに，たがいに納得できる解決策を見出してゆくプロセスである。解決策に納得するということが合意形成の最も重要な要素である。

　以上，医療システムにおける合意形成プロセスについて概略的に論じてきた。現代の医療システムが社会の中のさまざまな変動要因によって，従来の制度的制約を脱して新たな対応を迫られるとき，複雑な状況を適切に捉えることが何よりも重要である。そのためには，問題に対する複合的な視線を総合する

必要がある。そこで，合意形成プロセスが重要な働きをすることになる。もちろん，医療システムにおいて，患者に対して迅速な意思決定が求められるような場面では，比較的時間のかかる合意形成プロセスを適用していたのでは，治療に間に合わないということも起こり得る。合意形成プロセスは，緊急を要する意思決定の場面ではなく，制度的変革のような比較的議論の時間をとれる問題に対して効力を発揮することを忘れてはならない。そのとき，繰り返すが，新たな理念の形成のためには，多数決は極力回避し，また，既存のコンセプトによる思考のコントロールよりも状況との関係性の中から新たなコンセプトを生み出す感性の力を発揮させなければならない。

索　引

【あ】

愛玩の感情　135
愛　滋　41
アイヌ　178
アヴィケンナ　71
阿吽の呼吸　38
アデノウイルス・ベクター　93
アドヴァンス・ディレクティヴ　116
アニマル・セラピー　148
アレクサンダー医師　114
安　全　4
安全確保　2
安全管理　2
安全管理体制　20
安全形成　8
安全性　61, 67, 96, 140
安　泰　4
安分点　7
安楽死　31

【い】

医　学　71
医学研究　29
医学実験　75
　　──の倫理性　72
医学情報　42
医学専門誌　85
生ける屍　101
移植医療　56
以心伝心　38
一塩基多型　87
遺伝決定論　196
遺伝子　125, 190
遺伝子概念　205
遺伝子科学　211
遺伝子組換え　128
遺伝子組換え技術　50, 209
遺伝子診断　56
遺伝子制御　126
遺伝子治療　56, 73, 93, 208, 211
遺伝子治療臨床研究に関する指針　73
遺伝子導入マウス　126
遺伝子ノックアウトマウス　126
イ　ヌ　131
いのち　168
　　──の遠近法　187
医の倫理　172
癒　し　161
イヨマンテ　178
医療過誤訴訟　5
医療行為　23
医療事故　2
医療者　213
医療訴訟　2
医療の産業性　57
医療のスタンダード化　29
医療倫理　68
インフォームド・コンセント　35, 52, 79, 128, 222

【う】

ウィリアム・ボーモント・コード　77
ウィローブルック事件　82
ウェズレー　113

【え】

エイズ　41
疫　学　92
エコシステム　186
エジンバラ修正　86
縁起の理法　175
遠藤周作　26
延命医療　29
延命治療　97

【お】

黄金律　25
オウム真理教　141
オルニチン・トランスカルバモイラーゼ欠損症　92

【か】

ガイドライン　85
科学技術　49
科学・技術史　141
科学・技術者倫理　141
科学的概念　203
科学的合理性　39
科学的妥当性　95
カズイスチカ　116
家　族　6
価値構造　210
辛島恵美子　4
カリフォルニア州控訴裁判所判決　59
カレン・クィンラン症例　99
患　者　6, 23, 213
　　──の権利意識　18
　　──の権利章典　19
　　──の自己決定権法　116
　　──のプライバシー権　100
患者確認　1
患者情報　89
感　性　210
カント　64
関東軍防疫給水部　141

【き】

キヴォーキアン　118
機関内審査委員会　72
機関内倫理委員会　72
器物供養　184
キュアからケアへ　165
共　同　63
　　──の冒険者　63
共同行為　63
　　──としての医療　63
業務改善　18
キーワード　214

【く】

苦痛への共感	135
クマ送り	178
組換えDNA諮問委員会	74
供養	171
供養墓	178
クリック	119
クルーザン症例	108
グループ内合意形成	222
グルメク	41
クローン技術	50
クローン人間	61, 66

【け】

ケア	19
計画分娩	8
決定論的な仮説	201
ゲノム	125, 190
ゲノムOS	126
研究対象母集団	88
研究倫理	84
研究倫理委員会	72
原則	140
現場	224
顕微受精	128
権利	2, 85

【こ】

合意形成	209
公開性	89
公共空間	110
厚生科学審議会	73
厚生労働省	73
厚生労働大臣	73
功利主義	128
五蘊説	174
国際ヒトゲノムコンソーシアム	190
国立衛生研究所	73
ことば	38, 40
コミュニケーション	145
コミュニケーション・ギャップ	76
コンセプト	217
コンパニオン・アニマル・パートナーシップ・プログラム	148
コンロイ症例	107

【さ】

サイケヴィッチ症例	105
再生医療	51, 128
最澄	174
サル	131
産婦	8

【し】

死	98
ジェンダー・バランス	66
子宮着床	51
自己決定	33, 128
自己決定権	61
自己の不在	62
事故防止マニュアル	1
市場原理	68
自然支配	49
視線の複合	220
シダ	41
実験動物供養	181
実験倫理	78
自然法爾	175
死の権利	104
自発的同意	78
清水	63
社会性	140
社会的合意形成	221
社会的判断	110
自由な同意	37
終末期	31
手術ロボット	145
受精	51
手段の価値と目的の価値	67
守秘性	89
シュミットハウゼン	176
情報科学	211
情報処理システム	125
情報提供	37
情報の公開	89, 142
情報倫理	88

所有権	55
知る義務	49, 65
知る権利	49
シンガー	62, 68, 112, 182
人格	128
人権侵害	134
人権大会	37
人工生命	136
侵襲的行為	6
人体実験	71
陣痛促進剤	10
信頼感	24
信頼関係	24

【す】

スニップス解析研究	87
滑り坂の論理	114

【せ】

生活の質	145
誠実さ	42
——のパラドックス	45
生殖医療	56
生殖補助技術	61
生体解剖	75
生の尊厳	33
生物実験	120
生物もどき	133
生命システム	132
生命情報	120
生命像	120
生命の尊厳	58
生命の倫理	132
生命倫理	128, 171
生命倫理法	55
積極的安楽死	118
設計図	193
説得実験	57
説得診療	57
説明と同意	36
セレラ社	190
遷延性意識障害	97
遷延性植物状態	62, 97
先端医療	50
専門家	64, 205

索引

専門家集団　203

【そ】
臓器移植　50, 128, 211
臓器移植法　50
荘子　175
ソンタグ　40

【た】
体細胞クローン　128
代理母　61
高瀬舟　38
多数決原理　210, 214
タスキーギ梅毒研究事件　81
立場　224

【ち, つ】
地域医療　212
ちちんぷいぷい　24
治療的研究　87
治療的臨床研究　80
チンパンジー　62
通訳　46

【て】
ディジタル情報　125
デオキシリボ核酸　119
データ　135
鉄腕アトム　145
電子カルテ　211

【と】
同意　63, 83
東京修正　85
道元　174
道徳感覚　29
動物　130
動物愛護　130
動物実験　62, 76
動物実験反対　131
特許　54
ドナー　50
ドーパミン産生神経細胞の
　移植　51

【な】
内分泌攪乱物質　212
ナチス・ドイツ　79
納得診療　57

【に】
にせ薬　28
日弁連　37
日本動物病院福祉協会　148
日本特許法　54
ニュルンベルク医師裁判　114
ニュルンベルクの倫理綱領
　　59, 79

【ね, の】
ネコロ　156
ネットワーク　188
脳　138
脳死　50, 128
脳死患者　62
脳死臓器移植法案　66

【は】
場　223
胚　50
　――の提供　54
バイオハザード　143
胚保護法　55
胚や胎児の権利問題　61
排卵誘発剤　54
配慮　52
パーキンソン病　51
パスカル　117
パーソナル・ロボット　145
パーソン論　62, 112
パターナリズム　60, 63
場の掘り起こし　225
ハーバート症例　106
針供養　184
万能細胞　50

【ひ】
ピウス12世　110
被験者差別　89
非専門家　64, 205
非専門家委員　90
ビーチャー　78
非治療的研究　87
非治療的臨床研究　80
ヒト　62
ヒトES細胞研究　73
ヒトクローン胚　54
ヒトゲノム　86
ヒトゲノム・遺伝子解析
　研究に関する倫理指針　91
ヒトゲノム解読　190
ヒト組織　86
非夫婦間体外受精問題　61
ヒポクラテス　71
ヒューマノイド・ロボット
　　145, 187
病院倫理委員会　72
評価システム　96
表現法効果　44
ビンディング　112

【ふ】
不安　141
福祉　85
福祉ロボット　145
不殺生戒　175
プライバシー　88
プライバシー権　103
プラセボ効果　26, 80
フレッチャー　112
プロセス・デザイン　223
プロセス・マネジメント　223
ブロフィー症例　108
分子情報　126

【へ】
ペット　130
ペット・ロボット　145, 187
ヘムロック協会　118
ヘルシンキ宣言　36, 59, 72
ベルナール　74
変形性関節症　87

索　引　231

【ほ】

法的保護者	91
法的無能力者	91
法華経	177
ポッター	171
ホッヘ	112
ボーモント	76

【ま，み】

マウス	131
末期癌	42
慢性関節リウマチ	87
未来倫理	63
民間療法	25

【む，め】

無脳症ベビー	62
村上陽一郎	6
メタボリズムサイクル	188
メンタルコミットロボット	153

【も】

もったい	186
モニターする権利	90
モニタリング	90
モラルハザード	143
森鷗外	38
文部科学省	73

【ゆ，よ】

優生学	114
輸血拒否	31
ユダヤ人慢性疾患病院事件	82
横浜市立大学	1, 47
余剰胚	52
ヨナス	63, 75

【ら】

ラット	131
ラムゼー	63
ラングトン	187
卵巣過剰刺激症候群	54
ランディ症例	106

【り】

リスク	14
リスク・マネージメント・システム	143
リーチ症例	106
理念	210
良心	78
良心と責任	83
倫理委員会	72
倫理委員会審査	90
倫理委員会制度	81, 92
倫理学と臨床研究	84
倫理審査委員会	69
倫理的妥当性	95

【る，れ】

ルール	140
レイ	188
連邦食品医薬品局	73

【ろ】

ロウ	36
ロック	62
ロボット	136, 144
ロボット産業	144
ロボット・セラピー	146

【わ】

ワイル	27
ワトソン	119
われわれ	64
──の行為	64

AIBO	155	ICの理念	70	RAC	74
bioethics	171	in silico	123	RNA	125
BSE	212	in vitro	123	Salgo判決	59
CAPP	148	JAHA	148	SARS	212
CPUサイクル	188	NIH	73, 83	SIDA	41
DNA	125, 134, 193	PUS	207	SNPs解析研究	87
ES細胞	51	PVS	97	SOL	102
FDA	73	PVS状態	97	4Hクラブ	41
H語	45	P語	46	731部隊	141
IC	35, 52	QOL	61, 102, 145		

―― 著者略歴 ――

桑子　敏雄　（くわこ　としお）
1975 年　東京大学文学部哲学科卒業
1980 年　東京大学大学院博士課程単位取得退学
　　　　（哲学専攻）
1981 年　南山大学講師
1984 年　南山大学助教授
1989 年　東京工業大学助教授
1994 年　博士（文学）(東京大学)
1996 年　東京工業大学大学院社会理工学研究科教授
　　　　現在に至る

岡田　真美子　（おかだ　まみこ）
1978 年　東京大学文学部印度哲学印度文学
　　　　専修課程卒業
1981 年　東京大学大学院修士課程修了
　　　　（印度哲学専攻）
1985 年　哲学博士（Doktor Philosophiae　ボン大学）
1994 年　神戸女子大学助教授
1998 年　姫路工業大学教授
2004 年　兵庫県立大学教授
　　　　現在に至る

金森　修　（かなもり　おさむ）
1978 年　東京大学教養学部教養学科卒業
1980 年　東京大学大学院修士課程修了
1985 年　哲学博士（パリ第1大学）
1986 年　東京大学大学院博士課程単位取得退学
　　　　（比較文学比較文化専攻）
1987 年　筑波大学講師
1991 年　筑波大学助教授
1997 年　東京水産大学助教授
2000 年　東京水産大学教授
2001 年　東京大学大学院助教授
2002 年　東京大学大学院教授
　　　　現在に至る

浜田　利満　（はまだ　としみつ）
1971 年　早稲田大学理工学部機械工学科卒業
1973 年　早稲田大学大学院修士課程修了
　　　　（機械工学専攻）
1973 年　(株)日立製作所勤務
1993 年　博士（工学）（千葉工業大学）
1999 年　那須大学教授
　　　　現在に至る

谷津　裕子　（やつ　ひろこ）
1991 年　日本赤十字看護大学看護学部看護学科卒業
1991 年　大田原赤十字病院勤務
1994 年　日本赤十字看護大学助手
1999 年　日本赤十字看護大学大学院修士課程修了
2001 年　日本赤十字看護大学大学院博士後期課程
　　　　修了（基礎看護学専攻）
　　　　博士（看護学）
2001 年　日本赤十字看護大学大学講師
2004 年　日本赤十字看護大学助教授
　　　　現在に至る

大上　泰弘　（おおうえ　やすひろ）
1987 年　筑波大学第二学群農林学類卒業
　　　　（生物応用化学主専攻）
1989 年　筑波大学大学院修士課程修了（医科学専攻）
1989 年　帝人ファーマ(株)・生物医学総合研究所勤務
　　　　現在に至る
2002 年　東京工業大学大学院博士課程修了
　　　　（価値システム専攻）
　　　　博士（学術）（東京工業大学）

香川　知晶　（かがわ　ちあき）
1974 年　埼玉大学教養学部教養学科卒業
1976 年　東京教育大学大学院修士課程修了
1981 年　筑波大学大学院博士課程単位取得退学
　　　　（哲学専攻）
1995 年　山梨医科大学助教授
2003 年　山梨大学大学院教授
　　　　現在に至る

佐々木　能章　（ささき　よしあき）
1975 年　東京大学文学部哲学科卒業
1981 年　東京大学大学院博士課程単位取得退学
　　　　（哲学専攻）
1981 年　三重大学講師
1983 年　三重大学助教授
1988 年　横浜市立大学助教授
2001 年　横浜市立大学教授
　　　　現在に至る

林　真理　（はやし　まこと）
1986 年　東京大学教養学部教養学科卒業
1992 年　東京大学大学院博士課程単位取得退学
　　　　（科学史科学基礎論専攻）
1997 年　東京工業大学助手
1999 年　工学院大学講師
2002 年　工学院大学助教授
　　　　現在に至る

山田　有希子　（やまだ　ゆきこ）
1997 年　東京大学文学部思想文化学科卒業
1999 年　東京大学大学院修士課程修了（哲学専攻）
2002 年　東京大学大学院博士課程単位取得退学
　　　　（哲学専攻）
2002 年　宇都宮大学講師
　　　　現在に至る

いのちの倫理学
Ethics of Life   © Toshio Kuwako 2004

2004年10月1日 初版第1刷発行

検印省略	編著者	桑子　敏雄
	発行者	株式会社　コロナ社
		代表者　牛来辰巳
	印刷所	三美印刷株式会社

112-0011　東京都文京区千石4-46-10
発行所　株式会社　コロナ社
CORONA PUBLISHING CO., LTD.
Tokyo Japan
振替 00140-8-14844・電話(03)3941-3131(代)
ホームページ http://www.coronasha.co.jp

ISBN 4-339-07776-3　　（柏原）　（製本：愛千製本所）
Printed in Japan

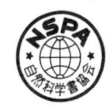

無断複写・転載を禁ずる

落丁・乱丁本はお取替えいたします

ME教科書シリーズ

(各巻B5判)

■(社)日本エム・イー学会編
■編纂委員長　佐藤俊輔
■編纂委員　稲田 紘・金井 寛・神谷 瞭・北畠 顕・楠岡英雄
　　　　　　戸川達男・鳥脇純一郎・野瀬善明・半田康延

	配本順	書名	著者	頁	定価
A-1	(2回)	生体用センサと計測装置	山越・戸川共著	256	4200円
A-2	(16回)	生体信号処理の基礎	佐藤・吉川・木竜共著	216	3570円
B-1	(3回)	心臓力学とエナジェティクス	菅・高木・後藤・砂川編著	216	3675円
B-2	(4回)	呼吸と代謝	小野功一著	134	2415円
B-3	(10回)	冠循環のバイオメカニクス	梶谷文彦編著	222	3780円
B-4	(11回)	身体運動のバイオメカニクス	石田・廣川・宮崎・阿江・林共著	218	3570円
B-5	(12回)	心不全のバイオメカニクス	北畠・堀編著	184	3045円
B-6	(13回)	生体細胞・組織のリモデリングのバイオメカニクス	林・安達・宮崎共著	210	3675円
B-7	(14回)	血液のレオロジーと血流	菅原・前田共著	150	2625円
C-1	(7回)	生体リズムの動的モデルとその解析 ―MEと非線形力学系―	川上博編著	170	2835円
C-2	(17回)	感覚情報処理	安井湘三編著	144	2520円
C-3		生体リズムとゆらぎ ―モデルが明らかにするもの―	中尾・山本共著	近刊	
D-1	(6回)	核医学イメージング	楠岡・西村監修 藤林・田口・天野共著	182	2940円
D-2	(8回)	X線イメージング	飯沼・舘野編著	244	3990円
D-3	(9回)	超音波	千原國宏著	174	2835円
E-1	(1回)	バイオマテリアル	中林・石原・岩崎共著	192	3045円
E-3	(15回)	人工臓器(Ⅱ) ―代謝系人工臓器―	酒井清孝編著	200	3360円
F-1	(5回)	生体計測の機器とシステム	岡田正彦編著	238	3990円

以下続刊

	書名	著者		書名	著者
A	生体電気計測	山本尚武編著	A	生体用マイクロセンサ	江刺正喜編著
A	生体光計測	清水孝一著	B	循環系のバイオメカニクス	神谷瞭編著
B	肺のバイオメカニクス ―特に呼吸調節の視点から―	川上・西村編著	C	脳磁気とME	上野照剛編著
D	画像情報処理(Ⅰ) ―解析・認識編―	鳥脇純一郎編著	D	画像情報処理(Ⅱ) ―表示・グラフィックス編―	鳥脇純一郎編著
D	MRI・MRS	松田・楠岡編著	E	電子的神経・筋制御と治療	半田康延編著
E	治療工学(Ⅰ)	橋本大定著	E	治療工学(Ⅱ)	菊地眞編著
E	人工臓器(Ⅰ) ―呼吸・循環系の人工臓器―	井街・仁田編著	E	生体物性	金井寛著
E	細胞・組織工学と遺伝子	松田武久著	F	地域保険・医療・福祉情報システム	稲田紘編著
F	臨床工学(CE)とME機器・システムの安全	渡辺敏編著	F	医学・医療における情報処理とその技術	田中博著
F	福祉工学	土肥健純編著	F	病院情報システム	野瀬善明著

定価は本体価格+税5%です。
定価は変更されることがありますのでご了承下さい。

◆図書目録進呈◆

バイオテクノロジー教科書シリーズ

(各巻A5判)

■**編集委員長** 太田隆久
■**編集委員** 相澤益男・田中渥夫・別府輝彦

配本順				頁	定価
2. (12回)	遺 伝 子 工 学 概 論	魚 住 武 司 著		206	2940円
3. (5回)	細 胞 工 学 概 論	村 上 浩 紀 菅 原 卓 也 共著		228	3045円
4. (9回)	植 物 工 学 概 論	森 川 弘 道 入 船 浩 平 共著		176	2520円
5. (10回)	分 子 遺 伝 学 概 論	高 橋 秀 夫 著		250	3360円
6. (2回)	免 疫 学 概 論	野 本 亀久雄 著		284	3675円
7. (1回)	応 用 微 生 物 学	谷 吉 樹 著		216	2835円
8. (8回)	酵 素 工 学 概 論	田 中 渥 夫 松 野 隆 一 共著		222	3150円
9. (7回)	蛋 白 質 工 学 概 論	渡 辺 公 綱 小 島 修 一 共著		228	3360円
11. (6回)	バイオテクノロジーのためのコンピュータ入門	中 村 春 木 中 井 謙 太 共著		302	3990円
13. (11回)	培 養 工 学	吉 田 敏 臣 著		224	3150円
14. (3回)	バイオセパレーション	古 崎 新太郎 著		184	2415円
15. (4回)	バイオミメティクス概論	黒 田 裕 久 西 谷 孝 子 共著		220	3150円

以 下 続 刊

1.	生 命 工 学 概 論	太田 隆久著	10.	生 命 情 報 工 学 概 論	相澤 益男著
12.	生 体 機 能 材 料 学	赤池 敏宏著	16.	応 用 酵 素 学 概 論	清水・加藤共著
17.	生 理 活 性 物 質	瀬戸 治男著			

定価は本体価格+税5%です。
定価は変更されることがありますのでご了承下さい。

図書目録進呈◆

ヒューマンサイエンスシリーズ

(各巻B6判)

■監　　修　早稲田大学人間総合研究センター

		頁	定価
1.	性を司る脳とホルモン　山内兄人・新井康允編著	228	1785円
2.	定年のライフスタイル　浜口晴彦・嵯峨座晴夫編著	218	1785円
3.	変容する人生 －ライフコースにおける出会いと別れ－　大久保孝治編著	190	1575円
4.	母性と父性の人間科学　根ケ山光一編著	230	1785円
5.	ニューロシグナリングから知識工学への展開　吉岡亨・市川一寿・堀江秀典編著	160	1470円
6.	エイジングと公共性　渋谷望・空閑厚樹編著	230	1890円
7.	エイジングと日常生活　高木知和・田戸功編著	184	1575円
8.	女と男の人間科学　山内兄人編著	222	1785円

以下続刊

バイオエシックス　木村利人編著　　現代に生かす養生学　石井康智編著

人工臓器は幸せをもたらすか　梅津光生編著　　人間科学を考える　比企静雄編著

高度技術と社会福祉　野呂影勇編著

定価は本体価格＋税5％です。
定価は変更されることがありますのでご了承下さい。

図書目録進呈◆